AF592217

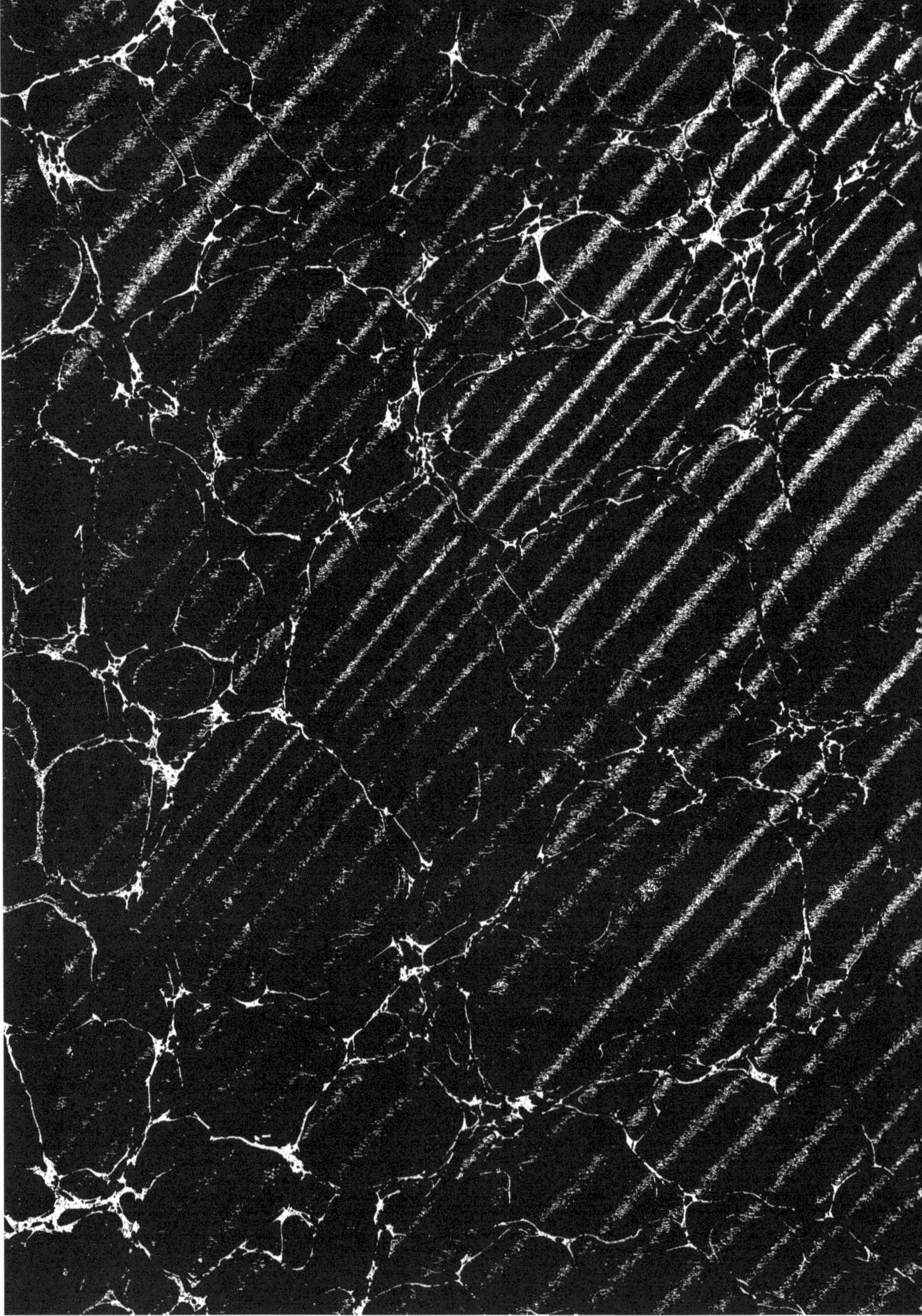

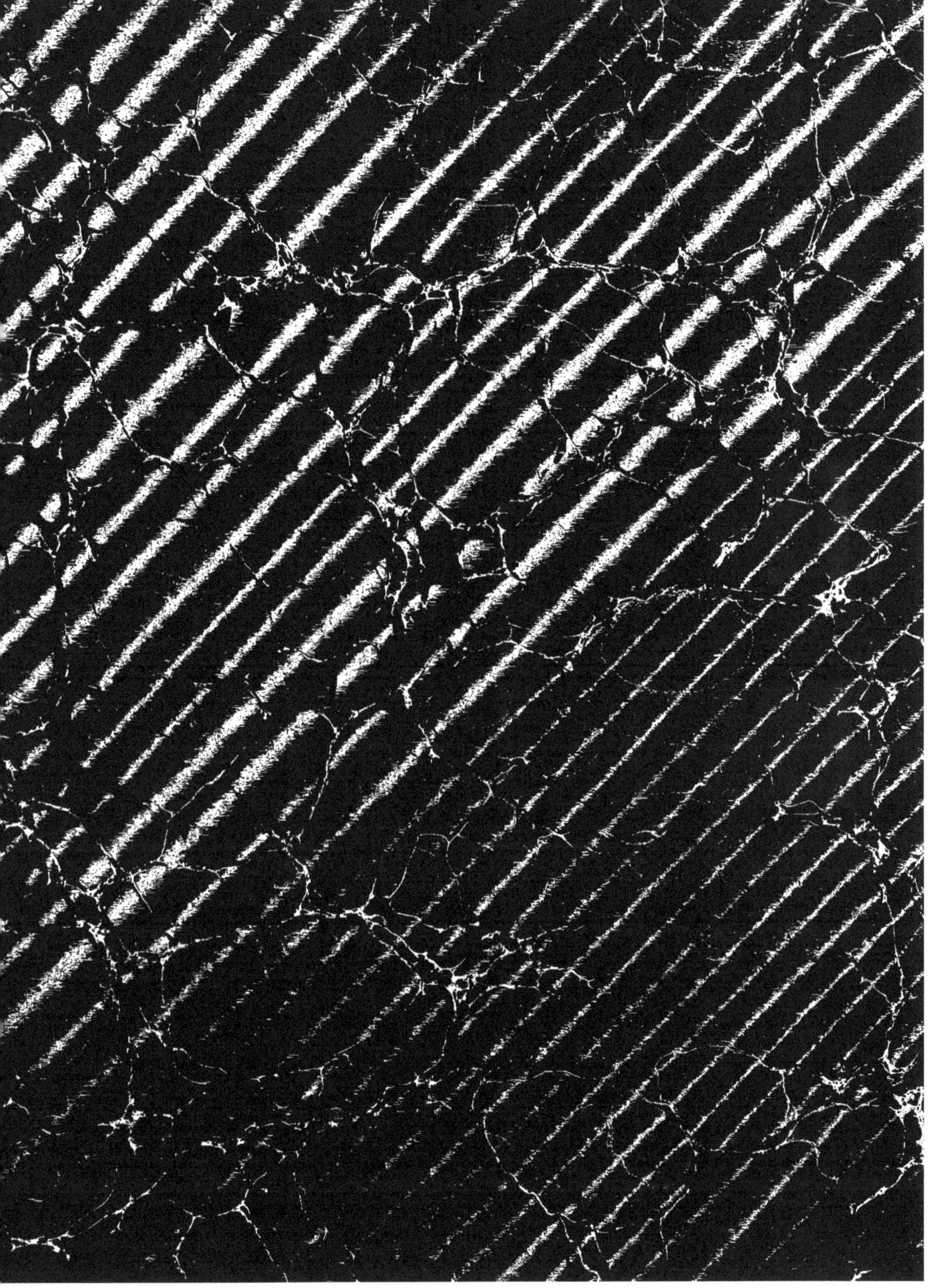

TRAITÉ

DES

ANOMALIES DU SYSTÈME DENTAIRE

PRINCIPAUX OUVRAGES DU MÊME AUTEUR

Du développement et de la structure des dents humaines, thèse inaugurale, 1858. In-4° avec 2 planches.

Mémoire sur la genèse et l'évolution des follicules dentaires chez l'homme et les mammifères, en commun avec CH. ROBIN. In-8° avec 6 planches, 1860-1861.

Mémoire sur un organe transitoire de la vie fœtale désigné sous le nom de « cartilage de Meckel », en commun avec CH. ROBIN. In-8° avec 1 planche, 1860.

Traité de la carie dentaire. In-8° avec planches gravées, carte et figures dans le texte. 2e édition, 1867.

Mémoire sur les kystes des mâchoires. In-8° avec figures dans le texte, 1872-1873.

Mémoire sur les tumeurs du périoste dentaire et l'ostéo-périostite alvéolo-dentaire. In-8° avec planche. 2e édition, 1873.

Origine et formation du follicule dentaire chez les mammifères, en commun avec CH. LEGROS. In-8° avec 6 planches gravées, 1873.

PARIS. — IMPRIMERIE E. MARTINET, RUE MIGNON, 2.

TRAITÉ

DES

ANOMALIES DU SYSTÈME DENTAIRE

CHEZ L'HOMME ET LES MAMMIFÈRES

PAR

LE DOCTEUR E. MAGITOT

Lauréat de l'Institut, de la Faculté, de l'Académie de médecine ;
Membre de la Société de chirurgie de Paris, Secrétaire général adjoint de la Société d'anthropologie ;
Membre de la Société de biologie ;
Correspondant de l'Académie royale de médecine de Belgique, etc.

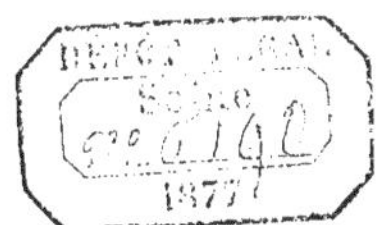

OUVRAGE COURONNÉ PAR L'INSTITUT DE FRANCE

(Prix de médecine et de chirurgie de la fondation Montyon)

AVEC UN ATLAS DE 20 PLANCHES DESSINÉES ET GRAVÉES PAR G. NICOLET

> Par une loi dont la nécessité est évidente, chaque branche du système scientifique se sépare insensiblement du tronc lorsqu'elle a pris assez d'accroissement pour comporter une culture isolée, c'est-à-dire lorsqu'elle est parvenue à ce point de pouvoir occuper à elle seule l'activité permanente de quelques intelligences.
>
> (AUGUSTE COMTE, *Cours de philosophie positive*).

PARIS

G. MASSON, ÉDITEUR

LIBRAIRE DE L'ACADÉMIE DE MÉDECINE

BOULEVARD SAINT-GERMAIN, EN FACE DE L'ÉCOLE DE MÉDECINE

MDCCCLXXVII

A MON PREMIER MAITRE

CHARLES ROBIN

MEMBRE DE L'INSTITUT

PROFESSEUR A LA FACULTÉ DE MÉDECINE DE PARIS

SÉNATEUR

E. MAGITOT

PRÉFACE

Le livre que nous publions aujourd'hui est le résultat de recherches poursuivies depuis plusieurs années. Notre but a été de présenter d'abord une étude d'ensemble sur la tératologie du système dentaire et de tracer ensuite, dans une division méthodique, la description des genres, espèces et variétés des anomalies qui peuvent s'offrir à l'observation.

Une telle tentative est la première qui, à notre connaissance, ait paru soit en France, soit à l'Étranger. La science, toutefois, renferme un nombre assez considérable de faits de cet ordre. Citons par exemple les travaux d'Étienne et Isidore Geoffroy Saint-Hilaire, Georges et Frédéric Cuvier, de Blainville, Serres, Emmanuel Rousseau, et, parmi les modernes, Broca, P. Gervais, Forget, Goubaux, etc. A l'étranger, rappelons les noms de Hunter, Meckel, Kölliker, Wedl, Waldeyer, Kollman, puis Richard Owen, Darwin, Huxley, Tomes, etc.

C'est en recueillant, d'une part, les observations éparses qui figurent dans les traités de tératologie générale ou dans ceux d'anatomie normale et pathologique et en collationnant, d'autre part, de nombreux faits personnels, que nous avons rassemblé les éléments de ce travail.

Des études antérieures d'embryogénie appliquée aux phénomènes d'évolution du follicule dentaire sont devenues des sources précieuses d'explication et de contrôle pour le plus grand nombre des problèmes de tératogénie qui se posaient devant nous.

Les enseignements que nous avons reçus de notre maître Ch. Robin dès le début de nos études, la collaboration à laquelle il a bien voulu nous admettre dans plusieurs travaux d'anatomie et de physiologie normales nous ont conduit, par la méthode rigoureuse de l'observation et de l'expérience, à envisager sous leur véritable jour les perturbations fonctionnelles des organes formateurs de l'appareil dentaire. C'est ainsi que nous avons acquis des notions précises sur le mécanisme des déviations organiques que représentent essentiellement les anomalies.

Envisagée de cette façon, la tératologie du système dentaire affecte des rapports intimes avec un certain nombre de sciences auxquelles elle fait d'importants emprunts et apporte en même temps un contingent précieux d'applications.

Au point de vue de la zoologie et de l'histoire naturelle, elle étudie les conditions de forme, de nombre, de direction des organes dentaires dans la série animale : Elle montre que cet appareil obéit à des lois spéciales d'évolution dans la succession des êtres ; elle indique les modifications morphologiques qui, de la dent simple des vertébrés inférieurs, s'élèvent et se développent pour parvenir à la complexité et à la perfection que présentent ces organes dans les animaux supérieurs. C'est la doctrine du type primitif, de l'*unité dentaire*.

D'autres considérations sur les conditions numériques de ces organes établissent encore certains rapports : ainsi avec le perfectionnement de la forme concorde une réduction progressive dans le nombre. Il en est de même des circonstances de siége et de direction, très-diverses chez les espèces inférieures et présentant, dans la série ascendante, une tendance croissante à la localisation exclusive et à l'uniformité de direction.

C'est dans cet ordre d'idées que l'anthropologie proprement dite intervient, en dégageant des lois générales les conditions dans lesquelles se produisent les *phénomènes de retour* ou *de réversion*. Ces faits appartiennent tantôt aux modifications tératologiques de la forme, tantôt à l'augmentation ou à la diminution numérique, c'est-à-dire aux variations de la *formule dentaire;* tantôt enfin aux troubles dans la direction ou dans le siége anatomique. Ces diverses questions appartiennent, ainsi qu'on le voit, au domaine de la tératologie comparée.

Aux sciences médicales, la tératologie dentaire offre des applications précieuses : telles sont les anomalies de l'éruption, retard ou précocité dans la sortie des dents et accidents divers qui en sont la conséquence ; telles sont encore les anomalies de structure et spécialement l'*érosion* dans ses rapports de causalité avec les affections de la première enfance. En outre, au point de vue purement chirurgical, il nous sera permis d'assister à l'évolution pathologique de diverses lésions de *nutrition* intrafolliculaire, dont les principales manifestations seront les *odontomes* et certains *kystes*, ceux du follicule dentaire.

Enfin l'odontologie proprement dite, cette branche spéciale de la pathologie qui naît à peine et dont les limites sont encore si indécises, trouvera dans ce livre des indications touchant les anomalies si complexes et si variées dans la *direction*, dans la *disposition*, non-seulement au point de vue du mécanisme de production de ces lésions, mais encore à l'égard de leurs caractères spécifiques et de leur curabilité.

C'est sous ces aperçus multiples que nous avons envisagé notre sujet. La tâche a été, comme on le verra, longue et laborieuse, et nous aurions atteint notre but si nous avions réussi à tracer ici, au double point de vue de l'analyse et de la synthèse, l'histoire de la tératologie du système dentaire.

TRAITÉ

DES

ANOMALIES DU SYSTÈME DENTAIRE

CHEZ L'HOMME ET LES MAMMIFÈRES

GÉNÉRALITÉS

L'histoire des anomalies du système dentaire, soit considérées dans leur ensemble, soit étudiées dans les variétés nombreuses qu'elles présentent, n'a été jusqu'à présent l'objet d'aucun traité spécial, d'aucune monographie. Cependant leur fréquence est extrême, aussi bien chez l'homme que chez les animaux domestiques. Les caractères qu'elles affectent dans les divers ordres de mammifères comparés entre eux, ou plus spécialement dans la série des races humaines, ont un grand intérêt. Les considérations auxquelles peut donner lieu l'étude de leur mode de production ou leur *tératogénie ;* les applications plus ou moins importantes qu'on peut en déduire à l'égard de la pathogénie de certaines affections chirurgicales et au point de vue même de leur thérapeutique spéciale, c'est-à-dire de leur curabilité dans certains cas, sont d'une très-grande utilité. Leur description, envisagée de cette façon, est donc assurément digne d'appeler l'attention aussi bien des anatomistes que des chirurgiens. C'est par conséquent une lacune que nous avons l'intention de combler par le présent travail.

Les points de vue sous lesquels peuvent être présentées les anomalies de l'appareil dentaire sont multiples, et leur étude nous entraînera dans ces généralités à des considérations de divers ordres. C'est ainsi que nous sommes conduit à traiter notre sujet sous les chefs suivants :

1° Sous le rapport de la définition, de la classification et de la statistique ;

2° Dans la série des mammifères ;

3° Dans la succession des races humaines ;

4° A l'égard du mode de production des anomalies dentaires ou de leur *tératogénie ;*

5° Au point de vue pathologique et chirurgical.

§ I. — DÉFINITION DES ANOMALIES DENTAIRES, CLASSIFICATION ET STATISTIQUE.

Sans vouloir entrer ici dans une discussion longue et complexe des définitions qui ont été données des anomalies de l'organisation simples ou composées, hémitéries et monstruosités (1), nous dirons seulement qu'adoptant la définition d'Isidore Geoffroy Saint-Hilaire nous donnons le nom d'anomalies du système dentaire à *toute déviation du type primitif.*

Or, ce type primitif, nous le déterminerons ; nous verrons qu'il se dégage d'un ensemble de caractères variables, dans une certaine mesure, suivant les différentes espèces animales, mais qu'il est remarquablement fixe si on le considère dans une espèce en particulier. Ces caractères se déduisent de la forme, du volume, du nombre, du siége absolu ou relatif de toutes les conditions, enfin, qui sont dans l'état physiologique, immuables et transmissibles à la descendance. Ce sont ces

(1) Voyez à ce sujet la discussion des définitions et nomenclatures diverses dans Is. Geoffroy Saint-Hilaire, *Des anomalies de l'organisation.* 1832, t. I, p. 70 et suiv.

conditions mêmes dont nous avons à étudier les perturbations tératologiques.

Les anomalies du système dentaire comprennent ainsi toutes les infractions que pourra présenter ce type fondamental, soit sous l'un des points de vue que nous établirons dans notre classification, soit sous plusieurs de ces points de vue simultanément. C'est ainsi qu'une dent pourra présenter une anomalie isolée, comme celle de volume ou de forme, par exemple, ou bien offrir à la fois une double ou une triple déviation. Ce sera alors une anomalie complexe : telles sont les dents monstrueuses avec aberration de siége, de volume ou de forme ; tels encore les cas d'anomalie de siége et de nutrition, lorsqu'un follicule hétérotopique devient le centre de développement d'un odontome ou d'un kyste. Les anomalies de direction et de forme se rencontrent encore assez souvent simultanées.

Le caractère général de ces anomalies, c'est qu'elles représentent toujours des *accidents de l'évolution*, et par ce terme nous entendons dès maintenant leur opposer une autre série de phénomènes dont nous n'avons pas à nous occuper dans ce travail et qui sont désignés sous le nom d'*accidents de l'éruption*. Ces derniers comprennent les phénomènes locaux ou généraux, qui sont sous la dépendance de cette phase ultime du développement qu'on appelle l'*éruption*.

Nous décrirons cependant, ainsi qu'on le verra, des *anomalies de l'éruption*, mais celles-ci, bien différentes des *accidents*, consistent dans les faits de précocité ou de retard dans la sortie des dents, phénomènes qui appartiennent encore aux conditions de l'évolution.

Les accidents de l'évolution, ou perturbations tératologiques, sont donc *congénitaux*, et, par cette expression, nous considérons le follicule dentaire comme un organe embryonnaire dont l'existence dépasse les limites de la vie fœtale de l'être, et cela d'une manière variable suivant les espèces. Cet état embryonnaire, en effet, débute dans les premiers temps de la conception et se continue jusqu'à la période voisine de l'âge adulte. L'embryon est ici en quelque sorte l'organe dentaire; l'œuf dans lequel s'effectue l'évolution est le sac folliculaire, et tous les phénomènes tératologiques ont pour siége de production ce sac lui-même. La dent ne quitte sa poche fœtale que pourvue d'une façon définitive de ses caractères normaux ou anormaux. Ceux-ci sont dès lors permanents et indélébiles; l'organe régulier ou difforme est parvenu pour ainsi dire à l'âge adulte, et toute lésion ultérieure qui vient l'atteindre sera désormais du domaine de la pathologie et non plus de la tératologie.

La définition formulée par Isidore Geoffroy au sujet des anomalies d'organes isolés ou *anomalies simples* s'applique donc parfaitement à l'étude spéciale du système dentaire. Nous la conserverons ainsi dans le cours de ce travail. Nous devons dire toutefois qu'une nouvelle tentative de classification des anomalies générales a été faite dans ces derniers temps par un savant embryologiste, M. Davaine (1). Dans cet intéressant travail, l'auteur divise les anomalies de l'organisation en trois grands groupes, qui sont : les *déviations des organes de la vie individuelle;* les *déviations de la vie de l'espèce;* celles qui surviennent dans les *produits des organes sexuels.* C'est dans la première de ces divisions que rentrent naturellement les anomalies dentaires, lesquelles consistent dans des *variations naturelles* et dans des *anomalies morphologiques.*

Quoi qu'il en soit, ces derniers essais ne nous ont fourni jusqu'à présent aucune classification méthodique des anomalies qui nous occupent. Certaines tentatives ont été cependant faites dans ce sens à diverses époques. Nous allons en présenter un court historique.

Sans remonter aux auteurs anciens, qui ont mentionné çà et là quelques exemples isolés d'anomalies dentaires, nous citerons d'abord Hunter qui, dans le célèbre *Traité des dents* (2), se borna à signaler quelques cas de déviations de direction, qu'il attribue invariablement

(1) *Dictionnaire encyclopédique des sciences médicales*, art. MONSTRES, t. IX, 2e série, p. 26.

(2) *Œuvres complètes*, traduction française de Richelot. Paris, 1839, t. II, p. 78 et 120.

au volume considérable qu'affectent les dents chez certains sujets, et à l'impossibilité qui en résulte pour celles-ci d'effectuer leur classement régulier. Il mentionne aussi plusieurs observations de dents surnuméraires.

Si de Hunter nous passons à Meckel (1), nous constatons une tentative un peu plus sérieuse de classification. Il décrit en effet des anomalies dans le développement, dans le nombre, dans la situation et la direction, dans la configuration et dans le volume. Il est vrai que parmi ces dernières il fait figurer l'hyperostose et l'atrophie qui sont en réalité des lésions pathologiques. Les solutions de continuité, les fractures sont aussi confondues dans la même description, d'ailleurs fort courte et très-confuse.

Au commencement de ce siècle parut l'immortel ouvrage d'Isidore Geoffroy Saint-Hilaire (2), qui, fixant pour la première fois les lois générales de la tératologie de l'homme et des animaux, mentionna dans la grande division des *hémitéries* un certain nombre d'exemples d'anomalies dentaires dans leurs rapports avec telle ou telle division de son œuvre. Il développa ainsi quelques-unes des vues de son père Étienne Geoffroy sur le système dentaire et ses perturbations accidentelles (3), il établit certaines lois, comme, par exemple, celle de la variabilité des organes multiples et les conditions de ces variations mêmes. Il recueillit enfin tous les exemples connus d'anomalies dentaires et chercha même, dans plusieurs circonstances, à les rattacher à certaines conditions d'hérédité et de race.

Blandin, qui écrivit sa thèse de concours en 1836 (4), décrit, à propos des variétés individuelles des dents, un certain nombre d'exemples d'anomalies véritables, soit dans le nombre, soit dans le siége ou l'époque

(1) *Manuel d'anatomie pathologique*, trad. franç. 1823, t. III, p. 359.

(2) *Loc. cit.*, t. I, p. 409, 546, 641, et atlas, pl. II.

(3) Voyez Étienne Geoffroy Saint-Hilaire, *Du système dentaire des mammifères et des oiseaux*. Paris, 1824.

(4) *Anatomie du système dentaire chez l'homme et les animaux*. Paris, 1836.

de l'éruption. On trouve aussi dans ce travail plusieurs faits curieux parmi lesquels se rencontre un cas de kyste hétérotopique du follicule dentaire contenant deux dents. Toutefois cette partie du mémoire de Blandin ne saurait représenter une monographie de la tératologie dentaire.

Dans les années qui suivirent et jusque dans les derniers temps nous ne pouvons citer que fort peu d'auteurs qui aient étudié et décrit des anomalies du système dentaire. Ainsi Tomes (1), auquel on doit de si grands progrès dans l'histoire de l'odontologie, bien qu'il mentionne plusieurs espèces d'anomalies, les présente sans la classification et sans la méthode qui permettraient d'en embrasser l'ensemble et d'en fixer les caractères. Le même reproche s'adresse encore à Wedl (2), dans l'œuvre duquel les déviations dentaires comprennent cependant un chapitre important. Ce ne sont pas là des descriptions nosographiques. Ces deux auteurs ont toutefois fait connaître des faits intéressants et nous leur avons fait quelques emprunts. Enfin, si nous mentionnons M. Forget (3), c'est pour rappeler qu'il a tenté de présenter dans un travail assez intéressant les anomalies dentaires au point de vue chirurgical et dans leurs relations étiologiques avec un certain nombre de lésions des os maxillaires.

Nous bornerons là cet aperçu historique, n'ayant à mentionner aucune autre tentative de quelque valeur dans cet ordre d'études. Une description scientifique et complète des anomalies dentaires est donc effectivement une lacune que nos recherches présentes ont pour but de combler dans la limite de nos moyens.

Lorsque Isidore Geoffroy Saint-Hilaire créa sa merveilleuse classification tératologique, il fut guidé par certains principes déjà formulés

(1) *Manuel de chirurgie dentaire*, 2e édit., trad. franç. Paris, 1872.

(2) Wedl, *Pathologie der Zähne*. Leipzig, 1870.

(3) *Des anomalies dentaires et de leur influence sur la pathologie des os maxillaires*. Paris, 1859.

par son père (1) et qui avaient pour caractère de classer les anomalies suivant la méthode usitée dans les nomenclatures naturelles. C'est la méthode des descriptions zoologiques et botaniques adoptée depuis Linné, c'est-à-dire l'emploi des caractères anatomiques. En effet, les cadres, les divisions qui président à l'étude des conditions normales des organes s'appliquent de la manière la plus heureuse aux perturbations tératologiques des mêmes organes. Ce sont ces principes qui représentent ce qu'on peut appeler la *méthode anatomique*.

Cependant, si l'on voulait suivre rigoureusement les principes qui régissent la physiologie moderne, on devrait subordonner une classification tératologique aux phénomènes mêmes de l'évolution rigoureusement suivis dans leurs phases successives. Or l'évolution d'un organe comprend trois phénomènes fondamentaux : 1° sa genèse ou naissance ; 2° sa nutrition ; 3° son développement ou son accroissement. Au delà de ces trois périodes l'organe est adulte, et tout état accidentel, toute perturbation fonctionnelle cessent, ainsi que nous l'avons dit, d'appartenir à l'ordre tératologique pour rentrer dans le domaine pathologique.

Une telle méthode appliquée à notre sujet nous conduirait à envisager les anomalies du système dentaire dans trois divisions correspondant à ces trois phases. Nous pourrions décrire ainsi :

1° Des *anomalies de genèse* qui comprendraient les déviations dans le *siége* et le *nombre*.

2° Des *anomalies de nutrition* dans lesquelles viendraient figurer les anomalies de *forme*, de *volume*, de *structure*, et ces perturbations profondes de la vie intra-folliculaire qui produisent les *odontomes* et les *kystes*.

3° Enfin les *anomalies de développement*, qui comprendraient les troubles dans l'époque d'*éruption*, dans la *direction* et la *disposition* réciproque. Nous serions amenés à constituer en conséquence un tableau d'ensemble de la manière suivante :

(1) *Philosophie anatomique*. 1821, t. II, p. 77.

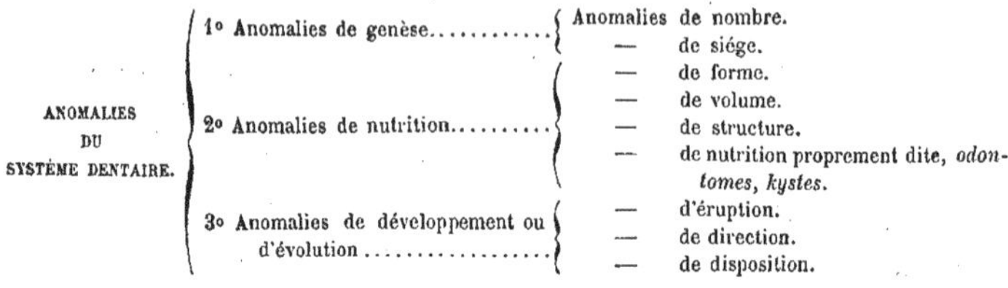

ANOMALIES DU SYSTÈME DENTAIRE.	1° Anomalies de genèse............	Anomalies de nombre.
		— de siége.
	2° Anomalies de nutrition..........	— de forme.
		— de volume.
		— de structure.
		— de nutrition proprement dite, *odontomes, kystes.*
	3° Anomalies de développement ou d'évolution..................	— d'éruption.
		— de direction.
		— de disposition.

Cette classification pourrait être appelée justement la *méthode physiologique;* elle serait évidemment plus conforme aux tendances de la science moderne, mais elle aurait un grave inconvénient, celui de nous éloigner du procédé généralement adopté dans les descriptions didactiques. Toute étude d'organe envisage en effet celui-ci dans un certain ordre pour ainsi dire classique et qui, à l'avantage d'être complet, joint la qualité d'être commode autant au lecteur qu'à l'auteur lui-même. C'est ainsi que l'on décrit successivement, en anatomie normale, la forme, le volume, le nombre, la direction, etc., d'un organe ; et l'état anormal qui constitue la monstruosité n'étant en définitive que la perturbation de l'un ou de l'autre de ces caractères normaux, le même ordre de description peut être appliqué aux uns et aux autres. Nous l'adopterons donc, et nous établirons ainsi *neuf* variétés distinctes d'anomalies qui se répartissent de la manière suivante :

1° *Anomalies de forme.* Elles comprennent les modifications qu'éprouve la forme des dents, soit dans leur totalité, soit isolément dans leur couronne ou dans leur racine.

2° *Anomalies de volume.* Elles sont de deux ordres : augmentation du volume normal ou *géantisme ;* diminution ou *nanisme.*

3° *Anomalies de nombre.* Elles présentent trois variétés : l'*absence* congénitale, la *diminution* et l'*augmentation* numériques.

4° *Anomalies de siége.* Elles se divisent en trois variétés : la *transposition* simple, l'hétérotopie par *migration* et l'hétérotopie par *genèse.*

5° *Anomalies de direction,* comprenant quatre classes : la *rétroversion,* l'*antéversion*, l'*inclinaison latérale*, la *rotation* sur l'axe. L'intérêt particulier qui s'attache à cette catégorie d'anomalies repose sur leur point de vue pratique et leur curabilité dans un grand nombre de cas.

6° *Anomalies de l'éruption*, c'est-à-dire les variétés accidentelles que présente le système dentaire dans l'ordre ou la succession de la sortie hors des mâchoires. C'est ainsi qu'elles se divisent en éruption précoce ; éruption tardive ; chute précoce ; chute tardive.

7° *Anomalies de nutrition*. Elles comprennent toutes les perturbations fonctionnelles qui peuvent survenir au sein même du follicule dans les phénomènes de formation des tissus dentaires et ont pour résultat des altérations organiques intéressant, soit la totalité de la dent, soit l'un ou l'autre de ses tissus élémentaires exclusivement.

8° *Anomalies de structure*. Elles consistent dans les altérations de composition anatomique des différents tissus dentaires, soit simultanées, soit isolées, suivant la nature de la cause productrice et suivant aussi l'époque et la durée de son intervention.

9° *Anomalies de disposition*. Cette dernière division comprend un certain nombre de déviations le plus souvent complexes, ce sont les *réunions* de dents entre elles ; les *divisions* anomales ; les troubles dans les rapports des arcades dentaires par augmentation ou insuffisance des diamètres, l'*atrésie* des mâchoires par exemple, etc.

Nous donnons, d'ailleurs, pour terminer ces remarques, un tableau synoptique représentant la classification naturelle des anomalies du système dentaire. (Voyez page 10.)

Les anomalies du système dentaire sont des déviations *simples* ou, pour nous servir du terme d'Isidore Geoffroy Saint-Hilaire, des demi-monstruosités ou *hémitéries*. Toutefois, si par ce terme on comprenait avec l'illustre naturaliste que toutes les perturbations de ce système sont étrangères à la tératogénie adoptée par lui dans la formation des monstres composés, on se trouverait bientôt en désaccord complet avec certains principes de sa propre classification : ainsi, tandis que les anoma-

Tableau synoptique des anomalies du système dentaire chez les Mammifères.

ANOMALIES DU SYSTÈME DENTAIRE.

- 1° Anomalies de forme
  - Anomalies totales.
  - Anomalies coronaires.
  - Anomalies radiculaires.
- 2° Anomalies de volume
  - Diminution ou nanisme
    - Totale.
    - Partielle.
  - Augmentation ou géantisme
    - Totale.
    - Partielle
- 3° Anomalies de nombre
  - Absence congénitale.
  - Diminution numérique.
  - Augmentation numérique.
- 4° Anomalies de siège. Hétérotopie
  - Transposition.
  - Hétérotopie par migration folliculaire.
  - Hétérotopie par
    - Introrsion blastodermique.
    - Hétéroplastie.
- 5° Anomalies de direction
  - Absolues ou totales.
    - Prognathisme accidentel.
    - Opisthognathisme accidentel.
  - Relatives
    - Antéversion.
    - Rétroversion.
    - Inclinaison latérale.
    - Rotation sur l'axe.
- 6° Anomalies de l'éruption
  - Éruption précoce.
  - Éruption tardive.
  - Chute précoce.
  - Chute tardive.
- 7° Anomalies de nutrition
  - Atrophie
  - Hypertrophie ou hypergenèse *odontomes*
    - Bulbaires
      - Embryoplastiques.
      - Fibreux
        - Avec ou sans grains phosphatiques.
        - Avec ou sans grains dentinaires.
    - Odontoplastiques
      - Cémentaires.
      - Dentinaires
        - Circonscrits.
        - Diffus.
      - Adamantins
        - Tumeurs hétérotopiques de l'émail.
    - Radiculaires
      - Cémentaires.
      - Dentinaires.
  - Transformation kystique, kystes folliculaires
    - Prédentinaires.
    - Odontoplastiques.
    - Coronaires.
- 8° Anomalies de structure
  - Totales
    - Défectuosités de la totalité de l'organe
      - Accidentelles.
      - Diathésiques.
    - Érosion.
    - Colorations anomales des dents.
  - Partielles
    - Sillons et défectuosités de l'émail.
    - Vices de structure de l'ivoire.
    - Vices de structure du cément.
- 9° Anomalies de disposition
  - Anomalies par continuité, réunions anomales.
  - — par disjonction, divisions anomales.
  - — par asymétrie des arcades dentaires
    - Atrésie de l'arcade dentaire.
    - Augmentation des diamètres de l'arcade.
  - Rapports anormaux des arcades dentaires.

lies de forme, de volume, de disposition, etc., rentreraient dans les *hémitéries*, certains faits d'anomalies de nombre et de siége dans lesquels des groupes plus ou moins considérables de dents s'observent sur divers points du corps représenteraient certainement dans sa pensée des faits d'*inclusion fœtale*, c'est-à-dire des *monstruosités composées*. Nous aurons à discuter plus loin ces questions fondamentales, mais nous devons, pour nous conformer aux principes de la physiologie et de l'embryogénie modernes, repousser ces termes artificiels de monstruosité double et d'hémitérie. Les anomalies dentaires sont variées, complexes, et les lois qui président à leur formation sont en tous points assimilables au mécanisme de production des anomalies en général. Nous n'aurons qu'à en faire l'application à chaque espèce en particulier.

Les anomalies dentaires sont, ainsi que nous l'avons déjà dit, tantôt simples, tantôt multiples. Dans le premier cas, elles portent sur une seule des conditions du type fondamental et elles rentrent rigoureusement dans l'un des cadres que nous avons tracés; mais si elles sont complexes c'est-à-dire lorsqu'elles représentent plusieurs perturbations simultanées de divers caractères fondamentaux, elles se prêtent difficilement à une classification régulière. Cependant nous avons cru devoir procéder dans ce cas en faisant figurer l'anomalie complexe dans la catégorie propre à l'anomalie principale, à celle, par exemple, qui a entraîné la seconde. Ainsi, un follicule hétérotopique est-il devenu le siége d'un odontome ou d'un kyste, c'est-à-dire d'une anomalie secondaire de nutrition, la seconde déviation étant manifestement le résultat de la première, c'est dans la classe de celle-ci que devra être rangé un pareil exemple.

Une question se pose maintenant devant nous : quelle est la fréquence des anomalies du système dentaire?

Si l'on se rapportait à cet égard aux auteurs et à Geoffroy Saint-Hilaire, par exemple, on serait tenté de répondre qu'elles sont fort rares relativement aux déviations des autres organes. Ce serait tomber dans une erreur grave. Nous les considérons au contraire comme très-fréquentes. L'absence de recherches dans cet ordre de faits, la négligence et l'oubli dans lesquels sont restées plongées toutes les questions relatives aux lésions du système dentaire n'ont pas permis jusqu'à présent d'envisager sous leur jour véritable et avec leur physionomie propre cet ordre d'anomalies. Nous devons même constater avec étonnement que, dans certains essais de statistique des anomalies en général, celles du système dentaire ne figurent point. Cette lacune s'observe par exemple dans le travail récent du docteur Puech (1).

Nous n'essayerons point d'établir ces chiffres de proportion ; d'autres que nous le feront sans doute un jour. Mais nous démontrerons aisément que les anomalies dentaires, susceptibles de présenter tous les degrés de gravité, doivent désormais figurer dans une classification qui aura la prétention d'être complète. Nous donnerons ainsi un chiffre total d'anomalies, soit observées par nous-même, soit recueillies dans les auteurs. Les pièces des principaux musées d'Europe ont été collationnées par nous ; les collections du Muséum d'histoire naturelle de Paris ; celles des diverses facultés, des écoles vétérinaires ; celles de Londres, de Vienne, de Berlin ; des collections particulières, celle de M. le professeur Goubaux, par exemple, etc., nous ont fourni des spécimens nombreux et importants, et c'est sur cet ensemble de faits que nous avons pu établir une classification, un premier essai de statistique.

Le nombre des anomalies ainsi recueillies s'élève à 2,000.

Il se répartit de la manière suivante :

Anomalies	de forme	92
—	de volume	120
—	de nombre	440
—	de siége	193
—	de direction	381
—	de développement	154
—	de nutrition	208
—	de structure	168
—	de disposition	244
	TOTAL	2000

(1) *Des anomalies de l'homme et de leur fréquence relative*. Paris, 1871.

§ II. — DES ANOMALIES DU SYSTÈME DENTAIRE DANS LA SÉRIE DES MAMMIFÈRES.

Le système dentaire, considéré dans la classe des mammifères, présente manifestement pour l'ensemble de ses caractères une certaine fixité qui décroît sensiblement aussitôt qu'on descend dans la série des vertébrés. Toutefois, les modifications qu'il éprouve dans l'échelle descendante ne suivent pas rigoureusement dans leur dégradation la succession naturelle des ordres, car, tandis que les poissons, derniers des vertébrés, sont pourvus d'un système dentaire très-important, ce caractère semble perdre de sa valeur dans les ordres intermédiaires. C'est qu'en effet, envisagé dans cette vaste division du règne animal, le système dentaire, déjà impuissant dans les étages supérieurs à déterminer à lui seul les genres et les espèces, ne saurait être invoqué davantage dans la constitution des ordres et des familles.

On sait que chez les poissons, ou bien les dents manquent comme dans l'ordre entier des Lophobranches, ou bien elles sont en nombre parfois incalculable. Quant à leur forme, elle est presque toujours identique, c'est un cône, soit plus ou moins aigu, soit plus ou moins surbaissé; quelquefois c'est une plaque composée de cônes élémentaires groupés et réunis. Le *cône* est la forme rudimentaire, primitive du système dentaire, le type primordial, l'unité ou l'*archétype*, sur lequel semble s'être constituée la série ascendante des modifications morphologiques du système. C'est ce que nous appellerons le *type conoïde* vers lequel s'observent des tendances de retour de la part des formes supérieures lorsqu'elles sont frappées d'aberrations tératologiques. Nous reviendrons plus loin sur ces faits de *réversion*.

Si des poissons nous nous élevons aux reptiles, nous observons encore des variations considérables dans l'organisation du système dentaire : ainsi, tandis que les chéloniens et quelques batraciens sont édentés, les sauriens, les ophidiens et les crocodiliens sont pourvus de dents, lesquelles sont en général uniformes, comme celles de beaucoup de poissons.

De la classe des reptiles, passant avec la transition paléontologique des *Amonodontes* (1) aux oiseaux proprement dits, nous reconnaissons que le bec, organe dentaire double, est fixe et constant dans toutes les espèces.

Nous ne pensons pas, en effet, qu'il soit possible de considérer comme démontrée l'opinion émise par Étienne Geoffroy Saint-Hilaire (2), reprise depuis lors par M. Blanchard (3), et par laquelle les organes cornés constituant le bec seraient les représentants des maxillaires au sein desquels se retrouveraient de véritables organes dentaires. Ces faits appellent, ce nous semble, de nouvelles recherches et une détermination plus rigoureuse. Il en est de même des irrégularités ou saillies diverses qui se rencontrent sur le bord libre du bec et qu'on a assimilées encore à des dents. Ce ne sont là que des modifications secondaires de forme, et, pour nous, le bec, résultat de l'évolution d'une *lame épithéliale*, représente un système dentaire composé de deux pièces opposées et comparables aux mêmes organes chez quelques batraciens et certains chéloniens.

Viennent enfin les mammifères, chez lesquels, sauf peut-être la classe inférieure et transitoire des édentés, le système dentaire présente dans sa localisation, ses dispositions, ses conditions de nombre et de forme une fixité et une précision relatives tout à fait remarquables. Les arcades osseuses qui représentent les maxillaires prennent une forme plus accusée ; les dents, dont le nombre devient restreint, perdent le caractère exclusivement conoïde pour affecter des formes plus complexes et plus variées ; le nombre et le mode de classement des pièces qui composent l'appareil offrent, dans les limites des genres et des espèces, des analogies ou des identités telles que le moindre changement, s'affirmant chez

(1) Hæckel, *Histoire de la création*, trad. franç. 1874, p. 529.

(2) *Système dentaire des mammifères et des oiseaux*. 1824.

(3) *Observations sur le système dentaire des oiseaux*. (*Comptes rendus de l'Académie des sciences*, t. L, p. 540; 1860.)

un genre spécial, devient, sous le nom d'*anomalies constantes* (1), un élément spécial de classification.

La physionomie plus exacte que prend le système dentaire chez les mammifères n'est cependant pas un caractère absolu et qui exclue le moins du monde les variations qu'il présente à son tour dans l'ordre le plus élevé des vertébrés.

En étudiant en effet l'organisation dentaire dans la série des mammifères, on reste frappé de voir que les espèces supérieures, l'homme, les anthropomorphes et un certain nombre de singes ont un système dentaire composé de pièces en nombre peut-être relativement faible, mais dont la régularité est parfaite sous le rapport de la forme et des dispositions. Et pourtant c'est chez eux que les dents présentent le plus grand nombre de formes diverses. Ils sont, en effet, pourvus de quatre espèces de dents distinctes : les incisives, les canines, les prémolaires ou bicuspides et les molaires. Ce nombre peut, à la rigueur, être réduit à trois par la réunion des deux dernières en une seule espèce, sous le nom de *molaires*. En outre, le nombre des dents est identique aux deux mâchoires opposées, caractère qui s'affirme de plus en plus dans la succession ascendante des mammifères. A cette disposition s'ajoute une loi constante, celle des deux dentitions successives, l'une temporaire ou du premier âge, l'autre définitive ou de l'époque adulte.

Les considérations applicables à l'homme et aux singes supérieurs perdent toutefois un peu de leur valeur si l'on descend l'échelle des mammifères, et l'on constate bientôt des variations notables dans le nombre de dents. Ainsi, dans certaines espèces inférieures de singes, la formule dentaire passe du chiffre 32 au chiffre 36, comme chez le sajou, par exemple, puis à 38 chez le maki. Enfin elle devient, chez le tarsier, 34, nombre qui n'est plus divisible par 4 (2).

(1) Voyez de Blainville, *De quelques anomalies du système dentaire chez les mammifères*. 1838.

(2) Ces considérations ont été développées d'ailleurs dans notre travail antérieur sur l'*anatomie comparée du système dentaire chez l'homme et les singes*. (*Bulletin de la Société d'anthropologie*. 1869, 2e série, t. IV, p. 113.)

Chez les carnassiers, le défaut de symétrie dans les arcades dentaires et dans le nombre de dents se retrouve plus accusé encore. Les formes sont au nombre de trois seulement, les incisives, les canines et les molaires, et tantôt le nombre est plus considérable à la mâchoire inférieure, comme chez le chien, l'ours, etc., tantôt plus grand à l'inférieure comme dans le genre *Felis*.

Dans la classe des rongeurs, la forme spécifique des dents éprouve immédiatement un changement considérable : les canines disparaissent ; les molaires deviennent absolument homologues et uniformes, et le système dentaire se trouve ainsi réduit aux deux espèces de dents, incisives et molaires (1).

Chez les herbivores, la dégradation continue : ainsi, à part quelques rares espèces et la division tout entière des pachydermes, les incisives disparaissent de la mâchoire supérieure. Le système dentaire éprouve ainsi une nouvelle et plus importante réduction. Il est vrai de dire que les auteurs répètent, depuis Goodsir, que cette disparition des incisives n'est pas absolue, et que les germes persistent atrophiés dans l'os incisif. Darwin, Hæckel (2) et avec eux tous les transformistes ont basé sur le fait affirmé par Goodsir des arguments favorables à la théorie de la descendance. Cette assertion est absolument erronée, et des recherches récentes d'un observateur français ont montré sur quelle fausse interprétation des faits anatomiques elle reposait (3). Les mâchoires supérieures des ruminants ne contiennent point de follicules dentaires rudimentaires. Le système dentaire se trouve alors réduit aux molaires et à une moitié de la série des incisives. La canine a disparu déjà, sauf chez

(1) Nous ne discutons plus ici la thèse d'Étienne Geoffroy Saint-Hilaire, qui considérait comme des canines les incisives des rongeurs. Cette question nous paraît avoir été résolue par nos recherches antérieures qui ont prouvé que la prétendue canine était réellement une incisive. (*Comptes rendus* et *Mém. de la Soc. de biologie.* 1862, p. 21.)

(2) Voyez Darwin, *La descendance de l'homme*, Trad. franç., 1873, t. I, p. 16. — Hæckel, *Histoire de la création des êtres organisés*, trad. Letourneau, 1874, p. 11.

(3) Voyez Pietkiewicz, *in* Mém. de Ch. Legros et E. Magitot, *Origine et formation du follicule dentaire chez les mammifères.* (*Journal d'anatomie* de Ch. Robin, 1873, p. 452, *note*.)

quelques espèces d'équidés et de camélidés où l'individu mâle en reste pourvu à l'état toutefois rudimentaire. Les molaires sont uniformes, mais ordinairement symétriques de nombre aux deux mâchoires.

Enfin, dans le dernier ordre des mammifères, les édentés, le système dentaire offre de telles variations de nombre, de forme et de disposition, qu'il n'est plus possible d'appliquer à leur examen aucune considération générale.

Les remarques relatives à la morphologie du système dentaire chez les mammifères doivent comprendre l'examen d'un caractère qui joue un rôle important dans la série, nous voulons parler de cet intervalle qui se produit entre la série des incisives et des molaires et appelé *barre* ou *diastéma*. Cette disposition n'implique pas nécessairement la suppression de la canine, car on la retrouve chez le plus grand nombre des mammifères, et dans ce cas le diastéma est situé pour la mâchoire supérieure entre cette canine et les incisives, et pour la mâchoire inférieure entre les molaires et la canine. Dans les classes de mammifères pourvues de canines (simiens, carnassiers), la raison physiologique de son existence est le volume plus ou moins considérable de cette dent et la nécessité de lui constituer une place dans la rencontre réciproque des arcades dentaires. Chez les espèces privées de canines, le diastéma prend encore, par cela même, un développement plus considérable, et il constitue cet intervalle qui devient la *barre*.

Chez l'homme, ce caractère s'efface, au moins dans les races élevées, car il paraît avoir été retrouvé dans quelques crânes des races inférieures et aussi sur quelques individus des époques paléolithiques, où il représenterait dès lors un fait d'anomalie réversive. Nous nous réservons de revenir sur ce point, à propos des anomalies envisagées dans les races humaines et à l'occasion des déviations dans la *disposition*.

De ces considérations sur la variabilité des conditions normales du système dentaire dans la série des mammifères, on peut conclure que, si la perfection relative se rencontre dans les espèces supérieures et chez l'homme, on en voit progressivement décroître l'harmonie et la régularité, à mesure qu'on descend l'échelle des classes. Ce sont ces variations mêmes, à peu près fixes le plus souvent pour chaque genre isolément, qui sont devenues des éléments si importants de classification, et nous avons rappelé tout à l'heure le parti qu'en a su tirer de Blainville lorsqu'elles viennent, par la production de caractères spéciaux, préciser une détermination d'espèce.

Nous avons vu que, si les espèces supérieures de mammifères, les primates, par exemple, possèdent l'harmonie et la régularité les plus parfaites du système dentaire, elles en présentent aussi la plus grande complexité, puisque c'est chez eux que les dents offrent le plus de variétés dans leurs formes.

Cette complexité est toutefois plus apparente que réelle, et si l'on vient à envisager dans leur constitution les différentes pièces du système dentaire, on est conduit à considérer toutes les formes diverses comme une dérivation de ce type primitif, dont nous avons cru retrouver l'élément fondamental dans le système dentaire des derniers vertébrés, les poissons. C'est ce que nous avons appelé le type conique, l'*archétype*.

Prenons, en effet, un des organes dentaires dont la forme est la plus complexe, la molaire, par exemple. Ne voit-on pas qu'elle est composée par le groupement des parties homologues qui peuvent être rattachées au type conique? Les saillies ou tubercules de la couronne sont semblables de forme; leur nombre seul varie suivant les espèces animales. Les faits du développement intra-folliculaire ne fournissent-ils pas un argument puissant en faveur de cette théorie? Le bulbe dentaire, en effet, est primitivement composé par une base conoïde qui persiste ainsi pendant les premières phases de l'évolution.

Cette forme primordiale est invariable et constante. Quel que doive être l'aspect de la dent future, il se retrouve aussi bien pour les dents qui restent coniques que pour celles qui prendront la disposition en masses quelconques : dents cylindroïdes, placoïdes, multituberculeuses, molaires composées, etc.

Sur cette base primitive apparaissent des saillies en nombre égal aux tubercules de la couronne future. Chacune de ces saillies est conique ; elle devient, au moment de la formation de la dent, le point de genèse d'un chapeau de dentine également conique et en nombre toujours égal aux saillies bulbaires et aux tubercules futurs. Ces saillies et leur chapeau restent quelque temps isolés et distincts ; ce n'est que par les progrès de l'évolution que les chapeaux se réunissent et se confondent par leur base pour constituer la couronne.

Les molaires de volume anormal et présentant une augmentation du nombre des tubercules se sont formées, de même que celles de volume ordinaire, aux dépens d'un bulbe présentant un nombre équivalent de saillies et de chapeaux de dentine ; la multiplication des tubercules a donc été précédée d'un accroissement de nombre des saillies bulbaires. Si, au lieu d'une augmentation de volume, il y a réduction, c'est que le nombre des tubercules a décru ; il peut être réduit à un seul, et ce fait tératologique anormal constitue immédiatement une réversion au type conique primitif. Ce phénomène de retour se rencontre, ainsi que nous le verrons, dans presque tous les cas de production de *dents surnuméraires*, qui sont, comme on sait, atrophiées et presque toujours conoïdes.

Les incisives, dents en apparence simples, sont de constitution complexe et susceptibles de se prêter à la même analyse. Observons, en effet, la formation du bulbe dans un follicule de cet ordre : il est aussi primitivement unique ; mais à un moment de l'évolution, il se surmonte de saillies au nombre de trois, lesquelles se recouvrent encore d'un nombre égal de chapeaux dentinaires, et lorsqu'à l'éruption on observe cette dent, elle est en effet surmontée de trois saillies très-nettes très-accusées, même chez l'homme. Ce sont ces saillies qui s'effacent rapidement, ainsi d'ailleurs que les tubercules des molaires, par les progrès de l'âge et le fait même de la mastication ; mais si les saillies des incisives de l'homme sont peu marquées et rapidement effacées, il n'en est pas de même dans d'autres espèces, les carnassiers par exemple, chez lesquels cette forme en fleur de lis, si connue chez le chien, persiste, comme on sait, très-longtemps comme trace des trois cuspides primitifs.

On peut rappeler en outre, à l'appui de cette vue théorique, que dans certaines anomalies de forme on voit parfois une de ces divisions s'accuser davantage et s'isoler plus ou moins complétement du reste de la dent, disposition qui se produit normalement d'ailleurs dans les dents pectinées de certains singes inférieurs, chez lesquels elle représente un fait transitoire dans la série des mutations morphologiques.

Si nous appliquons ce procédé d'analyse à d'autres types de dents, nous arrivons aux mêmes résultats : les dents rubanées des rongeurs apparaissent par un bulbe qui se recouvre de saillies égales au nombre des rubans futurs. Les molaires, en apparence si complexes des ruminants, celles des pachydermes, ne sont-elles pas formées de cônes accouplés, constitués régulièrement par de l'ivoire et de l'émail superposés, tandis que toute la masse est incluse par une sorte de *coalescence* dans une gangue osseuse, représentée par le *cément*, seul élément de réunion et de jonction des cornets primitifs ? Cette disposition, qui constitue la *dent composée* de ces animaux, se retrouve à un plus haut degré encore dans la molaire unique des grands pachydermes, où elle reste soumise à la même loi d'organisation.

Seule, la canine, et cela dans toute la série, conserve sa forme primordiale et constante. Formée d'un bulbe à une seule saillie, elle se retrouve toujours unicuspidée. C'est qu'en effet elle représente la tradition morphologique, l'*unité dentaire ;* elle est le témoin des transmutations organiques qu'a subies dans la succession des êtres le système dentaire.

La raison physiologique déterminante qui entraîne la formation des cônes ou tubercules simples ou multiples suivant la forme des dents est donc le *bulbe;* or, quelle est, au point de vue de la physiologie générale, la nature de cet organe ? Le bulbe est une *papille*. Cette assimilation est en tous points exacte. Dans sa célèbre théorie du *phanère*, de Blainville (1) avait envisagé la question sous cet aspect. Etudiant le système tégumentaire dans la série animale, il détermina par un ensemble d'observations ingénieuses et de déductions philosophiques élevées le rôle exact qu'il convient d'assigner aux productions diverses qui sont sous la dépendance de ce système.

Les cornes, les poils, le sabot, l'organe dentaire furent ainsi considérés comme des *produits* se rattachant invariablement aux téguments. La science moderne n'a rien changé à ces vues systématiques ; elle en a au contraire fixé les caractères et démontré l'exactitude, et lorsque dans ces derniers temps nous avons été conduits, avec Charles Legros, à étudier les analogies de formation et de constitution anatomiques des deux systèmes pileux et dentaire (2), nous n'avons fait qu'apporter des preuves analytiques à l'admirable synthèse organique du grand naturaliste.

La *papille* dermique est un organe du tact; revêtue d'épithélium, elle reste spécialement dévolue à la fonction de la sensibilité et aux relations avec le monde extérieur, et lorsque, par la diversité des rôles multiples qu'elle affecte dans la série des êtres, elle change de nature et de forme, ces changements ne sont qu'apparents : le revêtement papillaire se modifie seul ; épidermique ou épithélial dans la peau et les muqueuses, il reste tel dans le poil, le sabot et l'ongle, qui sont, comme on sait, constitués par l'épithélium modifié. La dent n'échappe pas à la règle, et l'on sait, depuis les belles recherches

(1) *Organisation des animaux ou principes d'anatomie comparée.* 1823, p. 52 et suivantes.

(2) *Origine et formation des follicules dentaires chez les mammifères.* (*Journal d'anatomie* de M. Ch. Robin, 1873, t. IX, p. 495.)

de Kölliker et Waldeyer (1), que l'organe de l'émail est une émanation de la couche de Malpighi, et l'émail un tissu épithélial ; le bulbe central reste un organe papillaire ; il en conserve exactement la composition anatomique, la constitution nerveuse exclusivement sensitive et jusqu'à la forme typique. La *papille* dentaire est conique comme la dent qui la surmonte ou l'enveloppe ; le cône est unique dans les dents simples, multiple dans les dents composées, et l'unité morphologique qui a été fixée pour l'organe total se poursuit dans la papille elle-même qui est le *bulbe*, centre et foyer de l'évolution organique. La présence de l'ivoire ou dentine, tissu spécial interposé entre le bulbe et le revêtement d'émail ne saurait modifier cette manière de voir, car nos recherches avec Legros nous ont amenés à envisager l'ivoire comme une transformation sur place d'une des portions du tissu du bulbe lui-même. Ainsi se trouve établie, avec l'unité de composition organique, l'unité de fonction, la dent restant pourvue du rôle d'organe du tact. Telles les dents cutanées et branchiales des poissons (2) ; telles aussi les dents des mammifères auxquelles on ne saurait refuser la sensibilité tactile à peine émoussée par la couche compacte et résistante qui revêt le corps papillaire fondamental.

Le type dentaire est donc une réalité incontestable, et les dents les plus complexes comme les plus simples peuvent être rattachées à cette loi de l'unité. Les applications de ce principe sont nombreuses : nous les avons déjà fait entrevoir et nous les développerons plus spécialement à propos des anomalies de forme où nous serons conduit à les envisager, non-seulement au point de vue de la constitution de la couronne, mais à celui de la conformation des racines et de leurs variations.

(1) Voyez Kölliker, *Die Entwickelung der Zahnsacken der Wiederkauer* (*Zeitschrift für Wissench. Zool.* 1863. Gewebelehre, 4 Aufl.)—Waldeyer, in *Stricker's Handbuch der Lehre von den Geweben.* Leipzig, 1871, p. 333 et suiv.

(2) Voyez Hannover, *Sur la structure et le développement des écailles et des épines chez les poissons cartilagineux.* Copenhague, 1867.

L'ensemble des considérations qui précèdent appartient à la zoologie générale ou à la philosophie anatomique. Elles sont en tous points conformes aux idées professées dans l'école histologique moderne (1). Il était toutefois nécessaire de les présenter à titre d'éléments fondamentaux et de termes de comparaison, et nous montrerons dans la suite toute leur importance au point de vue de la détermination de la nature et du mécanisme de formation des anomalies.

Toutes les classes de mammifères peuvent présenter des perturbations accidentelles, lesquelles s'observent dès lors isolément chez un individu; elles peuvent ne pas être nécessairement transmissibles à la descendance et constituent immédiatement un fait tératologique. Ainsi toute déviation dans la formule dentaire d'une espèce représentera une anomalie; toute modification dans la forme ou le volume sera dans le même cas; toute aberration de siége constitue l'hétérotopie; toute perturbation dans l'époque de l'éruption, les troubles dans la nutrition, dans la structure, dans le mode réciproque de classement et de rencontre des arcades dentaires seront des faits tératologiques. On comprend déjà quelles pourront être l'étendue et l'importance de ces recherches; aussi devons-nous dire tout d'abord que si nous avons voulu envisager le problème ainsi posé dans l'ensemble des mammifères, c'est surtout au point de vue de la tératologie comparée et des déductions qu'il peut être intéressant ou utile d'en tirer au profit de cette étude si importante chez l'homme.

§ III. — DES ANOMALIES DU SYSTÈME DENTAIRE CONSIDÉRÉES DANS LA SERIE DES RACES HUMAINES.

Si maintenant, restreignant ces considérations générales que nous avons appliquées à l'ensemble des vertébrés et des mammifères, nous

(1) Voyez Ch. Robin, *Cours d'histologie, leçons sur l'origine embryogénique des éléments et des systèmes*. (Journal *l'Ecole de médecine*, 1874-75, p. 70 et suiv.

venons à envisager notre problème au point de vue particulier des races humaines, nous serons conduit à étudier les anomalies dentaires sous deux aspects principaux : 1° dans leur nature et leur fréquence comparées chez les races primitives et les races actuelles, c'est-à-dire dans le temps; 2° dans leurs rapports réciproques chez les races actuelles.

On a souvent affirmé que les races anciennes présentaient des traces manifestes d'infériorité relativement aux races contemporaines, et parmi les circonstances ou les faits anatomiques invoqués à l'appui de cette assertion, on a cité certaines conditions du système dentaire qui semblaient effectivement au premier abord se retrouver avec plus de fréquence ou à un degré plus marqué dans les débris exhumés des races éteintes. Ces conditions étaient ordinairement des faits d'anomalie dont le caractère réversif tendait ainsi à rapprocher les races inférieures des espèces animales placées au-dessous de l'homme et à établir ainsi une gradation ascendante entre l'homme préhistorique ou paléolithique et l'homme actuel. Sans nous occuper ici de l'examen des preuves diverses qu'on a cru pouvoir tirer des faits anatomiques généraux, nous nous bornerons, dans le cadre de notre sujet, à examiner si les conditions du système dentaire se prêtent, comme on l'a cru, à cette supposition. On conçoit tout d'abord quelles sont l'importance et la gravité d'une telle hypothèse qui n'aurait rien moins pour conséquence que de porter atteinte à la notion fixe et invariable de l'espèce; aussi est-il absolument nécessaire d'envisager cette question sans aucune idée préconçue.

La première des questions que nous avons à examiner implique par elle-même la recherche d'un problème de la plus haute importance et qui se traduit de la manière suivante : une race humaine étant donnée, a-t-elle éprouvé dans la succession des temps des modifications appréciables dans sa constitution physique?

Dans l'état actuel des sciences anthropologiques, la solution d'un tel problème est bien difficile. En effet existe-t-il un point du sol exploré où l'on soit sûr de rencontrer de nos jours le même groupe humain, évidemment consanguin, qui l'ait invariablement occupé depuis les temps dits préhistoriques jusqu'à nos jours? On ne saurait l'affirmer assurément, et les traces anciennes de l'homme ont été le plus souvent retrouvées sur des points très-distants les uns des autres et le plus souvent dépourvus de relations ethnologiques apparentes entre eux. C'est ainsi que, sans tenir compte de la question encore pendante de l'homme tertiaire, on a cherché à reconstituer les races humaines quaternaires en rassemblant des débris humains présentant certaines analogies morphologiques. Plusieurs races fossiles ont été ainsi reconstituées, et de l'ensemble de leurs caractères on a été tenté de conclure à une infériorité plus ou moins marquée de leur part relativement aux races humaines contemporaines; on connaît, par exemple, la race fossile dite de *Canstadt*, dont on a retrouvé des spécimens sur divers points de l'Europe, et à laquelle, par une exagération vraiment peu scientifique, on a été tenté de refuser le caractère humain (1).

Il en est de même encore d'une autre race fossile dite de *Cro-Magnon*, dans laquelle certains caractères ont été désignés comme indiquant une infériorité relative. Parmi les arguments invoqués, nous trouvons les conditions du volume des dents, la présence d'un cinquième tubercule aux molaires supérieures, l'existence d'une cinquième racine à la dent de sagesse inférieure, la bifidité de la racine de la canine inférieure, le diastéma, etc. Nous discuterons, à propos des divisions dans lesquelles rentrent ces diverses particularités, la valeur qu'il convient de leur attribuer; mais nous dirons dès maintenant que ces caractères, dont l'existence est loin d'être constante ou fréquente même dans les pièces humaines fossiles, ne s'y rencontrent au contraire qu'exceptionnellement et à titre de simples variations. Un certain nombre d'entre ces

(1) Voyez King, *The reputed fossil man of the Neanderthal* (*Quart. Journ. of Sc.* janvier 1864, p. 96).

caractères sont manifestement liés aux conditions de taille des individus qui occupaient le sol à cette époque et qui, en raison des lois de sélection et de lutte pour l'existence, étaient manifestement plus grands que la plupart des hommes des races actuelles aux localités correspondantes. Telles sont, par exemple, l'augmentation de volume des dents, la multiplication des tubercules et des racines des molaires, la série ascendante de celles-ci, particularités qui se retrouvent d'ailleurs, ainsi que nous le montrerons, dans les races contemporaines. On a fait toutefois remarquer que, si les mêmes variations se retrouvent aux diverses époques, elles seraient plus fréquentes chez les individus fossiles. Cette question nous paraît encore insoluble dans l'état actuel de la science, et il convient d'attendre au moins que le nombre des échantillons préhistoriques permette d'établir une statistique sur des chiffres plus importants.

Les savants auteurs des *Crania ethnica* (1), MM. de Quatrefages et Hamy, ont déjà réagi contre l'entraînement qui poussait les observateurs à accuser nos ancêtres d'infériorité physique ; et M. Broca, dans une étude attentive d'un caractère isolé chez un même groupe d'individus consanguins, le peuple égyptien, est parvenu à établir qu'il avait conservé sa fixité : il s'agissait de l'indice nasal (2). Observé dans les restes humains d'un certain nombre de dynasties successives, ce caractère conservait sa moyenne; puis, à la suite d'une première invasion éthiopienne, il se modifia sensiblement pour se rétablir ensuite par voie de réversion.

Il nous paraît par conséquent légitime d'admettre que les faits auxquels on attribue ainsi une valeur ethnologique ne représentent que les oscillations constantes des caractères humains. La loi de variabilité dont le règne animal nous donne de si fréquents exemples, les lois de réversion et d'atavisme conservent leur fatale et permanente influence. La taille des individus, le volume de certains organes peuvent changer suivant diverses conditions de croisement, de milieu ou d'éducation ; le

(1) *Les crânes des races humaines*. Paris, 1873, p. 17 et suiv.

(2) *Revue d'anthropologie*, t. I, p. 27, 1872.

volume du cerveau même peut s'accroître, ainsi que M. Broca l'a montré pour les individus du bassin de Paris (1); mais le type physique, considéré dans le temps, pour les phases successives d'évolution d'une même race ne saurait être considéré comme variable sans troubler les notions les mieux acquises sur la permanence et la fixité de l'espèce.

Le système dentaire peut donc, au même titre que les divers organes ou appareils, subir la même loi de variabilité, soit dans les limites normales, soit dans les conditions accidentelles ou tératologiques, et tous les faits recueillis apportent leur témoignage à cet égard.

Si, en effet, les vestiges fossiles humains nous ont offert certaines anomalies, des races plus récentes les ont présentées à un degré analogue. D'après un très-intéressant travail de M. Mummery (2), à l'époque romaine, les anomalies dentaires étaient communes: les déviations de direction, de forme et de disposition par exemple. Plusieurs cas ont été retrouvés d'atrésie des arcades dentaires, et sur un nombre de 143 crânes il y en avait 8 chez lesquels la dernière molaire n'avait pas paru à un âge moyen, et 5 autres présentaient diverses autres anomalies.

Sur 76 crânes anglo-saxons, étudiés dans le même travail, on a retrouvé cinq cas d'absence de la dernière molaire et une déviation dans la direction des deux premières bicuspides supérieures.

Cette étude, poursuivie ainsi dans les races anciennes, a donné sur un total de 458 crânes 43 anomalies. Ce chiffre ne nous paraît pas s'éloigner sensiblement de ceux que nous avons retrouvés dans la répartition des déviations dentaires dans les races contemporaines, et nous sommes dès lors autorisé à penser qu'elles n'éprouvent dans le temps aucune modification notable de fréquence ni de caractère.

Mais si la question envisagée de cette manière nous conduit à re-

(1) *Bull. de la Soc. d'anthropologie.* 2e série, t. II, p. 20, 1867.

(2) *Transactions of the odontological society of Great-Britain.* 1870, t. II, p. 7 et suiv.

connaître des analogies ou des similitudes, il n'en est pas de même si nous l'étudions dans la succession descendante des races humaines. Il est parfaitement établi en effet que la loi de dégradation du système dentaire que nous avons observée dans la série des vertébrés se retrouve et se poursuit dans la succession des races humaines concurremment avec l'ensemble des autres caractères physiques.

Considérés sous le rapport purement physiologique, les caractères du système dentaire éprouvent en effet certaines modifications par le fait seul de la race; mais ces modifications portent seulement sur le volume et la direction, c'est-à-dire qu'elles sont liées presque exclusivement au degré plus ou moins prononcé du prognathisme. Ces variations ont été déjà étudiées par nous (1), et nous n'aurons d'ailleurs à nous en occuper ici que lorque les dispositions prendront chez une race déterminée un caractère de permanence qui constitue une sorte d'anomalie constante ou un fait ethnologique.

En effet, si nous invoquons d'abord le volume des pièces du système dentaire, nous voyons qu'il est manifestement plus considérable chez les races inférieures que dans les races blanches. C'est surtout pour la canine et les molaires que le fait est remarquable. La canine est plus forte chez le Nègre, l'Australien, le Néo-Calédonien, le Boschiman, etc.; les molaires sont dans le même cas, et, tandis que la série descendante dans le volume, de la première à la troisième, est la règle dans les races élevées, la série égale ou ascendante s'affirme chez les races inférieures. On peut ainsi dire que les molaires se rapprochent par la gradation de leurs caractères de la physionomie qu'elles ont chez les singes anthropomorphes où le volume ascendant est la règle.

En outre de la question du volume relatif des molaires considérées en série, ces dents présentent encore d'autres caractères ethnologiques : ainsi, suivant la remarque d'Owen, de Webb et de Carter

(1) Voyez *L'homme et les singes anthropomorphes* (*Bulletin de la Soc. d'anthropologie*. Paris, 1860, p. 113).

Blake (1), les premières molaires inférieures de l'homme de race blanche ont cinq tubercules ; les deuxièmes et troisièmes n'en ont que quatre. Or, chez les races inférieures, Cafre, Nègre, Groënlandais, etc., nous avons constamment trouvé la deuxième et souvent la troisième molaire pourvues de cinq tubercules, disposition qui se rapproche de celle qui s'observe chez le gorille et le chimpanzé, chez lesquels les molaires sont pentacuspidées. Une anomalie de ce genre observée chez un individu de race blanche devrait donc être considérée comme douée du caractère réversif.

Envisagées sous le rapport numérique, les anomalies du système dentaire sont peut-être celles qui s'accusent le plus nettement au point de vue ethnologique. Ainsi, tandis que dans la race blanche l'augmentation dépasse bien rarement une ou deux dents surnuméraires, on en a signalé un bien plus grand nombre dans les races inférieures. Depuis longtemps, en effet, on avait observé cet accroissement chez le Nègre : tels sont les exemples cités par Gavard, Sœmmering et Is. Geoffroy Saint-Hilaire (2). Lesson (3) l'a rencontré chez un Australien, et nos musées d'anthropologie en renferment divers exemples ; nous en rapporterons nous-mêmes un certain nombre dans la description spéciale de ce groupe d'anomalies.

Dans ces circonstances, l'augmentation numérique porte plus ordinairement sur la série des molaires, qui se trouve augmentée, soit de deux pièces symétriques à la même mâchoire, soit de deux à chaque mâchoire. Cette disposition rappelle immédiatement la dentition normale de certains singes inférieurs, la formule dentaire passant ainsi du

(1) Voyez Owen, *Odontography*, London, 1845-48, p. 454. — Webb, *Teeth in man and the anthropoid apes*. London, 1860, p. 33. — C. Blake, *Transact. of ethnological Society of London*. 1864.

(2) Voyez Gavard, *Ostéologie*, p. 354. — Sœmmering, *Ueber die Körper Verschieden. des Negers von Europ*, p. 30. — Is. Geoffroy Saint-Hilaire, *Anomalies de l'organisation*, t. I, p. 659.

(3) Voyez Topinard, *Races indigènes de l'Australie*. (*Bull. de la Soc. d'anthropol.*, 2e série, t. VII, p. 257.)

chiffre 32 au chiffre 34 ou 36, qui ne se rencontre que chez les Lémuriens.

Toutefois, ce n'est pas toujours aussi régulièrement que se produit l'augmentation numérique des dents, et dans quelques circonstances on rencontre non-seulement des molaires surnuméraires placées en série, mais d'autres dents développées sur divers autres points : tel est le cas si curieux observé par le professeur Langer, de Vienne, chez un nègre qui présentait, outre quatre molaires surnuméraires en série, trois autres dents sur divers points, ce qui constituait un total de sept dents surnuméraires (1). Nous avons déjà fait remarquer que l'accroissement numérique des dents chez une race pouvait être en corrélation avec son degré plus ou moins marqué de prognathisme, ce qui place en concordance ethnologique le prognathisme et l'augmentation de la formule dentaire, l'orthognathisme étant au contraire plus en rapport avec la diminution numérique des dents. En effet, nous avons fait remarquer que dans la race blanche l'absence de la dent de sagesse est un fait très-commun, tandis qu'il ne s'observe que rarement dans les races inférieures (2). C'est encore au prognathisme ethnologique qu'on doit attribuer les anomalies dans la direction des dents qui sont plus fréquentes isolément dans les races inférieures, le système dentaire obéissant ainsi passivement à la projection qu'éprouvent les bords alvéolaires (3).

Les considérations sur le rôle que joue la race dans la production des déviations dentaires peuvent encore s'appliquer à quelques anomalies dans la disposition qui ont toutefois un tout autre caractère. Ainsi, c'est dans les races supérieures que ces anomalies complexes, dispositions réciproquement vicieuses des dents, atrésie des mâchoires, etc., sont les plus fréquentes, tandis que les races inférieures, en raison de

(1) Voyez Webb, *loc. cit.*, p. 73.

(2) Voyez Mummery, *loc. cit.*, 2e tableau, p. 80.

(3) Voyez Topinard, *Études sur le prognathisme* (in *Revue d'anthropologie* de Broca, t. I, p. 428, 1872, et t. II, p. 71, 1873).

l'étendue plus grande des diamètres de la bouche et de la prédominance du développement facial sur le volume du crâne, présentent une plus grande régularité dans les rapports réciproques des dents, abstraction faite, toutefois, des autres anomalies. C'est donc encore ici le prognathisme ethnologique qui joue le rôle principal.

Nous bornerons là nos remarques sur les anomalies dentaires au point de vue ethnologique, les autres déviations dans la forme, le développement, la structure, la nutrition, etc., n'étant susceptibles d'aucune application de cet ordre. Owen a signalé, il est vrai, diverses variations de structure des dents suivant les races (1) ; mais ces faits nous paraissent encore assez peu étudiés et appellent de nouvelles recherches. Nous terminerons par quelques considérations sur l'hérédité des anomalies du système dentaire.

Les faits d'hérédité d'une anomalie dentaire ont été maintes fois signalés, soit chez l'homme, soit chez les animaux domestiques. Chez ces derniers, on a pu, par la sélection artificielle, perpétuer certains caractères : tels sont les chiens nus, chez lesquels la dégradation dentaire a suivi l'atrophie du système pileux ; telle est aussi cette race de chiens terriers, présentant cette difformité des mâchoires consistant dans la rétroversion de l'arcade dentaire supérieure sur l'inférieure. Des faits analogues ont pu être réalisés chez les herbivores : telle, par exemple, cette anomalie reproduite héréditairement dans la race des béliers mérinos de Mauchamps (2).

Chez l'homme, ces faits d'hérédité sont des plus remarquables ; ils portent sur un grand nombre de variétés de déviations.

Les conditions de forme et de volume sont très-manifestement transmises, comme on sait, à la descendance et, avec elles, les dispositions de structure intime des organes dentaires, la constitution chi-

(1) *Odontography*. London, 1840-46, p. 465.

(2) Voyez Goubaux, *Des aberrations dentaires chez les animaux domestiques* (in *Recueil de médecine vétérinaire*, 1854, p. 70).

mique et toutes les modifications qu'elles peuvent présenter. Nous avons ailleurs utilisé ces notions au point de vue de la pathogénie de certaines affections (1).

Les anomalies de nombre, transmissibles héréditairement, sont encore plus frappantes. Ainsi, l'absence des incisives latérales, celle des premières ou secondes prémolaires se sont rencontrées pendant deux ou trois générations. Nous pourrions en citer de nombreux exemples; des faits de déplacement de dents se produisent avec les mêmes caractères. Tantôt les faits d'hérédité sont directs, tantôt ils franchissent une génération, comme cet exemple d'un individu présentant deux incisives latérales au côté gauche au lieu d'une, disposition dont il avait hérité de son grand-père maternel (2). D'autres fois, l'anomalie numérique se reproduit sur les branches latérales d'une même famille : tel est le fait que nous avons observé d'une petite fille de quatorze ans à laquelle manquaient les deux incisives latérales supérieures; son père était de même, son grand-père maternel n'en avait qu'une seule au côté droit, et sa cousine germaine, âgée de quinze ans, ne les avait, ainsi qu'elle, ni l'une ni l'autre.

Les anomalies dans la direction sont de même transmissibles : la rétroversion des incisives a pu se produire héréditairement chez un individu et chez trois de ses enfants, le quatrième étant normal (3).

Le phénomène de la transmission héréditaire d'une anomalie du système dentaire est un fait de sélection sexuelle. Il dépasse rarement, toutefois, deux ou trois générations chez l'homme; mais on a pu cependant en perpétuer des exemples chez les animaux. La même chose se produirait-elle chez l'homme, si l'on pouvait lui appliquer la sélection artificielle? Nous ne saurions l'affirmer; mais nous pensons en tout cas que les anomalies ainsi maintenues pendant plusieurs géné-

(1) Voyez notre *Traité de la carie dentaire*, 1867, p. 40.
(2) Voyez Sedwick, *British and foreign med. chir. Review*, April 1863.
(3) M. Quellen, *Dental Cosmos*, vol. XII, p. 75, 1870.

rations sont destinées à disparaître fatalement, tantôt par suite d'une intervention sexuelle nouvelle, mais plus sûrement encore en vertu de la loi de retour au type normal. Il en serait de même pour les races d'animaux, chez lesquels la sélection artificielle permanente perpétue une anomalie dentaire, alors que, abandonnée à elle-même, la race reprendrait rapidement par réversion ses caractères primitifs.

§ IV. — DE LA TÉRATOGÉNIE DES ANOMALIES DENTAIRES.

Les anomalies dentaires sont soumises, au point de vue de leur nature et de leurs caractères, à diverses conditions générales et, au point de vue du mécanisme de leur production, à un certain nombre de faits histogéniques fondamentaux.

Toute anomalie représente un fait accidentel et imprévu, tantôt isolé, tantôt reproduit par la sélection et l'hérédité.

Nous avons déjà indiqué plus haut quel est le rôle de ces deux influences; nous n'avons que peu de choses à ajouter. On sait déjà, en effet, qu'on a observé maintes fois l'hérédité de certaines anomalies dentaires pendant deux et même trois générations; mais on a toujours constaté qu'au delà de ces limites toujours restreintes les individus présentaient un retour au type fixe fondamental. Un certain nombre d'anomalies d'autres systèmes organiques ont paru cependant en concordance avec les perturbations du système dentaire, et l'on se souvient à cet égard des faits de prétendues corrélations de croissance ou d'atrophie entre les deux systèmes pileux et dentaire. Nous aurons l'occasion de revenir aussi sur ce fait, qui a été d'ailleurs l'objet de notre part de recherches spéciales (1). Nous sommes arrivé, en définitive, à cette conclusion, que les rapports sont en corrélation tantôt directe, tantôt inverse, et qu'ils appartiennent, en outre, à des indi-

(1) Voyez *Les hommes velus* (*Gazette médicale de Paris*, 1873, 15 novembre).

vidus en puissance tératologique complexe et représentant un degré plus ou moins avancé de dégradation de race.

La sélection sexuelle, soit spontanée dans la production d'une anomalie héréditaire, mais rapidement effacée par la réversion, soit provoquée artificiellement comme dans les races domestiques, représente donc le mécanisme le plus souvent employé par la nature dans la formation d'une anomalie du système dentaire.

Nous en retrouvons la trace dans un certain nombre de faits relatifs à la domestication (1).

Mais toute anomalie de ce genre n'étant pas nécessairement héréditaire, il reste une part considérable aux circonstances purement individuelles et fortuites qui donnent lieu à un fait tératologique isolé.

Or dans ces circonstances encore le mode de production n'échappe pas à une explication le plus souvent satisfaisante.

S'agit-il, en effet, d'une anomalie de forme, on verra que si le fait est rare pour la dentition temporaire, il est au contraire fréquent pour la série des dents permanentes, et dès lors on reconnaît l'intervention de plusieurs causes : tantôt c'est une déviation primordiale des maxillaires, une déformation de la face, l'existence des rapports anormaux entre cette région et le crâne ; tantôt ce sont des perturbations, soit accidentelles, soit pathologiques des dents caduques, qui ont retenti plus ou moins profondément au sein du follicule futur sous-jacent, et entraînent ainsi chez lui une modification morphologique. C'est surtout chez l'homme que nous rencontrerons ce mécanisme. La même explication se présentera encore au sujet des anomalies de direction. Quant aux anomalies de siége, elles sont susceptibles de tomber sous l'application d'un certain nombre de lois communes à l'ensemble des

(1) Voyez Nathusius, *Die Racen des Schweines*, 1860, p. 53, 57. — Vorstudien, *Schweineschädel*, 1864, p. 103, 130, 133. — Darwin, *De la variation des animaux et des plantes*, 1868, trad. franç., t. II, p. 349.

mammifères, et qui sont le plus souvent représentées par certaines déviations des phénomènes embryogéniques normaux.

C'est ainsi que nous invoquerons dans les faits de déplacement simple d'une dent la théorie de la migration d'un follicule à la faveur du cordon épithélial spiroïde primitif.

Dans les faits d'hétérotopie d'emblée, deux autres mécanismes seront applicables : celui des perturbations de soudure des différentes fentes branchiales, entraînant l'*introrsion* de fragments du feuillet blastodermique externe, lesquels deviennent ensuite le point de départ d'une genèse accidentelle d'un follicule dentaire, et en second lieu la loi de Lebert sur l'*hétéroplastie* simple.

L'étude du mécanisme de production des anomalies numériques du système dentaire nous conduira à diverses considérations. En premier lieu, afin d'expliquer leur extrême fréquence relativement aux autres anomalies, nous ferons appel à la loi formulée par Is. Geoffroy Saint-Hilaire sur la variabilité tératologique spéciale aux organes multiples (1). Cette loi est pour nous de la plus haute importance ; elle nous apprend que les variations numériques des organes sont d'autant plus fréquentes et d'autant moins graves que les organes sont disposés en séries plus nombreuses et *vice versa*. Cette proposition est facilement démontrée par l'observation anatomique : ainsi, l'addition d'une vertèbre surnuméraire ou l'absence d'une d'elles constitue une variété très-commune chez un reptile ; elle n'exerce alors aucune influence sur l'organisation et n'offre aucune valeur en zootaxie. Au contraire, elle est très-rare chez les animaux qui ont un petit nombre de vertèbres, comme quelques batraciens, par exemple, chez lesquels on ne l'a point observée et où elle apporterait à l'organisation un trouble considérable. Il en est encore de même des anomalies numériques des

(1) *Anomalies de l'organisation*, 1832, t. I, p. 648. — Voyez aussi Darwin, *De la variation*, t. II, p. 363.

doigts, plus fréquentes chez les animaux qui en ont cinq que chez ceux qui n'en ont que quatre ou trois.

Cette loi s'applique parfaitement au système dentaire, dont la variabilité numérique extrême chez les poissons ne permet pas d'établir un type fixe même chez les divers individus d'une même espèce, tandis qu'en s'élevant peu à peu dans l'échelle le type numérique s'affirme de plus en plus. C'est ainsi que des variations, insignifiantes chez les vertébrés inférieurs, deviennent chez les animaux supérieurs et chez l'homme des faits tératologiques.

Après avoir rappelé cette loi générale dans son application à notre sujet spécial, nous devons tenter d'expliquer le mécanisme même de ces anomalies de nombre. Il existe à cet égard une théorie ancienne, encore défendue aujourd'hui par Hyrtl (1), et par laquelle une dent surnuméraire serait le résultat de la séparation complète d'un bourgeon ou tubercule d'une dent normale. Cette explication est inadmissible, par la raison qu'on voit souvent une ou plusieurs dents surnuméraires se développer à une distance plus ou moins grande de la série dentaire normale, et sans que son apparition implique nécessairement une réduction ou une modification de volume d'une des dents de cette série. C'est dans les faits primitifs de l'évolution du follicule dentaire que nous trouvons ce mécanisme de la manière la plus nette : on sait, en effet, depuis les recherches déjà citées de Kölliker, Waldeyer, Kollmann et celles que nous avons publiées nous-même en collaboration avec Ch. Legros, que c'est par un bourgeonnement épithélial émané de la couche de Malpighi que naît le follicule. Sur la crête profonde d'un organe particulier découvert par Kölliker, et désigné sous le nom de *lame épithéliale*, apparaît ainsi une série de bourgeons ou cordons en nombre égal à celui des dents futures. Ces bourgeons, pendant les diverses phases de leur évolution, prolifèrent, poussent dans diffé-

(1) *Handb. der topograph. Anatomie*, t. II, Aufl. Wien, 1860, s. 351.

rents sens des prolongements, sortes de tubes épithéliaux qui, au bout d'un certain temps, se résorbent et disparaissent (1). C'est aux dépens de ces bourgeonnements, qui sont de la même nature que les cordons épithéliaux des follicules normaux, que se développent, suivant l'explication très-ingénieuse de Kollmann (2), les follicules surnuméraires. De ce premier fait on peut conclure que la présence au sein des mâchoires de l'homme de ces masses épithéliales représentent l'état embryonnaire et transitoire des follicules, qui dans les classes inférieures des vertébrés amènent la production d'un nombre considérable de dents. Ce phénomène peut donc être considéré comme ayant le caractère de la réversion, au même titre que la présence des dents surnuméraires, nées de ces masses mêmes.

Telle est l'explication que nous fournirons des anomalies par augmentation numérique. Quant à l'anomalie inverse, elle repose sur l'atrophie pure et simple d'un ou de plusieurs des cordons primitifs, phénomène si fréquent dans l'économie animale qu'il n'est pas nécessaire d'y insister.

Ces anomalies ont, en outre, pour physionomie fréquente d'affecter la forme héréditaire aussi bien pour l'augmentation numérique que pour l'anomalie inverse ou diminution, laquelle est plus caractéristique encore à cet égard.

Enfin, avec l'augmentation du nombre des dents dans les espèces supérieures des mammifères, nous rappellerons un autre phénomène très-intéressant au point de vue de la philosophie anatomique : ce sont les conditions de forme qu'affectent dans ces cas les dents surnuméraires ; tantôt, en effet, elles prennent la forme plus ou moins modifiée, mais reconnaissable, des dents de la région où elles apparaissent, fait qui est conforme, ainsi que nous le verrons, aux lois d'*analogie de*

(1) Voyez à cet égard notre Mémoire avec Ch. Legros, *loc. cit.*, p. 469.
(2) *Zeitschrift f. wissensch. Zoologie.* XX Bd. p. 176.

formation de J. Vogel (1) ou aux principes de l'*appropriation génératrice* établis par Ch. Robin (2); tantôt, au contraire, elles apparaissent avec la forme conoïde, c'est-à-dire qu'elles font retour au type fondamental primitif.

Si nous voulons maintenant expliquer la production d'une anomalie dans l'époque de la sortie ou anomalies de l'*éruption*, il nous suffira d'invoquer la variabilité extrême que présentent à cet égard, dans la série animale, les différentes espèces depuis celles qui, ainsi que certains cétacés, perdent leurs dents caduques pendant la vie intra-utérine jusqu'à celles chez lesquelles la première dentition persiste longtemps après le premier âge. Les faits de chute précoce ou tardive des dents de lait deviendraient ainsi chez l'homme des phénomènes nouveaux de réversion.

Nous poursuivrons de la sorte cette recherche tératogénique pour les autres ordres d'anomalies : celles de *structure* qui sont dues à des perturbations fonctionnelles survenues au sein du follicule pendant la formation des tissus dentaires, perturbations dont les causes sont des troubles dans la santé des sujets. Ce mécanisme est particulièrement manifeste chez l'homme, où l'on reconnaît aisément que les modifications de constitution dentaire sont dominées chez l'enfant par des troubles apparus chez la mère pendant la gestation et chez l'adulte par les diverses affections intercurrentes de l'enfance.

Ce sont encore des perturbations profondes de l'évolution folliculaire qui, locales cette fois, peuvent entraîner l'apparition d'une anomalie de *nutrition*. On voit naître ainsi tantôt un *odontome* de l'une quelconque des variétés si bien étudiées par M. Broca, tantôt un *kyste* qui occupe ainsi exactement le sac folliculaire.

Enfin les anomalies de *disposition* qui sont assez complexes sont

(1) *Anatomie pathologique générale*. Trad. franç., p. 427.
(2) *Anatomie et physiologie cellulaire*. 1873, p. 427.

plus particulièrement dues à des perturbations qui portent alors sur la conformation de la face et en particulier sur la forme des mâchoires : ces anomalies sont donc conséquentes et non essentielles ou primitives.

Nous ne pouvons insister davantage sur ces différents points, qui seront développés à l'occasion de l'étude des diverses espèces d'anomalies en particulier.

§ V. — DES ANOMALIES DU SYSTÈME DENTAIRE CONSIDÉRÉES AU POINT DE VUE PATHOLOGIQUE ET CHIRURGICAL.

A la suite des considérations générales diverses auxquelles ont donné lieu, comme on vient de le voir, les anomalies de l'appareil dentaire, nous devons en mentionner encore un certain nombre qui présentent, soit directement en raison même de la présence d'une anomalie, soit indirectement par suite des lésions dont celle-ci devient la cause, des applications chirurgicales ; c'est le côté essentiellement pratique de la question.

Sans vouloir entrer à cet égard dans des détails qui trouveront naturellement leur place dans l'examen de chacune des divisions de ce vaste sujet, nous nous bornerons à quelques aperçus généraux.

Les anomalies de *forme*, de même que celles de *volume*, ne sont pas susceptibles d'applications importantes. Nous verrons toutefois qu'elles appellent dans certains cas l'intervention chirurgicale, qui est du ressort des opérations qui se pratiquent dans la chirurgie dentaire spéciale : telles sont par exemple les anomalies de forme de la racine des dents pouvant apporter des difficultés plus ou moins grandes ou un obstacle même absolu à l'extraction ; telles sont aussi les anomalies de forme ou de volume d'une couronne dentaire qui, par le trouble qu'elles produisent dans l'harmonie physique ou fonctionnelle de la bouche, peuvent nécessiter la suppression de l'organe.

Les anomalies de *nombre* sont dans le même cas, non point lorsqu'elles consistent dans la diminution numérique, non plus lorsqu'il s'agit de la présence de dents surnuméraires, placées régulièrement dans l'axe de la série, mais en particulier lorsqu'une de ces dernières occupe un point plus ou moins distant de l'arcade dentaire. L'intervention consiste encore dans ce cas dans la suppression pure et simple.

Les anomalies de *siége* ont une importance beaucoup plus grande; nous verrons en effet que si la transposition d'une dent n'est susceptible de produire dans l'arcade dentaire qu'un trouble léger et parfois inappréciable, il n'en est pas de même de l'hétérotopie, à une distance plus ou moins grande de l'arcade. On sait, en effet, que la présence d'un follicule dentaire, émigré dans une région voisine des mâchoires ou né par genèse directe, sur un point quelconque du corps, s'accompagne ordinairement de phénomènes secondaires. Les kystes hétérotopiques du follicule n'ont pas d'autre cause; les odontomes sont dans le même cas. Les kystes dits *par inclusion*, les cavités accidentelles et congénitales connues sous le nom de *kystes dermoïdes*, peuvent se rattacher au même ordre de phénomènes. Leur nombre est, comme on le verra, très-considérable, et nous avons déjà indiqué plus haut le mécanisme de leur production.

La classe d'anomalies qui suit l'hétérotopie dans notre classification, c'est-à-dire les déviations dans la *direction*, ont pour caractère particulier d'être le plus souvent curables par un ensemble de procédés qui consistent dans l'emploi, pour ces cas particuliers, des règles et des moyens propres à réduire les déviations organiques en général, soit congénitales, soit acquises. C'est l'orthopédie appliquée aux déviations dentaires. Elle comprendra par conséquent deux ordres de moyens : 1° les appareils variés et appropriés, suivant les cas, amenant la réduction lente et progressive; 2° les opérations chirurgicales produisant la réduction brusque et immédiate. Cette division de notre étude aura donc, comme on voit, une importance pratique considérable. Elle nécessitera par suite des développements étendus.

Les anomalies de l'*éruption* consistant dans le retard ou la précocité de l'éruption sont plus restreintes comme caractère pratique. Quelques règles leur seront toutefois applicables. L'absence congénitale ou le retard d'éruption de certaines dents, si les faits ne sont pas toutefois de nature héréditaire, pourront motiver l'emploi de divers moyens généraux propres à favoriser la reconstitution des systèmes organiques osseux et dentaires simultanément. Les ressources sont assez bornées, il est vrai; mais d'autres circonstances, comme par exemple l'éruption tardive d'une dent permanente au voisinage d'une dent temporaire, persistant au delà de son terme normal, nécessiteront une intervention destinée à lui restituer son siége primitif. Quant à la chute tardive d'une dent caduque, le phénomène étant intimement lié à l'absence congénitale ou au simple retard de la dent secondaire, l'expectation devra être rigoureusement la règle de conduite.

Les anomalies de *nutrition*, qui représentent dans notre nomenclature la classe si importante des *odontomes* et des *kystes*, rentrent absolument dans le domaine chirurgical proprement dit. Nous essayerons à leur propos d'établir les principes diagnostiques qui permettent de rattacher une lésion organique du follicule à telle ou telle variété, et à déterminer le pronostic et le mode de traitement qui lui est applicable. Nous nous élèverons à ce propos contre la pratique trop généralement appliquée, selon nous, encore aujourd'hui, et qui consiste à supprimer la production morbide par la résection du maxillaire. Nous nous sommes déjà, il y a peu de temps, efforcé de réagir à propos des kystes des mâchoires (1) contre cette tendance trop radicale, et, sans donner à ces considérations un caractère absolu, nous pensons que dans un grand nombre de cas il suffit de pratiquer l'ablation simple de la masse patho-

(1) Voyez *Archives générales de médecine*, 1873, t. XXI, 4e série, p. 465.

logique, de caractère toujours bénin et n'exposant jamais à la récidive. Cette méthode permet de ménager dans le maxillaire des portions osseuses ou périostiques, appelées ultérieurement à la réparation et provoquant, dans une certaine mesure, le rétablissement de la physionomie et des fonctions. Ce sont les anomalies de nutrition et aussi celles du siége qui ont été l'objet particulier d'un travail déjà cité et fort important du docteur Forget, auquel nous ferons d'ailleurs d'utiles emprunts.

Les anomalies de *structure* qui portent tantôt sur l'ensemble de l'organe, tantôt sur l'une de ses parties présenteront des applications d'un autre ordre. Apportant à la constitution des tissus, à leur consistance, à la distribution de leurs éléments, à leur composition chimique des modifications plus ou moins importantes, elles nous ramèneront à l'étude déjà traitée par nous dans un autre travail, des prédispositions anatomiques à diverses altérations et plus spécialement à la carie (1). La lésion si curieuse et si spéciale de l'*érosion*, les défectuosités de structure dépendant de l'hérédité, des diathèses congénitales ou acquises, les modifications de couleur et de densité constitueront le cadre de cette étude.

Vient enfin la dernière division de nos anomalies, les déviations dans la *disposition :* elles comprendront un grand nombre de variétés : les *réunions anomales* de deux ou d'un plus grand nombre de dents et les *divisions anomales*. Ces faits sont par leur nature même incurables, et c'est dans certaines tentatives d'extraction restées infructueuses ou achevées avec de grands délabrements qu'on a pu découvrir certains exemples de soudure de plusieurs dents entre elles. Des déviations plus importantes encore dans les diamètres des arcades dentaires, l'atrésie d'un maxillaire par exemple, ont depuis longtemps suggéré l'idée d'interventions mécaniques dans le but d'en opérer la réduction.

Nous étudierons la valeur de ces moyens et les caractères de leur

(1) *Traité de la carie dentaire*. Paris, 1872, p. 40.

action. Enfin, c'est dans cette dernière classe que se retrouvent encore les rapports plus ou moins vicieux des arcades dentaires dans leur rencontre réciproque, rapports complexes et réductibles le plus ordinairement, par un examen attentif, en un certain nombre de déviations simples devenues simultanées et connexes. L'intervention chirurgicale, si tant est qu'elle soit considérée comme possible, devra en conséquence varier ses moyens d'action en les dirigeant sur telle ou telle des anomalies primitives qui composeront l'état complexe. Dans cette voie encore, une amélioration notable ou une curation complète sera réalisable pour un assez grand nombre de cas.

CHAPITRE PREMIER

ANOMALIES DE FORME

L'étude des anomalies de forme des dents suppose nécessairement la notion exacte et précise de leur configuration normale dont il faut absolument tenir compte à titre d'élément de comparaison. Toutefois, on ne saurait regarder comme anormale toute dent dont la forme s'éloigne, dans une faible mesure, du type fondamental. On sait en effet combien, malgré la fixité des caractères morphologiques pour chaque espèce déterminée, les variations de la forme des dents sont grandes dans l'ordre physiologique. On sait aussi que ces caractères prennent, suivant les races, des physionomies parfois caractéristiques. Nous avons exposé ces faits dans nos généralités. Nous ne devrons donc ranger dans cette classe que les cas dans lesquels une dent, soit dans sa totalité, soit dans sa couronne ou dans sa racine, affecte une forme apportant une modification de l'organe telle qu'elle arrive à constituer une véritable monstruosité.

Suivant une division toute naturelle, nous décrirons successivement les anomalies de forme totales; les anomalies de forme de la couronne; les anomalies de forme de la racine (1).

(1) Nous n'avons décrit les anomalies de forme des dents que dans l'espèce humaine. Elles peuvent se présenter cependant chez tous les mammifères, mais elles n'ont chez les animaux

§ I. — ANOMALIES DE FORME TOTALES.

Ce genre d'anomalies est commun aux dents temporaires et aux dents définitives; il est toutefois beaucoup plus fréquent chez ces dernières.

Dans ce cas, la dent se présente sous l'aspect d'un corps difforme, dans lequel on n'arrive parfois que très-difficilement à soupçonner le type primitif auquel elle se rattachait: tels sont les exemples figurés pl. I, fig. 1, 2, 3 ; la couronne et la racine frappées simultanément des mêmes troubles d'évolution peuvent offrir certaines courbures, certaines déformations au milieu desquelles disparaît tout caractère distinctif. Les éléments constituants de l'organe restent toutefois reconnaissables, et leurs rapports réciproques ne varient point. Ces dents occupent en outre dans la série dentaire leur place habituelle. Le plus ordinairement l'anomalie est isolée, impaire; parfois elle est paire et symétrique soit aux dents homologues d'une même mâchoire, soit plus rarement aux quatre dents des deux mâchoires opposées. Cette homologie tératologique s'explique par cette circonstance que, les conditions physiologiques du développement étant les mêmes, les déviations de ces conditions obéissent nécessairement à la même loi de perturbation.

Si l'anomalie frappe la dentition temporaire, on ne peut en chercher la cause que dans des troubles survenus au sein des mâchoires pendant la vie intra-utérine ou dans le premier temps de la vie. Ces troubles sont ordinairement insaisissables dans leur mécanisme intime. Parfois cependant des traumatismes ayant porté sur les mâ-

qu'une très-faible importance, tandis qu'elles en acquièrent une considérable chez l'homme par les troubles qu'elles produisent dans l'harmonie de la bouche et les complications qu'elles apportent à certaines opérations. Nous rencontrerons d'ailleurs quelques déviations de forme à propos d'autres anomalies signalées chez les animaux domestiques.

choires peuvent entraîner la production d'une monstruosité dentaire au sein même du follicule formateur. Mais cette explication est surtout vraie pour les dents permanentes dont la période d'évolution est infiniment plus prolongée. Si l'on se rappelle, en effet, la situation réciproque des follicules de dentition permanente avec ceux des dents temporaires, il est facile d'admettre que les lésions diverses survenues dans ces dernières soit spontanément, soit par suite de leur extraction intempestive, difficile ou incomplète, doivent très-fréquemment retentir dans le follicule de la dent future qui est en rapport très-intime avec elles. Le mécanisme dans ce cas est assez nettement explicable, ainsi que nous avons pu le reconnaître plusieurs fois (1).

L'anomalie de forme qui frappe ainsi une dent dans une série, en

(1) Les deux observations suivantes établiront nettement ce point d'étiologie relatif aux perturbations que peut apporter dans l'évolution d'une dent permanente un traumatisme du follicule temporaire :

Observation. — Un petit garçon de quatre ans tombe sur l'angle d'une marche d'escalier la face en avant. La mâchoire supérieure reçoit le choc et la dent incisive latérale droite est complétement chassée hors de l'alvéole et projetée au loin sans fracture. Cet accident n'entraîne d'autres suites immédiates qu'une forte contusion de la lèvre et de la mâchoire avec ébranlement plus ou moins marqué des dents voisines.

A l'âge de six ans et antérieurement à la chute spontanée d'aucune des dents temporaires restantes, on voit à la place correspondant au lieu de l'accident paraître une dent dont l'éruption s'effectue assez rapidement. Cette dent n'offre nullement la forme d'une incisive; elle est irrégulière, d'un volume très-réduit, se rapprochant plutôt d'une canine ou mieux d'une dent surnuméraire; elle est de plus jaunâtre et couverte d'inégalités et de sillons. Vers sept ans et demi l'éruption de la série des dents temporaires s'effectue et se poursuit sans rien présenter d'anormal.

Observation. — Un petit garçon de cinq ans souffrant d'une carie de la grosse molaire temporaire inférieure gauche est conduit chez un rebouteur de campagne qui lui fait l'extraction de trois dents, la grosse molaire cariée, la première molaire voisine et la canine. Ces deux dernières ne présentant aucune altération, ces extractions ont pour but, paraît-il, de hâter la sortie des dents définitives. Ces opérations sont faites avec la plus grande brutalité, et l'enfant reste souffrant de la mâchoire pendant plusieurs semaines avec phlegmon de la joue et abcès multiples de la gencive.

A l'âge de onze ans, nous observons cet enfant qui offre un état complétement anormal des dents du côté correspondant aux opérations antérieures; les petites molaires sont contrefaites, irrégulières, mamelonnées et marquées de plaques jaunes et blanches opaques; la deuxième petite molaire est en outre inclinée considérablement en dedans de la bouche, et la canine a pris la même direction. Cette dernière est d'un tiers plus petite que la canine opposée et très-irrégulière. Le reste du système dentaire est d'ailleurs normal.

nombre d'ailleurs normal, se retrouve en outre dans une certaine quantité de déviations de nombre, de sorte qu'une dent surnuméraire peut en outre avoir un aspect plus ou moins difforme, l'anomalie morphologique compliquant ainsi l'anomalie numérique. Nous étudierons plus loin ces faits particuliers.

Quoi qu'il en soit, les dents ainsi difformes n'éprouvent pas nécessairement d'anomalies dans le siége ou l'époque de leur éruption ; elles peuvent apparaître dans la situation ordinaire, et elles n'amènent dès lors qu'une perturbation assez bornée dans la régularité et l'harmonie du système dentaire. Il est cependant une autre anomalie à laquelle celle-ci est souvent liée, c'est l'anomalie de volume ; mais alors cette dernière est ordinairement primitive et fondamentale, l'altération dans la forme étant la conséquence de l'autre.

Cette anomalie est dans tous les cas absolument incurable ; elle ne présente donc aucun intérêt ni aucune application pratiques. On doit donc s'abstenir de toute intervention, sauf toutefois dans le cas où une trop grande difformité pourrait conduire à la suppression de l'organe avec l'espoir que, chez un sujet jeune, le rapprochement ultérieur des dents voisines serait susceptible de combler le vide produit. Il en résulterait à l'égard du nombre et de la disposition une légère modification préférable quelquefois à l'anomalie primitive.

§ II. — ANOMALIES DE FORME DE LA COURONNE.

L'anomalie de forme de la couronne peut affecter indifféremment toutes les dents, et, sauf le cas de traumatisme, c'est à la mâchoire supérieure qu'elle se présente le plus souvent.

Si c'est une incisive, la couronne présente ordinairement la forme conoïde, ce qui constitue immédiatement un phénomène de réversion au type fondamental. Le fait s'observe pour les incisives centrales (pl. I, fig. 8, *a*), et il est généralement isolé, impair, la dent homologue restant normale. Il est bien plus fréquent aux incisives latérales, et dans ce cas il est moins souvent isolé, mais pair et symétrique : nous en avons observé beaucoup d'exemples. D'autres fois, cette incisive latérale au lieu d'affecter la forme conoïde présente une difformité consistant dans la production de saillies secondaires, qui parfois occupent la face postérieure de la couronne (pl. I, fig. 9, *a*), et dans d'autres cas donnent à celle-ci un aspect et une disposition plus ou moins bizarres en forme de cornet irrégulier (pl. I, fig. 10, *a*). Si cette anomalie s'accompagne d'une augmentation de volume, comme dans ce dernier exemple, elle peut donner lieu, pour la même dent, à une autre anomalie de direction ou même de siége, en raison de l'impossibilité qui résulte pour l'arcade dentaire de donner place à cette monstruosité complexe.

Il résulte encore de cette anomalie de forme de la couronne des modifications plus ou moins grandes dans la structure intime de l'organe, de sorte que les dents sont susceptibles de contracter dans la région ainsi déformée des lésions ultérieures, la carie par exemple. C'est ainsi que se présentent dans l'âge adulte des caries occupant la face postérieure des incisives sur un point constant, qui est une petite dépression située à l'angle de réunion d'une ou de plusieurs saillies secondaires, avec la surface concave de la couronne.

Les petites molaires ou prémolaires subissent aussi assez fréquemment une anomalie morphologique analogue : tantôt l'altération se produit spontanément; d'autres fois on lui reconnaît une relation incontestable avec des désordres antérieurs ayant porté sur l'une des deux molaires temporaires dont le siége répond exactement, comme on sait, au lieu d'évolution de leur follicule. Des tentatives d'extraction ou des extractions opérées intempestivement amènent parfois un semblable résultat : la carie si fréquente de ces molaires temporaires en est également une cause fréquente. Ces caries, en effet, abandonnées le plus souvent à elles-mêmes, sans thérapeutique aucune, se compliquent ordinairement à leur période ultime de phénomènes inflammatoires, de phlegmon ou d'abcès de l'alvéole et du bord des gencives. Ces phénomènes peuvent alors retentir au sein du follicule sous-jacent et les perturbations dont il est le siége amènent la production d'une dent irrégulière ou monstrueuse. Les figures 12 et 13 de la planche I sont relatives à des faits de ce genre qu'il convient de distinguer de ceux que nous avons cités plus haut en ce qu'ils sont relatifs à des traumatismes et non à des phénomènes pathologiques (1).

Dans les cas où une anomalie de cet ordre se produit spontanément ou sans cause saisissable, la difformité est notablement moins considé-

(1) *Observation.*— Le jeune B., âgé de neuf ans, nous est conduit en octobre 1867; il présente une carie profonde de la première molaire temporaire inférieure droite. Il est affecté en même temps d'une fluxion volumineuse qui apparaît au niveau de cette dent pour la troisième fois depuis six mois. La gencive est volumineuse, rouge et gonflée, et l'on constate au côté externe du bord alvéolaire la présence d'un abcès à paroi amincie et fluctuant. Les dents voisines sont saines. Nous proposons l'extraction de cette molaire, ce qui est accepté et pratiqué séance tenante. Les accidents se dissipent au bout de quelques jours.

Trois ans plus tard, pendant l'année 1870, nous revoyons le jeune B., dont la dentition permanente est déjà fort avancée, mais nous remarquons que la première bicuspide présente une forme tout à fait anormale; sa couronne est irrégulière; sa surface triturante est anfractueuse et sillonnée. Quelques lacunes et des taches jaunâtres indiquent en outre que la structure des tissus de l'ivoire et de l'émail a subi des modifications profondes, l'émail manque manifestement dans plusieurs points (pl. I, fig. 12). Le reste de la dentition était normal, sauf la canine qui commence son éruption. Il n'y a nul doute que l'altération de forme de la petite molaire en question soit le résultat des troubles antérieurs occasionnés par les accidents de la molaire temporaire correspondante.

Observation. — Au mois de mai 1868 nous observons le jeune D., âgé de quatorze ans. Sa dentition est complète et normale comme nombre et comme disposition, mais nous sommes frappé de la forme singulière qu'affectent les deux prémolaires supérieures gauches ; la première présente en effet une sorte d'aplatissement dans le sens transversal ; la seconde paraît avoir été comprimée dans le sens antéro-postérieur. En même temps la couronne de cette dernière est fort irrégulière, mamelonnée, de telle sorte que le centre de la face triturante qui présente ordinairement une dépression limitée par les deux tubercules offre sur ce point une sorte de plateau entouré d'un sillon assez profond et noirâtre (pl. I, fig. 13). En questionnant alors les parents de l'enfant, nous apprenons que cinq ans avant environ il est survenu, à la suite de caries des dents de lait de ce côté, des désordres sérieux dans la mâchoire, abcès de la gencive, qui, après s'être reproduits quatre fois à divers intervalles, durent nécessiter l'extraction des deux dents malades. Le reste de la dentition étant normal, nous n'hésitons pas à attribuer cette double anomalie de forme aux circonstances qui nous sont rapportées et qui coïncidaient manifestement avec l'époque folliculaire des deux prémolaires difformes.

rable et consiste par exemple dans la production d'un tubercule supplémentaire, ce qui donne trois cuspides à une dent normalement bicuspidée et tend à rapprocher celle-ci des molaires proprement dites (pl. I, fig. 11). D'autres fois, c'est une certaine déformation par aplatissement dans un sens ou dans l'autre. Ce dernier phénomène est vraisemblablement dû à un certain degré de compression exercé pendant la période folliculaire par les organes voisins en raison sans doute d'une insuffisance relative de développement en longueur des arcades alvéolaires.

Les dents molaires peuvent être, non moins fréquemment que les prémolaires, affectées d'anomalies de forme, et les variétés qu'elles présentent alors dans l'ordre tératologique sont infinies. Elles sont encore assez souvent liées à d'autres anomalies, celles, par exemple, de volume, et nous les retrouverons plus loin à propos de ces dernières : tantôt les tubercules peuvent être plus profondément découpés, saillants, en cônes aigus, comme les divisions des molaires des carnivores; d'autres fois ces cônes sont surbaissés et se rapprochent ainsi de la physionomie des molaires des herbivores; tantôt les sillons intertuberculaires sont anfractueux, excavés, transformés en dépressions profondes ou en gouttières. Ces diverses dispositions ne sont pas sans importance au point de vue pratique. En effet, si ces tubercules, malgré les altérations dans leur forme, conservent une surface lisse et régulière, la dent n'en éprouvera aucun dommage ultérieur; mais s'il existe des sillons ou des anfractuosités plus ou moins marqués, ils constitueront une prédisposition parfois grave aux altérations ultérieures et, par exemple, à la carie, qui trouve dans ces dépressions mêmes des lieux d'élection. Nous devons ajouter en outre que ces irrégularités de la couronne s'accompagnent parfois encore d'anomalies de constitution anatomique, ce qui s'ajoute à ces prédispositions morbides (1).

(1) On sera peut-être surpris de ne point voir décrite ici une certaine disposition vicieuse dans la forme des dents, connue sous le nom d'*érosion*. Elle est caractérisée, comme on sait, par la

En outre de ces anomalies variées dans la forme et les dispositions des tubercules des molaires, nous signalerons encore quelques aberrations de forme consistant dans des aplatissements, soit dans le sens transversal, comme dans l'exemple représenté planche I, figure 14, soit dans le sens antéro-postérieur, comme cela se présente assez fréquemment pour les dents de sagesse inférieures. Le follicule de celles-ci pouvant en effet, par suite de l'insuffisance de la place qui lui est réservée, éprouver une compression plus ou moins prononcée; il en résulte qu'à l'époque de l'éruption on voit apparaître au dehors une dent atrophiée et difforme, frappée de défectuosités qui la prédisposent encore à la carie, et l'on sait en effet combien cette maladie attaque fréquemment cette dernière.

§ III. — ANOMALIES DE FORME DES RACINES

De même que la couronne, les racines des dents peuvent présenter isolément des variations tératologiques très-nombreuses dans la forme. Ainsi les incisives et les canines ont parfois leur racine recourbée soit en avant, soit plus fréquemment en arrière (pl. I, fig. 2). D'autres fois la courbure, au lieu d'être en arc de cercle ou à angle mousse, est brusque et à angle obtus ou droit (pl. I, fig. 4 et 15). Dans d'autres circonstances, la courbure au lieu d'être en S, prend la forme de Z (fig. 5).

En outre de ces diverses courbures, un racine d'incisive ou de canine peut, au lieu d'être simple et unique, devenir double, c'est-à-dire qu'il se produit à côté de la racine principale et ordinairement au voisinage du collet, une racine supplémentaire. Cette disposition a été ap-

présence de sillons transversaux plus ou moins profonds qu'on constate sur la couronne de certaines dents, et plus particulièrement sur les incisives et les premières molaires. Cette altération rentre en effet bien moins dans les déviations de forme que dans les anomalies de *structure;* aussi en parlerons-nous à propos de ces dernières.

pelée *bifidité* de la racine. Nous en citons deux exemples d'après Wedl (pl. I, fig. 23 et 24). Ces faits sont rares d'ailleurs. Tomes, dans sa longue pratique, dit n'avoir rencontré qu'un seul exemple d'incisive à racine bifide (1).

Cette anomalie paraît avoir une plus grande fréquence et aussi une importance plus marquée en ce qui concerne la canine. On a même cru pouvoir lui attribuer, lorsqu'elle se produit à la canine inférieure, un caractère propre aux races antérieures ou préhistoriques. C'est ainsi que M. Hamy l'aurait rencontrée douze fois sur cent dans la race dite de *cro-magnon* (2). Cette proportion parait être notablement supérieure à celle qu'on constate dans les crânes contemporains; car nos recherches personnelles ne nous ont fourni qu'un rapport de 1 pour 100 (3). M. Broca serait toutefois disposé à partager l'opinion de M. Hamy, bien qu'il n'ait rencontré ce caractère que sur un seul crâne préhistorique, celui du dolmen d'Epehy, qui figure au laboratoire d'anthropologie des hautes études (4).

De son côté M. Martegazza est arrivé à un résultat un peu différent de celui de M. Hamy. Comparant les crânes étrusques aux toscans modernes, il serait arrivé à trouver chez les premiers 10, 3 pour 100 de bifidité de la canine inférieure et 7 pour 100 chez les seconds (5). Il est bon par conséquent de remarquer que ces derniers calculs, par le peu d'écart que présentent ces chiffres, ne sont pas absolument confirmatifs de l'interprétation émise par M. Hamy ; aussi croyons-nous devoir nous rattacher à l'opinion du savant anthropologiste italien, qui réclame sur ce point de nouvelles et plus complètes recherches portant sur un nombre plus considérable de faits, avant de formuler une conclusion définitive.

A l'égard des molaires, les anomalies de forme des racines amènent

(1) *Chirurgie dentaire*, traduction française, 1873, p. 194.

(2) *Bulletin de la Société d'anthropologie* de Paris, 1874, p. 34.

(3) *Bulletin de la Société d'anthropologie* de Paris, 1874, p. 127.

(4) *Eod. loco*, p. 128.

(5) *Archivio per l'antropologia et l'etnologia*, 1875. Firenze, vol. V, fasc. 1.

la production de certaines dispositions particulières : ainsi des petites molaires peuvent présenter diverses courbures analogues à celles que nous avons signalées chez les incisives et les canines. D'autres fois, la division radiculaire qui est, comme on sait, rudimentaire dans les prémolaires, s'accuse plus nettement, et on trouve ainsi deux racines tout à fait distinctes dans toute leur longueur (pl. I, fig. 17, 22). Dans certaines circonstances rares, on trouve des prémolaires qui, au lieu de deux racines, en présentent trois (pl. I, fig. 25, et pl. II, fig. 3). On serait tenté de voir là une tendance de la prémolaire à passer au type molaire proprement dit. Toutefois, la présence de trois racines n'entraînant pas toujours la production d'un tubercule supplémentaire de la couronne, on ne peut s'arrêter à cette interprétation ; le fait serait donc purement tératologique, bien qu'on puisse toutefois lui reconnaître encore un caractère réversif, en ce sens qu'il se rapproche de la disposition des singes anthropomorphes, dont les bicuspides ont trois racines à la mâchoire supérieure et deux aux inférieures comme conditions normales.

Ce sont les molaires qui présentent à leur maximum de fréquence et d'importance anatomique les anomalies de forme de racines. Toutes les courbures, toutes les inflexions peuvent s'y rencontrer, et, quant au nombre, il ne dépasse que très-rarement le nombre de *quatre*. Nous n'en connaissons pas personnellement d'exemples, mais ce qui s'observe parfois, c'est la production d'une quatrième racine à une molaire supérieure qui n'en présente normalement que trois, circonstance qui est due à la bifurcation de la racine interne qui offre d'ailleurs rudimentairement cette division.

Les déviations de forme des racines des molaires amènent la production soit d'un crochet simple par exagération de la courbure normale (pl. I, fig. 16, 18), soit d'une double courbure en S (pl. I, fig. 17). Les déviations les plus importantes sont celles qui résultent soit de la convergence des racines, soit de leur divergence. S'il y a convergence de la part de deux racines de molaires soit supérieures, soit plus fréquemment des inférieures, il en résulte immédiatement qu'une portion osseuse de l'alvéole est comprise dans les concavités opposées des deux racines. C'est à cette disposition que se rapporte la forme des dents dites *barrées*. Tels sont ces exemples (pl. I, fig. 20, et pl. II, fig. 4). S'il y a divergence des racines, il s'ensuit que l'écartement de celles-ci donne à la dent dans sa partie intra-alvéolaire un diamètre plus considérable que celui qu'elle présente dans sa couronne ou à son collet. Cette augmentation de diamètre peut atteindre le quart ou le tiers en plus de la dimension du collet (pl. I, fig. 21, et pl. II, fig. 2 et 5.)

Toutes ces dispositions vicieuses des racines, courbures variées, convergences ou divergences plus ou moins marquées, n'ont peut-être pas un grand intérêt en tératologie et ne représentent en définitive que des exagérations des directions qui se présentent dans l'ordre physiologique; mais elles ont une grande importance chirurgicale en raison des troubles, des difficultés et parfois même de l'obstacle insurmontable qu'elles apportent à la pratique de l'avulsion. Aux époques antérieures où cette opération était si fréquemment pratiquée, ces anomalies ont été maintes fois signalées. Les progrès de la thérapeutique moderne ayant rendu relativement plus rare cette opération, ces déviations ont été moins souvent observées.

Les difficultés que ces dispositions apportent à l'avulsion sont de deux ordres : elles donnent en premier lieu à une dent une solidité extrême, parfois même invincible par les moyens ordinaires d'extraction. En outre, en supposant que le premier temps de l'opération, c'est-à-dire la *luxation*, d'une dent puisse être réalisée, l'avulsion complète peut rencontrer un autre obstacle, celui qui résulte soit de la présence entre deux racines convergentes d'une travée ou *barre* osseuse, soit de cette différence parfois très-grande entre les diamètres. Dans ces circonstances, tantôt la travée osseuse est emportée avec la dent avec complication de désordres plus ou moins graves dans le maxillaire et dans les régions voisines; tantôt une ou plusieurs racines se brisent et restent incluses. S'il y a divergence, la fracture de l'alvéole est moins fréquente, mais la rétention d'une racine l'est davantage.

Ainsi qu'on le voit, c'est au point de vue chirurgical qu'il convient particulièrement de tenir compte de ces anomalies dans la forme des racines des dents. Nous n'insisterons pas d'ailleurs sur ces applications qui sont du domaine de la médecine opératoire spéciale (1).

Les anomalies diverses dans la forme des dents soit de la couronne, soit de la racine sont susceptibles de se rencontrer chez les animaux domestiques où elles ont été plusieurs fois observées. Les galeries d'anthropologie de Berlin (n° 8,709) renferment le crâne d'un singe lémurien dont les deux incisives latérales supérieures sont contournées sur elles-mêmes en forme de cercle. Nous répéterons toutefois que ces anomalies n'ont, au point de vue pratique, aucun des caractères que nous venons de leur reconnaître dans l'espèce humaine; aussi ne croyons-nous pas devoir nous y arrêter davantage.

(1) Les galeries d'anthropologie du musée de l'Université de Berlin renferment un grand nombre d'exemples de ces anomalies des racines : ce sont des molaires plus ou moins tordues (n° 1209) ; des prémolaires à trois racines (n° 1281) ; des molaires à racines convergentes (dents barrées) (n° 1253) ; d'autres à sommets divergents atteignant jusqu'à 18 ou 20 millimètres d'écartement (n° 110) ; enfin cinq dernières molaires ou dents de sagesse à racines réunies en faisceau présentant une courbure en forme de crochet très-accentué en arrière (n° 1296).

CHAPITRE II

ANOMALIES DE VOLUME

Les variations du volume des dents dans l'ordre physiologique sont infinies. Elles sont sous la dépendance soit de la taille générale avec laquelle les dimensions des dents sont dans un rapport à peu près constant, soit des relations d'hérédité, soit enfin des conditions ethnologiques. Mais, dans ces diverses circonstances, la réduction ou l'augmentation de volume porte sur toutes les dents d'un même sujet indistinctement. Nous n'avons pas à entrer ici dans des considérations relatives aux différences de volume dans l'état normal, cette étude est du ressort de l'anatomie descriptive (1). Dans son remarquable *Traité de chirurgie dentaire*, Tomes (2) a figuré deux séries de dents humaines normales qui représentent, au point de vue du volume, les limites extrêmes qu'elles peuvent présenter.

A l'égard de l'hérédité, le volume des dents obéit aux mêmes lois que toutes les conditions diverses du système dentaire, et dès lors que nous établissons dans ce travail la transmission des anomalies den-

(1) Voyez Sappey, *Anatomie descriptive*. 1873, vol. IV, p. 89 et suiv. — Voyez aussi Godet, *Thèse* de Paris, 1856, p. 21, et Maurel, *Thèse* de Paris, 1873, n° 250, p. 6.

(2) *Loc. cit.*, traduction française, 1873, fig. 184.

taires, *a fortiori* devra-t-on admettre la transmissibilité des conditions normales.

Pour ce qui concerne les races, la question présente un intérêt beaucoup plus grand. D'une manière générale, le volume des pièces du système dentaire est en raison proportionnelle du degré plus ou moins prononcé du prognathisme. Cette loi a été pleinement confirmée par les recherches si intéressantes et si complètes de Topinard (1). Dans ce cas encore, les circonstances relatives au volume des dents portent sur les diverses espèces de dents d'une manière à peu près uniforme. On pourra s'en convaincre aisément en étudiant comparativement, à ce point de vue, une série de crânes appartenant aux diverses races, soit parmi celles qui subsistent aujourd'hui, soit en y comprenant les races paléontologiques. Ainsi les races inférieures sont remarquables par le volume énorme de leurs incisives et de leurs canines, de telle sorte que ces dernières ont pu être assimilées à des défenses analogues à celles des singes anthropomorphes. La même remarque a été faite pour les races préhistoriques auxquelles dans l'état actuel des sciences anthropologiques on attribue une infériorité très-marquée. Darwin et Hœckel ont signalé ces faits auxquels ils ajoutent cette particularité sur laquelle nous aurons à revenir, à savoir, qu'il se produit assez fréquemment sur ces crânes à canines développées un *diastema* véritable qui les rapproche encore davantage de la physionomie simienne. Une canine fossile figurée par Schmerling (2) est dans le même cas. A ces caractères peuvent s'ajouter, ainsi que nous l'avons dit plus haut, certains faits de bifidité des racines, des incisives ou des canines. De tels exemples sont nombreux aujourd'hui, et ils sont invoqués en faveur de la doctrine transformiste et de la théorie de la réversion.

(1) Voyez : Des différentes espèces de prognathisme, *Revue d'anthropologie*, de P. Broca, 1873, p. 19, et 1874, p. 28, et *Bulletin de la Société d'anthropologie*, 1873, p. 19, et 1874, p. 328.

(2) Ossements fossiles de la province de Liége, 1836, pl. I. — Voyez aussi le crâne bestial de Bougon appartenant à un dolmen de la pierre polie (galeries anthropologiques du Muséum).

Nous devons dire toutefois que c'est surtout à l'égard des molaires que ces considérations relatives au volume ont une grande importance ethnologique : ainsi ces dents ont un volume très-considérable chez les races inférieures, tandis qu'elles tendent à devenir rudimentaires dans les races humaines les plus civilisées (1). En outre, les molaires qui ont dans les races élevées un volume décroissant de la première à la troisième ont, au contraire, un volume croissant chez les races inférieures, ce qui les rapproche encore des caractères simiens. Ce fait en particulier est établi par de nombreuses observations (2). La série ascendante ou descendante des molaires deviendrait donc un caractère de race, et la première constituerait en même temps, lorsqu'elle se produit accidentellement, un fait de réversion.

Quoi qu'il en soit de ces considérations diverses sur le volume des dents dans ses rapports avec l'hérédité et la race, nous ne devons ici comprendre sous le nom d'anomalies de volume que les faits d'augmentation ou de diminution survenant d'une manière purement accidentelle et susceptibles de constituer une véritable monstruosité.

Ainsi envisagée, l'anomalie de volume peut être simple, c'est-à-dire ne portant que sur une dent isolément; le plus souvent elle est double, en affectant au même degré deux dents homologues; plus rarement elle affecte une région déterminée, la série des incisives, par exemple.

Dans tous les cas, cette anomalie consiste dans une augmentation ou une diminution du volume des dents sans altération dans la forme de l'organe. C'est en quelque sorte une hypertrophie ou une atrophie simple, avec cette particularité toutefois que, si le principe est vrai pour les incisives et les canines, il n'est pas tout à fait exact pour les molaires chez lesquelles on constate, dans le cas d'accroissement de volume, une augmentation dans le nombre des tubercules de la cou-

(1) Darwin, *Descendance de l'homme*, 1872, édition française, t. I, p. 26.
(2) Owen, *Anatomy of vertebrates*, vol. III, p. 320.

ronne. Dans le cas cependant de diminution de volume des molaires, le nombre des tubercules, non plus que celui des racines, n'est modifié; il y a simplement contraction des parties, de manière que la couronne présente des cuspides moins accusées, tandis que les racines sont réunies en un tronc conique et semblent fusionnées en un seul faisceau.

Les causes des anomalies de volume de l'ordre tératologique appartiennent aux conditions générales de l'évolution qui dominent la production de toutes les autres anomalies. L'augmentation accidentelle de volume de la face, le prognathisme alvéolaire peuvent entraîner, comme nous l'avons dit, une augmentation de volume de la totalité des dents; toutefois cette explication est loin d'être absolue, car il arrive parfois qu'au sein des maxillaires, relativement peu développés, apparaissent des dents volumineuses. C'est même à cette circonstance, ainsi que nous le verrons plus loin, que sont dues un certain nombre d'anomalies de direction.

D'autre part, une réduction relative dans le volume des dents coïncide parfois avec la petitesse des maxillaires, de sorte qu'elles ne trouvent pas ainsi l'emplacement suffisant à leur évolution normale. Cette remarque est surtout vraie pour les dents de sagesse dont la place est souvent si restreinte et le volume si réduit.

Quoi qu'il en soit, en dehors de ces données générales, le nombre des anomalies de volume des dents est considérable, et il faut remarquer tout d'abord qu'elles affectent plus particulièrement la dentition permanente et non la temporaire, en raison, sans doute, de la liberté d'évolution qui caractérise les premières. Celles-ci apparaissent en effet dans des mâchoires dépourvues de tout obstacle matériel, tandis que les secondes rencontrent, soit dans la persistance des dents temporaires, soit dans une insuffisance du développement de la face des causes d'atrophie.

Les dents qui présentent les anomalies de volume sont par ordre de fréquence : les molaires, puis les incisives; enfin les bicuspides et les canines. Nous diviserons naturellement ces déviations en deux groupes: 1° l'anomalie par diminution de volume ou *nanisme ;* 2° l'anomalie par augmentation de volume ou *géantisme.*

§ I. — ANOMALIES PAR DIMINUTION OU NANISME

La diminution de volume des dents peut être générale ou partielle. Si elle affecte la totalité du système dentaire, on peut lui attribuer comme causes des conditions inhérentes à la constitution générale ou aux diathèses héréditaires. On sait qu'Hutchinson (1) a invoqué dans ce cas la syphilis héréditaire, qui produirait en outre sur les dents des lésions spéciales. Nous aurons à revenir plus tard, à propos des anomalies de structure, sur les assertions de cet observateur, et nous discuterons à leur propos cette opinion. Ce qui nous paraît vrai, c'est que les influences qui apportent chez l'enfant des troubles généraux de la nutrition peuvent avoir pour conséquence d'entraîner une réduction de volume des dents. Bourneville a signalé le même fait chez les idiots (2).

Dans tous les cas, les dents ne présentent dans ces circonstances qu'une diminution pure et simple de leur volume général, laquelle s'accompagne toujours d'une modification plus ou moins profonde dans la structure et la composition anatomiques des organes.

Si la réduction de volume est isolée à certaines dents en particulier, elle peut porter tantôt sur la totalité, tantôt sur une seule des parties, la couronne ou la racine. Les réductions totales sont fréquentes: ainsi on remarque souvent que les incisives latérales supérieures ont un volume très-faible, soit que les centrales aient acquis un volume considérable, soit qu'elles restent normales. Parfois même à cette diminution de volume s'ajoute une altération de forme qui lui donne l'aspect conoïde des

(1) *A clinical memoir or certain diseases of the eye and ear consequent oh hereditary syphilis.* London, 1863.

(2) *Journal des connaissances médicales*, 1862 et 1863.

dents surnuméraires. On sait également que ces dernières ont encore un volume très-réduit; mais nous n'avons pas à nous arrêter sur ces caractères, le *volume* d'une dent surnuméraire étant un fait secondaire dans cette espèce d'anomalie.

Après les incisives latérales supérieures qui sont peut-être de toutes les dents, celles qui présentent le plus souvent la diminution de volume, nous mentionnerons les molaires, non pas la première, dont les dimensions ne subissent que très-rarement des modifications, mais la seconde et la troisième. Cette dernière surtout, dans certains cas, reste absolument rudimentaire et atrophique. Alors les tubercules perdent de leur netteté et quelquefois se fusionnent, tandis que les racines réunies sont confondues en un faisceau conique et court.

Quant aux canines et aux bicuspides, elles ne nous ont jamais présenté de diminution de volume notable. Dans tous les cas, il est bon de noter que cette anomalie paraît frapper, en ce qui concerne les incisives, exclusivement la mâchoire supérieure tandis que les molaires la présentent à peu près également aux deux mâchoires.

Lorsque la diminution de volume d'une dent n'affecte qu'une portion de sa masse, on remarquera tout d'abord que c'est constamment la racine qui en est affectée. En effet, on peut rencontrer des dents à couronne petite, atrophiée, mais alors on trouvera toujours au-dessous d'elle une racine courte et réduite, tandis qu'il peut paraître une dent à couronne normale et dont la racine est très-petite, on verra (pl. II, fig. 8) des exemples de cette difformité, qui se montre également marquée pour certaines molaires et en particulier à la dent de sagesse.

§ II. — ANOMALIES PAR AUGMENTATION DE VOLUME OU GÉANTISME.

L'augmentation de volume d'une dent peut, de même que l'anomalie inverse, affecter soit la totalité de l'organe, soit l'une seulement de ses parties, couronne ou racine.

L'augmentation totale est de beaucoup la plus fréquente; toutes les espèces de dents peuvent la présenter, mais ce sont surtout les incisives et les molaires qui en sont atteintes. S'il s'agit des incisives, ce sont presque exclusivement les centrales qui peuvent atteindre un volume double ou triple de la dimension moyenne normale. Les auteurs en ont signalé divers exemples. Le musée de la Société odontologique de Londres renferme quatre exemples d'incisives centrales supérieures énormes, le reste de l'arcade dentaire étant normal. Parmi les exemples que nous représentons (l.p II, fig.17, 18, 19), l'un d'eux est emprunté aux pièces de ce musée. Ce sont là de véritables monstruosités consistant dans une sorte d'hypertrophie générale de l'organe sans modification aucune dans la forme.

Cette anomalie paraît affecter exclusivement les incisives supérieures; on n'en connaît pas d'exemples aux inférieures.

Les canines peuvent accidentellement acquérir un volume considérable, la dent prenant dans ce cas l'apparence d'une véritable défense analogue à la canine des singes anthropomorphes.

Les petites molaires ne nous ont offert que rarement le fait d'augmentation isolée de volume, mais les molaires la présentent encore plus fréquemment que les incisives centrales : tels sont les cas représentés planche II, figure 6, 10, 13, 14, 15, 16. Dans ces circonstances, l'augmentation de volume s'effectue par l'addition d'un ou de plusieurs tubercules à la couronne et, sans doute, en vertu de la loi anatomique formulée plus haut, d'un nombre correspondant de racines. Il est vrai de dire que, dans beaucoup de cas, cette relation n'a pas été indiquée, les exemples de volume considérable des molaires ayant été pris sur le vivant par le procédé du moulage, ce qui ne permit pas de vérifier le nombre des racines; mais il existe un certain nombre de pièces anatomiques dans lesquelles cette double disposition a été reconnue : tels sont les faits de molaires à cinq ou six racines et un nombre égal de tubercules qu'on peut voir au musée de l'Université de Berlin (1). Dans quelques circonstances, l'accroissement de volume prend une autre physionomie : le volume des molaires offre une gradation ascendante de la première à la troisième, disposition inverse de l'état normal chez les races élevées, et qui constitue un fait réversif vers l'organisation dentaire des races inférieures et vers celles des singes, chez lesquels cet ordre ascendant est la règle. Tel est l'exemple de la planche II, figure 11.

Sans nous arrêter davantage aux exemples d'anomalies totales dans le volume des dents, nous devons mentionner les faits d'augmentation, soit de la couronne, soit des racines isolément.

Lorsque la couronne est seule atteinte, il y a multiplication du nombre des tubercules; ainsi la figure 13 de la planche II représente un maxillaire supérieur dont les premières molaires offrent cinq tubercules, disposition qui ne s'observe normalement, comme on sait, qu'aux molaires correspondantes inférieures chez lesquelles la cinquième cuspide est d'ailleurs postérieure et non interne (2).

Suivant M. Pruner-bey (3), la forme pentacuspidée des molaires inférieures serait commune dans les anciennes races d'Europe, et les recherches de MM. Broca, Hamy et d'autres tendent à affirmer la fréquence relative de cette disposition dans les fossiles de la Madeleine, de Solutré, de Furfooz, d'Aurignac, etc. Nous pensons toutefois qu'une telle assertion est un peu absolue, et nos recherches personnelles nous inclinent à penser que la forme pentacuspidée se rencontre à peu près également aux premières molaires inférieures dans les races anciennes et dans les races modernes. Quant aux secondes

(1) Galerie d'anthropologie, nos 1236, 1273, 1277, 1301, 1311.

(2) Nous avons insisté ailleurs assez longuement sur la valeur du caractère au point de vue de la philosophie naturelle : voyez Discours sur l'anatomie comparée du système dentaire chez l'homme et le singe (*Bulletin de la Société d'anthropologie*, 1869, p. 113). — Voyez aussi Owen, *Odontography*, 1840-1845, p. 454; — Webb, *Dents de l'homme et des singes anthropoïdes*. In-8°, London, 1860, p. 33.

(3) *Bulletin de la Société anthropologique* de Paris, 1873, p. 429.

molaires, la forme tétracuspidée paraît être la disposition presque invariable.

L'addition d'un tubercule à la couronne n'est pas la seule modification qu'on peut observer, et ce nombre peut être beaucoup plus considérable : de quatre, qui est le chiffre normal, il peut s'élever à *six*, *sept* et jusqu'à *huit*, et il faut remarquer que dans ce cas c'est le plus souvent la dent de sagesse ou dernière molaire qui présente l'anomalie soit à la mâchoire supérieure, soit plus souvent à l'inférieure. Nous en avons représenté trois exemples pris sur des moulages (pl. II, fig. 13, 14, 15) et sans qu'il puisse être démontré qu'il y ait dans ce cas multiplication correspondante des racines. Nous serions même assez disposé à admettre que certains exemples d'augmentation isolée du volume de la couronne existent indubitablement, et que dès lors ils représenteraient tératologiquement l'infirmation de la loi d'identité numérique des tubercules et des racines.

Il résulte de ces faits que la couronne acquiert un volume qui peut atteindre le double de la dimension normale. Tomes (1) rapporte, d'après Alfred Canton, le fait d'une dent de sagesse double de l'état normal. Cette anomalie ainsi localisée à la dent de sagesse ne semble pas avoir été plus particulièrement rencontrée chez les races inférieures ou chez les races préhistoriques, qui présentent cependant soit l'augmentation générale du volume des molaires, soit la série ascendante. Elle doit donc être regardée comme un fait purement accidentel ou tératologique sans caractère particulier d'infériorité de race ou de réversion.

La même anomalie par accroissement de volume isolé de la couronne peut se retrouver dans d'autres espèces animales, où elle a été toutefois bien moins souvent signalée. Nous en représentons un exemple (pl. II, fig. 12) chez un cheval adulte et relatif à une pince inférieure qui offrait en même temps une altération de forme. L'anomalie par augmen-

(1) *Traité de chirurgie dentaire*, traduction française, 1873, p. 135.

tation de volume des racines isolément est très-rare, et elle a d'ailleurs été déjà signalée à propos des anomalies de forme avec lesquelles elle se confond. Elle consiste dans la bifidité des racines des incisives ou des canines, disposition qui peut se produire sans entraîner nécessairement un accroissement dans le volume de la couronne. Il n'en paraît pas être de même des molaires qui, en cas d'augmentation de volume, présentent bien quelquefois une simple hypertrophie (pl. II, fig. 7 et 9), mais le plus souvent peuvent éprouver une multiplication des racines correspondant au nombre des tubercules coronaires.

Nous n'avons rien à dire touchant l'intervention chirurgicale dans un cas d'anomalie par augmentation ou diminution de volume d'une dent. Ce sont là de simples faits de tératologie qui peuvent présenter de l'intérêt au point de vue anatomo-pathologique, mais qui ne sauraient réclamer dans la pratique une intervention quelconque que dans le cas où, par suite de volume trop considérable d'une dent, il surviendrait des désordres de voisinage tels qu'on serait conduit à en pratiquer l'avulsion. La conduite à tenir en pareil cas sera d'ailleurs déterminée par les circonstances; nous n'avons pas à y insister davantage.

CHAPITRE III

DES ANOMALIES DE NOMBRE

L'anomalie de nombre des dents consiste dans toute modification accidentelle quelconque de la *formule dentaire* spéciale à chaque espèce de mammifères. Ce sont, avec les anomalies de direction, les plus fréquentes de toutes; elles ont en outre, sinon au point de vue pratique, du moins au point de vue de la tératologie générale, une importance beaucoup plus grande et un intérêt plus considérable.

Si, avant de décrire ces anomalies dans le cadre que nous avons limité à l'homme et aux mammifères domestiques, nous jetons à ce point de vue un coup d'œil d'ensemble sur la série des vertébrés, nous constaterons aussitôt que les variations dans le nombre de dents sont certainement les plus nombreuses de toutes les dispositions du système dentaire et représentent également un chiffre fort élevé dans la répartition des anomalies générales. Toutefois leur importance est en raison inverse de leur fréquence, de sorte que chez les vertébrés inférieurs, les poissons par exemple, une anomalie numérique du système dentaire est très-commune chez les individus d'une même espèce; elle peut être inappréciable et elle n'a d'ailleurs qu'une importance toute relative.

Si, au contraire, on s'élève dans la série des vertébrés, cette même anomalie devient plus rare et en même temps plus grave, tant au point de vue des troubles qu'elle peut apporter au fonctionnement de l'appareil qu'à l'égard de sa signification en philosophie naturelle.

En effet, suivant une loi indiquée pour la première fois par Isidore Geoffroy Saint-Hilaire (1), les variations numériques des organes multiples sont d'autant plus fréquentes et aussi d'autant moins graves, que les organes sont disposés en séries plus nombreuses et *vice versa*. Cette proposition est facilement démontrée par l'observation anatomique : ainsi l'addition d'une vertèbre surnuméraire où l'absence d'une d'elles constitue une variété très-commune chez les reptiles, comme les serpents par exemple ; nous avons vu qu'elle n'exerce aucune influence sur l'organisation et n'offre aucune importance en zootaxie. Nous avons dit aussi que cette même anomalie, très-rare chez les animaux qui ont un très-petit nombre de vertèbres, comme la grenouille, chez laquelle on ne l'a point constatée, serait très-grave et apporterait à l'organisation un trouble sérieux. Il en est encore de même pour le nombre des doigts plus variable chez les animaux qui en ont cinq que chez ceux qui n'en ont que quatre, deux ou un seul.

Ces considérations s'appliquent parfaitement aux anomalies numériques du système dentaire. Ainsi, chez les poissons, le nombre des dents est très-considérable, et toutes présentent entre elles la plus grande analogie de forme : elles siégent non-seulement dans les arcs maxillaires, mais sur la muqueuse palatine et pharyngienne, les arcs branchiaux, etc. Aussi rien n'est plus fréquent que l'augmentation ou la diminution du nombre de ces dents toutes similaires en elles. Le système dentaire, dans cette classe de vertébrés, cesse donc de présenter la moindre importance au point de vue de la classification et de la détermination des genres et des espèces, tandis que, nous le répétons, cet élément prend, comme on sait, dans les animaux supérieurs une très-grande valeur.

Si nous poursuivons, d'autre part, les applications de la loi de

(1) *Anomalies de l'organisation*. 1832, t. I, p. 648.

Is. Geoffroy Saint-Hilaire (1), nous trouvons que les dents qui présenteront les plus fréquentes anomalies numériques devront être celles qui sont constituées en séries plus nombreuses; c'est ce qui a lieu en effet : ainsi les canines dont le nombre ne dépasse jamais *quatre* chez les espèces qui en sont pourvues ne présentent pas d'anomalie numérique ; les prémolaires dont le nombre est de 8 en général, suivant les espèces, en sont quelquefois frappées, et c'est surtout aux incisives au nombre de 8 à 12 et aux molaires au nombre de 12, 16 ou davantage que cette anomalie s'observe le plus fréquemment.

Le mécanisme de production des anomalies numériques des dents doit nous arrêter un instant ; deux cas se présentent : *diminution* de nombre ou *augmentation*.

Pour le premier cas, lorsqu'on reconnaît, à l'époque où la dentition est normalement complète, qu'il y a absence d'une ou d'un nombre quelconque de dents, il faut nécessairement conclure soit à l'atrophie d'un germe primitif ou à l'absence de genèse primitive de ce même germe, soit à un retard dans son développement. Cette dernière hypothèse devra toujours être admise lorsqu'il s'agira de l'appréciation d'une anomalie dentaire par diminution numérique. En effet, ainsi que nous l'examinerons dans le chapitre spécial consacré aux troubles dans l'époque de l'éruption (anomalies de *l'éruption*), des retards dans l'apparition d'une dent peuvent conduire une éruption à s'effectuer dans l'âge le plus avancé, de sorte que, rigoureusement, il n'est possible

(1) Nous pouvons, avec I. Geoffroy Saint-Hilaire, donner de ce genre d'anomalies par augmentation ou diminution numérique une représentation algébrique. En désignant par l'unité la série normale des dents et par un n le nombre des organes qui concourent à former cette série, chaque organe sera représenté par $\frac{1}{n}$. Si un nombre a d'organes semblables vient à s'ajouter ou si un nombre a' en est retranché, la série ne sera plus 1, mais deviendra $1+a\frac{1}{n}$ ou $1+\frac{a}{n}$ pour le premier cas, et $1-a\frac{1}{n}$ ou $1-\frac{a}{n}$ pour le second cas. La fraction $\frac{a}{n}$ exprime dans les deux cas la différence de l'anomalie sur l'état normal ou le degré de son importance. $\frac{a}{n}$ aura donc une valeur d'autant plus faible que le nombre a est plus petit ou que le nombre n est plus grand.

d'apprécier une anomalie par diminution que dans la vieillesse ou bien sur le squelette après dissection des maxillaires, et l'on sait qu'on rencontre fréquemment ainsi des dents frappées d'arrêt de développement et restées incluses au sein des mâchoires.

Nous insistons avec intention sur cette distinction importante entre les anomalies de nombre dans lesquelles il y a addition ou suppression d'un germe et les anomalies de développement qui consistent dans une précocité ou un retard dans les phénomènes d'évolution. Cette confusion a été commise par Meckel et Is. Geoffroy Saint-Hilaire, qui classent, par exemple, l'éruption précoce d'une dent permanente dans les anomalies de nombre.

Quoi qu'il en soit, l'existence de cette anomalie numérique *par diminution* est bien évidente, mais elle reste bien moins fréquente que l'anomalie inverse.

Lors donc qu'au sein des maxillaires et pendant la période embryonnaire un germe dentaire primitif n'aura pas apparu, ou aura été frappé dans le cours de son évolution d'arrêt et de suspension organique, il en résultera l'absence de la dent correspondante dans la série normale, et l'on sait que ces phénomènes tératologiques sont soumis à une remarquable relation d'hérédité. C'est ainsi que nous avons souvent reconnu l'absence de telle ou telle dent pendant plusieurs générations successives. Nous parlons surtout ici, bien entendu, plus particulièrement des dents permanentes ou adultes, et il est indispensable de remarquer que, dans les exemples de ce genre, une autre particularité s'ajoute à l'absence congénitale d'une dent permanente : c'est le maintien à sa place primitive de la dent temporaire, ce qui confirme cette loi que la raison de la chute d'une dent de lait est la présence au-dessous d'elle de la dent future. Il suit de là que la persistance de la première est nécessairement la preuve de l'atrophie ou de la suppression originaire de la seconde. On devra donc bien se garder de suivre une pratique complétement erronée qui consisterait, dans le but de provoquer l'apparition d'une dent permanente manquante, à pratiquer l'avulsion de la dent temporaire qui en occupe la place.

Il faut toutefois signaler un cas qui n'est pas lié à cette disparition : c'est l'absence très-fréquente de la dent de sagesse qui n'est, comme on sait, précédée à sa place régulière d'aucune dent temporaire. Ici encore il faut reproduire une remarque déjà indiquée tout à l'heure, c'est que l'absence des dents de sagesse ne suffit pas à prouver la disparition des germes primitifs, car dans beaucoup de circonstances il y a simple retard d'évolution, simple arrêt de développement résultant des difficultés de sortie inhérentes à l'évolution particulière et si souvent entravée de cette dent. C'est, comme on sait, plus spécialement à la mâchoire inférieure que les dents de sagesse manquent, tandis que le fait est rare à la supérieure. Il s'ensuit que chez certains sujets on constate la présence des dents de sagesse supérieures et leur absence à la mâchoire inférieure. Le follicule reste alors inclus à la base de la branche montante, et s'il ne devient dans cette situation la cause d'aucun désordre de voisinage, il peut du moins, par suite de la compression à laquelle il est soumis, s'atrophier et être même résorbé complétement.

Au point de vue pratique cependant, quel que soit le mécanisme qui ait entraîné l'absence du follicule, le résultat est le même et le système dentaire se trouve frappé d'anomalie par diminution numérique. Nous n'insisterons pas davantage sur cette question qui sera développée plus complétement à propos des anomalies de l'éruption.

Les *causes* et le *mécanisme* de production d'une augmentation numérique des dents sont bien difficiles à établir ; il y a à cet égard plusieurs théories. Nous n'en mentionnons que deux qui méritent d'être discutées.

La première de ces deux explications consiste à admettre que dans le sein du follicule il se produit, par suite de certains troubles d'évolution, une division des bulbes dentaires précédée d'une division analogue dans l'organe de l'émail, et qu'à la suite de cette scission les deux fragments ayant évolué isolément, il en est résulté deux dents au lieu d'une.

C'est à cette explication que paraît s'être rattaché I. Geoffroy Saint-Hilaire (1) lorsque, signalant chez certains marsupiaux la présence des molaires surnuméraires, il l'attribue à la scission d'une ou de deux molaires normales, quelques pointes de celles-ci étant restées distinctes au lieu de se réunir pour former une dent composée.

Cette théorie ne nous paraît pas soutenable ; en effet, la division d'un bulbe et des autres organes intra-folliculaires est un phénomène qui se produit quelquefois ; il n'entraîne jamais la formation d'une dent surnuméraire, mais la production d'une masse incomplétement divisée, c'est-à-dire une dent frappée d'anomalie de forme ou une anomalie de nutrition, un *odontome* coronaire par exemple. Dans tous les cas, ces productions, quelles qu'elles soient, restent toujours incluses dans le follicule, et, au moment de l'éruption, les divisions apparaissent simultanément sur le même point et très-fréquemment restent adhérentes l'une à l'autre dans une partie de leur étendue.

Il nous paraît dès lors de toute nécessité d'admettre qu'une dent surnuméraire prendra naissance dans un follicule distinct et spécial, de sorte que l'anomalie de nombre des dents correspond exactement à une anomalie équivalente des follicules primitifs.

Nous repoussons donc cette première explication, et nous nous rattacherions volontiers à une théorie qui serait fondée sur certains phénomènes intimes d'évolution embryonnaire des dents.

Voici cette théorie :

Au moment où vont apparaître chez l'embryon des mammifères les premières traces du follicule dentaire, les mâchoires sont occupées dans toute leur longueur par un bourrelet, une sorte de bande de nature épithéliale, qui, de la surface de la muqueuse, s'enfonce verti-

(1) *Anomalies de l'organisation*, t. I, p. 661.

calement dans l'épaisseur des tissus qui composent les arcs maxillaires. Ce bourrelet est ce que Kölliker a appelé *lame épithéliale* (1), et Kollmann (2), *rempart dentaire* (*Zahnwall*).

C'est sur les côtés de cette lame qu'apparaissent un certain nombre de prolongements qui vont se diriger profondément au sein des mâchoires et constituer l'origine de l'émail. Ces prolongements ou *cordons épithéliaux* sont en nombre égal à celui des dents futures, et c'est dès lors à l'absence d'un ou de plusieurs d'entre eux qu'est due la diminution numérique.

Maintenant est-ce à une augmentation du nombre de ces prolongements qu'est due la production des dents surnuméraires? Nous ne serions pas éloigné de nous rallier à cette manière de voir; mais nous devons convenir que l'explication de Kollmann, que nous allons indiquer, est plus séduisante encore :

Lorsque chacun des prolongements de la lame épithéliale a constitué l'organe de l'émail, celui-ci devient le centre de génération des autres parties composantes des follicules; mais le sac folliculaire, au moment où il se clôt par la formation de sa paroi, reste encore en communication avec la lame épithéliale par un ruban épithélial appelé *col* de l'organe de l'émail (3). Enfin, lorsque ce col se détache du follicule, le cordon qui le constituait végète, prolifère et envoie dans diverses directions des prolongements de nature épithéliale : ce sont ces prolongements auxquels Kollmann attribue la propriété de se constituer en organe de l'émail et de devenir centre de production d'un follicule nouveau surnuméraire. Si ce prolongement épithélial se dirige vers l'arcade dentaire correspondante, la dent surnuméraire occupera

(1) *Die Entwicklung der Zahnsäcken der Wiederkauer. Zeitschr. f. wissensch. Zoolog.* 1863, Gewebelehre. 4 Aufl.

(2) *Zeitschr. f. wissensch. Zoologie*, 1870, XX Bd., 176.

(3) Voyez, pour tous les détails relatifs à ces phénomènes évolutifs, notre travail avec Ch. Legros : *Origine et formation du follicule dentaire chez les mammifères* in *Journ. d'anat.* de Ch. Robin, 1873, p. 449.

un point voisin des autres dents ; quelquefois même il se placera régulièrement dans la série dont il altère toutefois un peu la courbe et la régularité ; mais, dans d'autres circonstances, un bourgeon se dirige sur un point plus éloigné, et il en résulte alors la production d'une dent surnuméraire *hétérotopique*. C'est ainsi que se produiront des dents supplémentaires qui se rencontrent dans la fosse canine, le rebord orbitaire, la région palatine, la branche montante du maxillaire inférieur, etc.

Dans ces différents cas, le point de départ serait en quelque sorte régulier, c'est-à dire que le prolongement épithélial supplémentaire émanerait encore de la lame épithéliale primitive.

Telle est ainsi la théorie destinée à expliquer la production d'une anomalie de nombre ; elle est fort ingénieuse et repose d'ailleurs sur des faits absolument prouvés, c'est-à-dire les phénomènes de bourgeonnement et de prolifération du cordon épithélial, phénomènes quelquefois tellement marqués, qu'on rencontre dans le derme de la gencive et dans le tissu sous-jacent des masses énormes, des bourrelets épithéliaux, des globes ovoïdes ou sphériques très-volumineux qui peuvent, nous l'admettons très-volontiers, devenir, sous certaines influences spéciales, le point de départ d'une évolution dentaire tératologique.

Au point de vue de la description nosographique, les anomalies de nombre des dents se distinguent en : 1° l'absence congénitale de la totalité des dents ; 2° la diminution numérique ; 3° l'augmentation numérique.

§ I. — ABSENCE CONGÉNITALE DE LA TOTALITÉ DES DENTS.

Des exemples d'individus n'ayant jamais eu de dents pendant le cours de leur vie se trouvent mentionnés dans les récits de quelques auteurs anciens. D'autres observateurs plus récents, sinon modernes (1),

(1) Voyez Borrel, *Hist. et obs. rar. cent.*, obs. 41. — Dautz, *Arch. de Stark*, t. IV, p. 694. — Fox,

en citent également. Nous considérons toutes ces observations comme apocryphes, abstraction faite bien entendu des faits de lésions pathologiques graves des maxillaires pouvant entraîner la perte totale des dents ou même des follicules chez un sujet jeune (1).

En effet, s'il est possible d'admettre l'absence congénitale ou l'atrophie d'un ou de plusieurs germes dentaires primitifs, il est bien difficile de supposer la disparition des cinquante-deux germes qui représentent pour les deux dentitions la totalité des pièces du système dentaire chez l'homme par exemple. Ajoutons que ces cinquante-deux germes se répartissent en plusieurs périodes distinctes par leurs caractères, l'époque et le mode de leur évolution, de telle sorte que les anomalies qui frappent l'une d'elles n'exercent pas d'une manière absolue d'influence sur les autres.

Nous révoquons donc en doute tout récit de ce genre jusqu'à ce qu'un exemple ait été rigoureusement et scientifiquement constaté.

§ II. — DIMINUTION NUMÉRIQUE.

Les exemples de diminution numérique du système dentaire ont été de tout temps signalés par les auteurs. Sans parler des anciens dont les récits ne présentent trop souvent à cet égard qu'une garantie insuffisante d'authenticité, nous citerons Meckel (2), qui rapporte le fait

Histoire naturelle et maladies des dents. 1821. — Sabatier, *Anatomie*, t, I, p. 78. — Fauchard, *Le chirurgien dentiste*, t. I, p. 340.

(1) Il existe dans la science un certain nombre d'exemples d'enfants qui, à la suite de maladies graves, fièvres éruptives, etc., ont été atteints de gangrène de la bouche et de nécrose consécutive totale d'un ou des deux maxillaires. L'élimination des os a pu être suivie d'une reproduction complète ; mais la totalité des dents de première dentition et des follicules de la seconde dans l'étendue de la partie nécrosée a été absolument détruite, d'où résulte l'absence complète de dents chez l'adulte. M. Gueniot, dans une séance récente de la Société de chirurgie, a présenté un enfant frappé, à la suite d'une rougeole, d'une lésion de ce genre (*Bulletin de la Société de chir*. 1872) ; mais il est bien entendu que les faits sont de nature pathologique et non tératologique.

(2) *Anat. génér*. 1825, t. III, p. 360.

d'un individu qui n'avait en tout que *huit* dents, quatre à chaque mâchoire, et un autre qui n'avait qu'une seule incisive. Hahnemann (1) cite deux exemples de l'absence simultanée des incisives et des canines. Rudolphi (2) a vu manquer une incisive chez le cheval. Otto (3) signale deux hommes chez lesquels il n'existait que deux incisives supérieures. I. Geoffroy Saint-Hilaire (4) a vu deux molaires manquer chez le chien pour la même mâchoire; il a constaté le même phénomène chez le cheval et le mouton.

Plus récemment (5), on a mentionné une famille qui, pendant plusieurs générations, a manqué de toute la dentition temporaire. Il est toutefois regrettable que ce fait n'ait pas été accompagné d'une description plus complète et de formules. Ces lacunes lui enlèvent tout caractère d'authenticité.

Voici, en ce qui nous concerne, les faits qui résultent de nos observations personnelles :

La diminution numérique des dents entraîne la suppression d'un nombre très-variable d'entre elles. Quelquefois il n'en manque qu'une seule dans l'ensemble régulier du système dentaire; mais ce fait, bien que nous l'ayons plusieurs fois constaté, est rare, et le plus ordinairement l'anomalie frappe simultanément les deux dents homologues d'une même mâchoire, celles-ci obéissant comme on sait à la même loi d'évolution et se trouvant ainsi entraînées toutes deux dans la même déviation organique.

La dentition temporaire présente rarement cette anomalie. Ce qui nous paraît s'expliquer en partie par cette circonstance que les mâchoires étant, chez le nouveau-né, parfaitement libres, sans obstacle d'aucune sorte, l'évolution et l'éruption dentaires ne rencontrent au-

(1) *Ephem. nat. cur.*, déc. 11, ann. 6, obs. 122.
(2) *Loc. cit.*, p. 148.
(3) *Lehrbuch des path. Anat.*, p. 133.
(4) *Loc. cit.*, p. 659.
(5) *Dental cosmos*, t. XIII. p. 123.

cune des causes d'atrophie, aucun des troubles quelconques de formation qui atteignent les dents permanentes. Ajoutons à cette remarque que les pièces du système dentaire temporaire sont bien moins nombreuses que celles de la dentition permanente, ce qui réduit d'autant les chances de diminution numérique.

Toutefois, lorsqu'une réduction de nombre se produit dans le jeune âge, elle est de nature à entraîner la suppression des dents permanentes qui correspondent aux follicules temporaires absents ou atrophiés; en effet, on sait que le follicule des dents permanentes résulte d'un bourgeonnement du cordon épithélial du follicule de la dent temporaire correspondante, de telle sorte que l'arrêt de développement de celle-ci implique, de fait, la suppression de ce bourgeonnement secondaire. C'est là un fait physiologique établi surabondamment par les recherches récentes de Waldeyer, Kölliker et par nos études personnelles (1). Ajoutons que ces phénomènes sont liés, de même qu'un grand nombre d'anomalies dentaires en général, aux lois d'hérédité; ainsi nous en avons récemment observé un exemple frappant : Une dame âgée de trente ans manque d'incisives latérales supérieures, et elle affirme que dans son enfance elle n'avait également que deux incisives centrales et point de latérales, soit *huit* dents dans la mâchoire supérieure au lieu de *dix*. D'autre part, la mère de cette dame, âgée de soixante-deux ans, n'a également que deux incisives centrales supérieures, les latérales n'ayant jamais paru. Cette dame, consultée sur ses dispositions dentaires dans son enfance, affirme encore qu'elle manquait des mêmes incisives. Elle n'avait donc eu de même que sa fille que huit dents de première dentition à la mâchoire supérieure. Enfin une enfant de quatre ans, fille de la première et petite-fille de la seconde, nous est montrée : elle n'a à sa mâchoire supérieure que des incisives centrales et pas de latérales. Chez les trois personnes, la mâchoire inférieure est normale, et la disposition si franchement héréditaire de la

(1) Voyez Ch. Legros et E. Magitot, *loc. cit.*, p. 473.

dentition supérieure ne se retrouve d'ailleurs chez aucun autre membre de la famille.

Les dents permanentes offrent très-fréquemment cette anomalie, et certaines d'entre elles y paraissent plus particulièrement disposées. Ce sont d'abord, à la mâchoire supérieure, les incisives latérales qui, malgré la présence constatée des temporaires correspondantes, peuvent manquer assez souvent par suite d'atrophie ou de non-existence primitive de leurs follicules. La mâchoire présente alors cet aspect singulier et assez vicieux qui résulte de la position des dents canines contiguës aux incisives centrales. Nous avons trouvé encore cette disposition transmise héréditairement chez plusieurs individus de la même famille pendant deux ou trois générations. Le docteur M. Quellen (1) a fait une remarque analogue chez un gentleman, son fils et son petit-fils.

Quelquefois l'absence des incisives latérales, au lieu d'être paire et symétrique, ne porte que sur une seule de ces dents. Nous avons récemment observé une famille dans laquelle une dame de quarante ans n'avait point d'incisive latérale supérieure droite; son père, âgé de soixante-cinq ans, et sa fille, âgée de vingt ans, présentaient la même anomalie. Chez ces trois personnes la difformité coïncidait avec l'absence sur le même point de l'incisive temporaire correspondante tombée à l'époque normale.

Un fait analogue a été observé par M. Leroy (d'Étiolles) (2) chez une dame et ses trois enfants. Tomes (3) l'a signalé chez trois sœurs.

Viennent ensuite les dents de sagesse dont l'atrophie est fréquente, ce qui fait que beaucoup de sujets n'ont en réalité que trente dents et parfois même vingt-huit, car la suppression des germes des dents de sagesse supérieures concorde quelquefois avec le même phénomène à la mâchoire inférieure.

(1) *Dental cosmos*, Philadelphie, vol. XII, p. 75.
(2) *Comptes rendus et Mém. de la Soc. de biologie*. 1851, p. 96.
(3) *System. of dent surgery*. Traduction française, 1873, p. 102.

Après les dents de sagesse se place, dans l'ordre de fréquence de diminution numérique à la mâchoire supérieure, la seconde molaire qui manque en réalité très-rarement. Is. Geoffroy Saint-Hilaire dit toutefois l'avoir vue plusieurs fois manquer (1). Nous n'en connaissons pour notre compte aucun exemple.

Ensuite viennent les incisives centrales dont l'absence est encore plus rare, et enfin la canine qu'aucun auteur, non plus que nous-même, n'a vu manquer, bien que la sortie de cette dent, dont l'évolution répond à la fin de la série des dents permanentes, soit souvent entravée, tantôt par la persistance des dents temporaires, tantôt par l'insuffisance de place que lui ont laissée les dents contiguës évoluées antérieurement. C'est même à ces circonstances que sont dues les anomalies si fréquentes de direction et d'éruption qui frappent cette dent, ainsi que nous le verrons ailleurs.

Nous ne mentionnerons, en terminant ce qui a rapport aux diminutions numériques de la mâchoire supérieure, que les premières molaires permanentes dont l'absence nous paraît n'avoir jamais été constatée. C'est qu'en effet cette dent qui se forme dès la vie intra-utérine et qui fait son éruption au delà de la série des dents temporaires sur un emplacement toujours libre et d'une étendue suffisante, n'éprouve ordinairement, pendant toute la durée de son évolution, aucun trouble fonctionnel quelconque qui puisse amener son atrophie.

A la mâchoire inférieure, la dent qui le plus souvent n'effectue pas son apparition est la dent de sagesse; ce phénomène est bien plus commun par conséquent ici qu'à la mâchoire opposée. C'est qu'en effet si la dent de sagesse supérieure trouve ordinairement un emplacement suffisant en raison de l'étendue en surface de la tubérosité maxillaire, il n'en est pas de même de l'inférieure où la place est quelquefois si restreinte, que le germe, comprimé entre la branche montante de la

(1) *Loc. cit.*, p. 659.

mâchoire d'une part et la deuxième molaire d'autre part, s'atrophie et disparaît par résorption. Cette circonstance est, il faut le dire, souvent bien préférable à l'éruption même, car celle-ci, par suite de divers obstacles, peut devenir le point de départ d'accidents variés parfois très-graves, phénomèmes inflammatoires de voisinage, accidents nerveux divers, production de kystes du follicule, d'odontomes, etc.

Après la dent de sagesse, c'est la première ou la deuxième prémolaire qui, à la mâchoire inférieure, manque le plus souvent. Dans ce cas, la molaire temporaire correspondante continue ordinairement à en occuper la place et cela parfois pendant toute la vie.

Viennent ensuite les incisives et plus particulièrement les centrales, qui, dans ce cas, restent représentées par une seule ou les deux incisives temporaires permanentes. Nous avons rencontré dans notre pratique deux exemples de ce genre.

Quant aux autres dents de la mâchoire inférieure, première et seconde molaire, canines et incisives latérales, nous ne connaissons pas d'exemple bien constaté de leur absence.

La conduite du praticien dans un cas de diminution numérique par absence congénitale devra être nécessairement l'abstention, aucune manœuvre, aucune opération ne pouvant provoquer le développement d'un follicule atrophié ou absent (1). Nous rappellerons toutefois ici le conseil souvent proposé de pratiquer l'extraction prématurée d'une dent temporaire en vue de favoriser ou de provoquer l'éruption de la dent remplaçante. Cette méthode repose, ainsi que nous l'avons dit tout

(1) Ce serait peut-être ici le cas de rappeler les expériences que nous avons instituées en 1872 et 1873 avec Ch. Legros (voy. *Comptes rendus de l'Acad. des sciences*; 1873, 2 février) sur la greffe des follicules dentaires, et dans lesquelles des follicules transplantés ont pu effectuer leur évolution normale. Bien que nos recherches n'aient eu d'autre but que l'expérimentation physiologique, il est permis d'entrevoir l'intervention possible de cette pratique à la restauration de dents frappées d'absence congénitale. Nous ne sommes pas autorisé, d'après nos propres recherches, à entrer plus avant dans cette voie; mais il nous paraît admissible d'espérer que de nouvelles études pourront établir dans quelles circonstances et suivant quels procédés opératoires des greffes de follicules deviendront pratiquement réalisables.

à l'heure, sur l'idée tout à fait erronée que la condition du développement d'une dent permanente serait l'absence de la temporaire correspondante, tandis que c'est la relation inverse qui est vraie, à savoir que la condition de la chute d'une dent de lait est la présence au-dessous d'elle du follicule permanent. Il suit de là nécessairement que, lorsque l'on observera la persistance d'une dent caduque, on sera autorisé pleinement à conclure à l'absence de tout autre germe correspondant.

Chez les animaux domestiques, l'anomalie par diminution numérique, bien que plus rarement observée que l'anomalie inverse, a été assez souvent signalée. Un vétérinaire fort distingué de l'armée, M. Megnin, nous a communiqué récemment un cas de diminution numérique des incisives : Chez un cheval adulte la pince gauche manquait et les incisives étaient au nombre de cinq au lieu de six. De notre côté, nous en rapporterons un exemple emprunté à un chat adulte, chez lequel il y avait absence de la première molaire supérieure gauche. (Planche IV, fig 8).

D'autres faits de diminution numérique des dents ont été mentionnés chez certaines races de chiens. Ainsi les chiens nus chez lesquels le système pileux est absent de la totalité de la surface du corps, sauf peut-être le sommet de la tête, offrent en même temps un système dentaire très-réduit. Ce fait, signalé par Yarrell (1), et auquel Darwin attache une certaine importance dans ses considérations théoriques (2), est attribué à une dégradation de race. Les dents perdraient en effet chez ces animaux toute régularité et toute symétrie dans le nombre : les canines disparaîtraient ; les molaires seraient en petit nombre ; les incisives elles-mêmes pourraient manquer. Nous avons cherché à vérifier personnellement ces assertions, et dans une occasion récente qui nous a été fournie par l'exposition des races canines au Jardin d'Acclimatation de Paris, nous avons rencontré la confirmation des descriptions des

(1) *Proceeding zoological Society*, 1833, 8 octobre.

(2) *De la variation des animaux et des plantes*. Traduction française ; 1872, t. I, p. 37.

deux anatomistes anglais. Trois chiens nus adultes, de race chinoise, ont été examinés : le premier était une levrette de trois ans et demi qui avait la formule dentaire suivante :

$$\text{Inc.}\ \frac{1-2}{0-0}\ \text{can.}\ \frac{0-0}{1-0}\ \text{mol.}\ \frac{3-3}{3-3} = 16.$$

Un mâle avait une formule un peu moins simple :

$$\text{Inc.}\ \frac{3-3}{3-2}\ \text{can.}\ \frac{1-1}{1-1}\ \text{mol.}\ \frac{2-2}{3-2} = 24.$$

Chez ce dernier, il faut remarquer que parmi les six incisives supérieures dont le nombre paraît normal il se trouvait deux incisives temporaires persistantes.

Enfin un troisième, mâle, également adulte, avait la formule suivante :

$$\text{Inc.}\ \frac{1-2}{0-0}\ \text{can.}\ \frac{0-0}{1-0}\ \text{mol.}\ \frac{0-0}{0-0} = 4,$$

c'est-à-dire absence presque complète de système dentaire.

Ces faits sont très-intéressants, et ils confirment en outre pleinement l'opinion de Darwin sur la dégradation de cette race qui est purement artificielle et sur la corrélation intime entre le développement du système pileux et celui du système dentaire.

Toutefois, en étudiant de notre côté des races canines voisines de celles des chiens nus par certains autres caractères, mais toutefois pourvues de poils, les chiens japonais par exemple, nous avons constaté que, dès que le pelage se rétablit, le système dentaire tend à se compléter : ainsi un chien désigné sous le nom de chien *chinois-japonais* avait la formule suivante :

$$\text{Inc.}\ \frac{3-3}{4-4}\ \text{can.}\ \frac{1-1}{1-1}\ \text{mol.}\ \frac{4-4}{4-4} = 34,$$

c'est-à-dire en voie de retour à l'état normal.

Une autre remarque que nous avons recueillie à l'égard des chiens nus est que si on les croise entre eux la taille diminue et que les portées ne dépassent jamais 4, 5 ou 6. Ces circonstances sont encore des indices de dégradation de race.

De ce fait de connexion constaté chez certaines races canines entre les dents et les poils, des auteurs (1) ont rapproché quelques cas frappants de calvitie héréditaire accompagnée d'un défaut total ou partiel des dents. La même concordance se serait remarquée chez des invidus dont les cheveux ayant repoussé à un âge avancé, leur réapparition aurait été accompagnée d'un renouvellement des dents. Darwin, qui cite ces faits, ajoute qu'il faut les rattacher à la loi générale de variabilité corrélative dont il rapporte encore d'autres exemples : Ainsi les crocs du porc domestique diminuent de volume en raison de la disparition des soies qui résulte de la domestication, tandis que chez des individus redevenus sauvages les soies et les dents reprendraient leur développement normal.

Quoi qu'il en soit, ces différents faits relatifs à l'homme sont présentés sous forme d'assertion simple sans avoir la garantie d'une observation précise et rigoureuse, et il nous est impossible de les enregistrer comme des documents acquis à la science. Ajoutons que cette corrélation entre le système dentaire et le système pileux invoquée par Darwin est loin d'être constante, et que parfois, au contraire, on reconnaît une sorte de *compensation* ou de *balancement* entre les deux appareils. On trouve dans les auteurs plusieurs exemples de ce genre : tel est celui cité par MM. Crawfurd (2) et Yule (3), relatif à un individu de Burmah, dont tout le corps y compris la face, les pieds et les mains exceptés, était couvert de poils soyeux, et dont l'arcade dentaire était réduite à quatre incisives inférieures et à quatre incisives et à une canine supé-

(1) Voyez Sedgwick, *Brit. and foreig med. ch. review*. 1863, p. 453. — Darwin, *Variation des animaux et des plantes*. Traduction française, 1868, t, II, p. 348.

(2) *Embassy to the court of Ava*, vol. I, p. 320.

(3) *Narrative of a mission to the court of Ava*. 1855, p. 94.

rieures. Il y avait absence complète des molaires. Cet homme avait une fille qui présentait la figure, le nez et les oreilles couverts d'un poil soyeux et doux, tandis que sa dentition était bornée aux seules incisives inférieures et supérieures. Cette fille s'étant mariée eut deux enfants, dont l'aîné était normal, tandis que l'autre avait aussi des poils sur la face et dans les oreilles; mais, ce dernier ayant été observé à l'âge de quatorze mois, on n'a pu reconnaître aucune particularité précise touchant le système dentaire.

Cette famille extraordinaire a été revue et examinée en 1853 par le capitaine Haughton, qui fit prendre la photographie collective du grand-père, de la fille et de ce dernier enfant. Les trois individus présentent la même disposition velue du visage, et une relation de MM. Brown et Sheppard confirme chez eux l'analogie des aberrations numériques du système dentaire concordant avec le fait de l'hypertrichose (1).

Dans ce fait il semble s'être en effet produit, comme on voit, cette sorte de balancement entre le développement des poils et celui des dents. Darwin, en rapportant cet exemple, le place en contraste avec celui d'une certaine danseuse espagnole, *Julia Pastrana*, qui avait aussi du poil sur tout le corps avec une barbe abondante, mais qui joignait à ce phénomène, suivant l'illustre naturaliste, une double rangée de dents à chaque mâchoire. Nous avons voulu personnellement nous renseigner sur ce fait, et nous nous sommes procuré à Londres les moulages des deux mâchoires de la danseuse (2). Nous avons pu reconnaître alors que Darwin était tombé dans une erreur complète, attendu que ces mâchoires, au lieu de présenter une double rangée de dents, sont loin d'en offrir le nombre normal : à la mâchoire inférieure, la canine gauche et les deux dents de sagesse manquent; à la supérieure,

(1) Voyez le récit communiqué à la Société d'anthropologie de Paris, d'après le journal anglais *Nature*, n° 86, par M. Hamy (*Bulletin de la Société*. 1875, p. 78).

(2) Nous les devons à l'extrême obligeance du docteur Purland, de Londres, qui avait pris les empreintes sur le vivant.

on ne voit que deux incisives au lieu de quatre, et les dents de sagesse manquent également. Toutefois ce système dentaire notablement réduit de nombre, comme on voit, a subi en outre des déviations considérables dues à une affection hypertrophique des gencives formant des bourrelets volumineux le long des arcades dentaires et contribuant vraisemblablement à exagérer encore le caractère de prognathisme reconnu dans le profil de la danseuse.

Le fait de Julia Pastrana se rapproche donc des deux exemples antérieurs cités par les explorateurs anglais.

Enfin dans ces derniers temps, à Paris, on put observer deux individus, le père et le fils, originaires d'un bourg de la Russie d'Europe, qui présentaient un développement considérable du système pileux de la face, sans participation du reste du corps qui offrait les dispositions normales des poils. Le père avait cinquante-cinq ans; il était exhibé dans un établissement de fêtes publiques sous le nom d'*Homme-Chien*. Sa dentition était très-remarquable : elle se composait, à la mâchoire inférieure, de quatre incisives fortement usées, entourées de tartre au collet, mais nullement cariées. A la mâchoire supérieure, on voyait, à gauche, l'incisive centrale considérablement déviée, et du côté opposé une cicatrice évidente provenant de la perte de l'incisive centrale opposée. Ni à l'une ni à l'autre mâchoire on ne trouvait trace ni de canine ni de molaire, et rien dans une exploration attentive avec le doigt des deux arcades dentaires ne permettait de supposer qu'elles en eussent présenté. L'individu affirmait d'ailleurs n'avoir jamais eu d'autres dents que celles qu'il montrait.

Son fils, âgé de trois ans, avait quatre incisives inférieures ; point de canines ni de molaires; la mâchoire supérieure était entièrement dépourvue de dents et l'examen des bords alvéolaires ne montrait aucune de ces saillies ou ondulations qui décèlent d'ordinaire la présence de germes inclus dans les gouttières dentaires. Ces deux cas ajoutés aux précédents constituent, comme on voit, un ensemble de cinq faits dans lesquels, à un système pileux exagéré, correspondait une réduction numérique plus ou moins marquée du système dentaire. D'où il suit que si la loi de variabilité corrélative de Darwin s'est trouvée vraie pour les chiens nus et les porcs, elle est infirmée par ces derniers exemples, tandis qu'intervient dans l'explication de ceux-ci cette autre loi formulée par Gœthe et Geoffroy Saint-Hilaire, à savoir la loi de compensation de croissance ou de balancement (1).

§ III. — AUGMENTATION NUMÉRIQUE.

L'augmentation numérique est de beaucoup la plus fréquente et la plus importante des déviations de cette classe. C'est une de celles qui depuis l'antiquité et dans tous les temps a le plus souvent attiré l'attention des observateurs. Elle est ordinairement désignée sous le nom de *dents surnuméraires*. Aussi retrouve-t-on à cet égard, dans les relations anciennes, les exagérations et les invraisemblances que nous avons déjà signalées à propos d'autres anomalies. Ainsi Pline, Aristote, etc., citent des faits d'individus pourvus de deux ou trois rangées de dents; Bartholin et Colombus en rapportent d'autres exemples. Nous ne nous arrêterons pas à discuter ces assertions que nous regardons comme inexactes et qui sont relatives, sans doute, à des faits de persistance de dents temporaires ou à des anomalies diverses de *direction* et de *disposition* du système dentaire.

Quelques traditions religieuses ou légendaires mentionnent encore des exagérations semblables; ainsi, parmi les trente-deux caractères qui caractérisent le Buddha dans les religions indoues, on trouve qu'il a quarante dents toutes égales (2).

(1) Nous renvoyons d'ailleurs le lecteur au travail que nous avons publié sur ces différents faits sous le nom de : *Les hommes velus* (*Gazette médicale de Paris*. 1873, p. 609).

(2) Voyez Burnouf, *Lotus de la bonne loi*. Appendice, VIII, p. 616.

Des affirmations du même genre se retrouvent encore dans quelques ouvrages récents, où elles sont présentées d'ailleurs sans preuves, sans détails, sans *formule dentaire* en un mot, seul document qui puisse rigoureusement établir un fait de ce genre. Il est fâcheux, en vérité, que des savants recommandables se fassent ainsi légèrement les imitateurs des anciens et puissent supposer que la science moderne se contente d'assertions sans garanties absolues. Ainsi Kollmann parle d'un crâne qui présentait une double rangée d'incisives supérieures (1) ; il n'en indique d'ailleurs ni le nombre exact, ni la forme, ni le siége. Nous rejetons absolument une assertion de ce genre, dont se rapprochent d'autres récits cités plus haut, comme par exemple encore celui qui est relatif à Julia Pastrana.

Avant d'entrer dans la description des *dents surnuméraires*, nous devons présenter quelques considérations sur la forme qu'affectent ces dents.

Cette forme est en effet très-variable : quelquefois la dent supplémentaire prend l'aspect de celles de la région qu'elle occupe. C'est ainsi qu'au voisinage des incisives, elle peut en présenter exactement l'apparence. Au niveau des molaires elle rappelle assez fréquemment la disposition de celles-ci, avec une réduction plus ou moins grande de volume toutefois. Enfin il est une forme plus fréquente et qui paraît être à peu près la règle pour ces sortes de productions, c'est la forme *conoïdale*, qui constitue un phénomène réversif sur lequel nous nous sommes d'ailleurs étendu longuement à propos des généralités (voyez plus haut, p. 17).

Afin de mettre un peu d'ordre dans les considérations que nous voulons présenter au sujet des anomalies numériques par augmentation, nous allons les étudier d'abord chez l'homme dans la dentition temporaire et ensuite dans la dentition permanente, puis nous donnerons des exemples de cette anomalie dans diverses espèces de mammifères.

(1) *Loc. cit.*, p. 176.

A. — De l'augmentation numérique des dents chez l'homme.

Les anomalies numériques des dents chez l'homme, outre leur fréquence, présentent encore ce caractère qu'elles sont beaucoup plus communes à la mâchoire supérieure qu'à l'inférieure, ce qui serait de nature à présenter une certaine valeur comme caractère réversif, car on sait que chez quelques espèces de mammifères le nombre des dents est normalement plus élevé à la mâchoire supérieure qu'à l'inférieure : quelques carnivores, les marsupiaux, le phoque et divers rongeurs sont dans ce cas. De plus, il est très-digne de remarque que, suivant la loi déjà indiquée d'I. Geoffroy Saint-Hilaire, les augmentations numériques se rapportent principalement aux dents qui, dans l'état normal, sont les plus nombreuses, les incisives et les molaires. C'est ainsi qu'Isidore Geoffroy et Meckel avaient déjà fait cette remarque qu'on ne connaît aucun exemple de production réelle de canine surnuméraire, c'est-à-dire de canines doubles dans la même dentition (1). Meckel commet toutefois une confusion entre les exemples de dents supplémentaires et ce qu'on a appelé bien à tort des faits de troisième et de quatrième dentition.

Nous étudierons plus loin à propos des anomalies de *l'éruption* les faits désignés de la sorte; mais il nous paraît nécessaire de faire remarquer ici que l'on ne saurait confondre ces deux phénomènes, et que d'ailleurs les cas de dentition ternaire ou quaternaire se rapportent, ainsi que nous le dirons, à des retards d'évolution.

Les anomalies numériques des dents portent aussi bien sur la première que sur la seconde dentition.

A l'égard de la première dentition, sur six faits que nous avons personnellement recueillis (pl. III, fig. 1, 2, 3, 4, et pl. IV, fig. 7 et 16),

(1) Voyez Is. Geoffroy Saint-Hilaire, *loc. cit.*, p. 650, et Meckel, *loc. cit.*, p. 361.

cinq appartiennent à la mâchoire supérieure et un seul à l'inférieure (pl. III, fig. 1). De plus, ils siégent tous au voisinage des incisives, c'est-à-dire qu'ils dépendent de l'espèce de dent la plus nombreuse dans la série normale. Ils ont en outre ce caractère, que les dents surnuméraires ont pris la forme identique ou analogue à celles au voisinage desquelles elles ont pris naissance, ce qui est conforme à la loi indiquée plus haut de Vogel.

Dans un de ces cas d'anomalie de nombre des dents temporaires, deux dents surnuméraires siégeant en arrière de la série normale affectent la forme conoïde (pl. IV, fig. 7).

Dans un dernier exemple enfin (pl. III, fig. 16), il y a en réalité production de deux incisives latérales très-régulièrement conformées, mais ce cas s'est présenté chez un enfant affecté de bec-de-lièvre double avec saillie antérieure du tubercule incisif. Ces deux dents occupaient la partie la plus avancée des deux maxillaires et au-devant des canines, tandis que le tubercule médian portait régulièrement quatre incisives tout à fait normales. Nous donnons cet exemple comme fort curieux, car il est loin d'être la règle, même dans les cas des becs-de-lièvre compliqués. Dans un autre cas en effet, opéré par M. Verneuil en 1858, l'enfant ne présentait encore que quatre incisives au tubercule médian, et la dentition sur les maxillaires était normalement composée des canines et des dents molaires. Notre fait présente en outre cette particularité curieuse, que des incisives ont pu se développer sur les maxillaires, c'est-à-dire en dehors de la région incisive de la mâchoire, point anatomiquement exclusif à leur genèse.

En résumant par des chiffres les considérations précédentes, nous voyons que de la formule 20 qui est normale pour les dents temporaires chez l'homme, on arrive aux formules 21 et 22, mais rarement au delà.

Si de la dentition temporaire nous passons à la dentition permanente, nous trouvons tout d'abord que les exemples d'augmentation numérique y sont beaucoup plus fréquents. Ils se présentent en outre bien plus souvent à la mâchoire supérieure qu'à l'inférieure.

Les auteurs en ont signalé depuis longtemps beaucoup de cas. Rudolphi a compté six incisives supérieures chez un homme adulte (1). Tesmer (2), dans une thèse soutenue sous la présidence de Rudolphi, cite des cas analogues. Gavard (3), Sœmmering (4) et I. Geoffroy Saint-Hilaire (5) ont signalé plusieurs fois la présence de six molaires au lieu de cinq chez l'homme, et ils ont ajouté cette remarque que le fait est surtout fréquent chez le nègre. Bloch, Ploucquet ont trouvé cinq incisives; Fauchard dit en avoir vu dix. Lesson a trouvé à Port-Jackson (Australie) un indigène ayant trente-quatre dents (6). M. Sedwick rapporte un cas dans lequel *durant les deux dentitions* une double dent prit la place de l'incisive latérale gauche, particularité dont le sujet avait hérité de son grand-père maternel (7).

Nous n'en finirions pas s'il fallait rapporter tous les exemples de ce genre mentionnés par les auteurs dont les relations manquent d'ailleurs trop souvent, il faut l'avouer, de rigueur et d'authenticité.

Le siége qu'occupent les dents supplémentaires répond donc, ainsi que nous l'avons dit, aux régions qui sont le plus souvent frappées de cette anomalie, c'est-à-dire la région des incisives et celle des molaires. Les parties antérieure et postérieure de la bouche en sont ainsi presque exclusivement affectées, tandis que les points latéraux ne la présentent presque jamais. On sait en effet que les canines ne sont jamais frappées d'augmentation de nombre et que les prémolaires ne le sont que très-rarement.

(1) *Loc. cit.*, p. 148.

(2) *Obs. ostéol.*

(3) Gavard, *Ostéol.*, p. 364.

(4) Sœmmering, *Ueber die Körper's Verschiedenheit des Neger von Europ.*, p. 30.

(5) *Loc. cit.*, t. I, p. 659, note,

(6) Voyez Topinard, *Étude sur les races indigènes de l'Australie*. 1872, p. 49.

(7) *British and foreig med. chir. review*, april 1863.

Lorsque l'augmentation numérique n'accroît que d'une seule dent la série normale, la pièce supplémentaire peut se placer dans l'axe de l'arcade dentaire, soit très-régulièrement, soit avec une déviation plus ou moins marquée dans la direction. C'est ainsi que dans les exemples d'anomalies par augmentation numérique des incisives temporaires, celles-ci n'avaient point perdu sensiblement leur position régulière. Il en est souvent de même pour les incisives permanentes, et la dent surnuméraire peut occuper soit exactement la ligne médiane comme dans les figures 8 et 9 de la planche III et dans la figure 1 de la planche IV, soit un point en arrière de cette ligne médiane postérieurement à l'arcade dentaire (pl. III, fig. 7, et pl. VI, fig. 6).

Dans d'autres cas, une incisive surnuméraire se place en arrière ou en avant de celle dont elle constitue en quelque sorte la doublure. Ce fait est ordinaire pour les incisives latérales supérieures. (Voy. pl. III, fig. 10, 12, 13 et 14; pl. VI, fig. 4, 5, 7, 8).

Dans d'autres circonstances, la région frappée d'anomalie numérique présente au lieu d'une double dent, de forme normale ou altérée, un groupe plus ou moins nombreux qui en occupe la place et dans lequel on ne reconnaît plus ou que très-difficilement les formes primitives : tels sont quelques exemples que nous avons recueillis (pl. IV, fig. 11). D'autres faits du même genre ont été signalés par divers auteurs. Ainsi Tomes (1) et Tellander (2) ont signalé des groupes de quatorze et vingt-quatre dents de formes variées réunies en masse et occupant un point voisin de la région incisive où elles avaient provoqué la formation de kystes à contenu multiple.

Ces faits, comme on le voit, montrent que le nombre des incisives arrive à dépasser parfois chez l'homme le nombre le plus considérable que l'on puisse observer chez les mammifères, si ce n'est dans quelques marsupiaux. Ils seraient donc de nature à se rapprocher comme

(1) *Transactions of the odontological Society of great Britain*. 1re série, vol. III, p. 365.

(2) Cité par Tomes, *eod. loc.*, p. 282.

anomalies réversives des dispositions des incisives chez les reptiles et les poissons.

Les particularités que nous venons de reconnaître chez l'homme à l'égard du siége des incisives supplémentaires s'appliquent également aux animaux domestiques chez lesquels le nombre parfois assez élevé de ces dents entraîne des déformations plus ou moins prononcées de la région : tels sont les exemples représentés planche IV, figures 14 et 15, et planche VI, figures 1, 3, 9, 10, 11.

Pour les molaires, les dents supplémentaires se placent soit en arrière de la série normale et dans l'axe même de celle-ci, soit en dehors de l'arcade dentaire, jamais en dedans. Dans le cas où la molaire surnuméraire est double et symétrique, elle se place à la fin de la série dont elle augmente la longueur. Cette disposition est spéciale dans l'augmentation numérique de l'ordre anthropologique. C'est celle qu'on observe chez certains individus de race inférieure, les nègres par exemple, où elle est d'ailleurs en corrélation intime avec la dimension plus grande des maxillaires, la prédominance relative du volume de la face et le degré plus ou moins marqué du prognathisme.

En dehors de ces faits de nature ethnologique, les molaires surnuméraires sont situées au bord externe de l'arcade dentaire, ordinairement sur le point qui répond à l'interstice des deux dernières molaires. Tels sont les faits figurés planche V, figures 4, 5, 6 et 7.

L'augmentation numérique des molaires a la même physionomie chez les animaux domestiques que chez l'homme. Elle a en outre ce caractère, que les dents se placent toujours dans l'axe de la série régulière, ce qui est en rapport avec la conformation des mâchoires, lesquelles présentent normalement ces lacunes ou interruptions du système dentaire connues sous les noms de *barre*, *diastema*, etc. Ces dispositions favorisent d'ailleurs le classement des dents dans la série normale.

Le voisinage des dents normales, les bords antérieur et postérieur de l'arcade ne sont pas les seuls points où puisse se développer une dent supplémentaire. Dans certaines circonstances, on en rencontre en dehors des maxillaires dans le rebord orbitaire, dans l'os malaire, etc., où elles peuvent devenir l'occasion de la formation d'un kyste ou d'un odontome. Toutefois ces faits ne rentrent pas directement dans les anomalies de nombre, mais plus exactement dans les anomalies de siége, parmi lesquelles nous aurons à les étudier avec détail. En effet, traitant ici des modifications tératologiques dans le *nombre* de dents, nous ne devons les considérer que sur les arcades dentaires ou dans leur voisinage immédiat, c'est-à-dire au point de vue des troubles numériques qu'elles apportent à la dentition normale. Nous pouvons ajouter encore que si parfois une dent surnuméraire peut être frappée en même temps d'hétérotopie sur un point variable de la face ou du crâne, ce qui représente ainsi une anomalie double, il est des cas dans lesquels une dent comprise dans la série normale est l'objet d'un même déplacement. Ces deux exemples doivent donc être également compris dans l'étude des *anomalies de siége*.

La *forme* des dents surnuméraires est très-variable. Nous avons vu que parfois elle prend la physionomie des dents voisines du siége qu'elles occupent ; mais le plus ordinairement elle est particulière et toute spéciale : elle a l'apparence d'un organe atrophié se rapprochant plus ou moins du cône ; c'est la forme que nous désignerons sous le nom de *conoïde*, c'est celle qu'on trouve représentée planche III, figures 7, 8, 9, 11, et planche IV, figures 1, 3, 5, 6, 7, 10 et 11. Cette forme représente par excellence un phénomène réversif, en ce sens qu'elle constitue un retour à la forme primitive ou *archétype*, c'est-à-dire à l'unité dentaire telle que nous l'avons déterminée dans nos généralités. Cette forme conoïde est toutefois modifiée dans certaines circonstances, et la dent surnuméraire, sans affecter la physionomie exacte d'une dent normale, offre pour ainsi dire les traces d'une tentative de multiplication des saillies tuberculeuses. Le type conoïde primitif devient alors un conoïde multiple (pl. III, fig. 10 et 12 ; pl. IV, fig. 4 et 17). Ce conoïde multiple n'est d'ailleurs jamais régulier, et la dent représente toujours une véritable monstruosité qui n'est dans aucun cas assimilable à une forme normale, si ce n'est à celle du type dentaire primordial dont il est une dérivation.

Cette disposition conoïde est donc le propre des dents surnuméraires en général chez l'homme. Elle est fréquente lorsqu'il n'existe qu'une seule dent supplémentaire ; s'il en existe un plus grand nombre, il peut s'en rencontrer parmi elles quelques-unes de cette forme et plusieurs autres se rapprochant du type normal des dents voisines : tels sont les cas d'anomalies numériques multiples représentés planche IV, figures 3 et 4 et ceux qui ont été signalés par Tomes et Tellander dans lesquels l'anomalie avait en outre servi d'origine à un vaste kyste folliculaire.

Cette disposition conoïde des dents surnuméraires se retrouve encore chez les mammifères domestiques, ainsi que nous l'avons indiqué par exemple planche IV, figure 8. Mais c'est là une exception, car le plus souvent l'anomalie dans ce cas entraîne la production d'une nouvelle dent analogue ou identique à celles qui occupent normalement une région déterminée.

En dehors de cette forme conoïde qui est le propre des dents surnuméraires chez l'homme, l'augmentation numérique produit une addition pure et simple au nombre normal des incisives ou des molaires ; c'est ce que nous avons constaté pour la dentition temporaire chez l'homme ; c'est aussi ce que nous retrouvons par exemple dans les faits réunis planche III, figures 13, 14, 15 ; planche IV, figures 16, et planche VI, figures 2, 4, 7 et 8, en ce qui concerne les incisives. La dent surnuméraire représente aussi dans ce cas une sorte de doublure de l'une des incisives normales, soit les centrales, soit plus communément les latérales.

Quelques exemples empruntés aux auteurs se rapprochent de cette disposition : tels sont les faits déjà signalés et dus à Otto, Tesmer et Rudolphi.

Il n'est toutefois pas exact de dire que les dents surnuméraires, lorsqu'elles occupent le voisinage des incisives, doivent être considérées comme des incisives supplémentaires. M. Trélat a cependant soutenu cette opinion (1), à laquelle il ajoutait la remarque que cette circonstance était plus fréquente au maxillaire supérieur, ce qui était dû, suivant lui, à ce que celui-ci avait un développement plus tardif que l'inférieur; or nous avons démontré dans des recherches antérieures, avec Ch. Robin (2), que le développement des maxillaires devait être considéré comme simultané.

Pour les molaires, la disposition semblable se retrouve, et ici deux cas peuvent se présenter : tantôt les molaires surnuméraires se placent en série régulière, comme dans la planche V, figures 1, 2, 3, tantôt elles se placent en dehors de l'arcade dentaire, ordinairement au niveau de l'interstice qui sépare la deuxième de la troisième molaire normale, ainsi que cela est représenté planche V, figures 4, 5, 6. Dans tous ces cas, la dent supplémentaire rappelle exactement par sa forme les molaires ordinaires, sauf une légère réduction de volume, circonstance qui est conforme à la loi d'*analogie de formation* et qui, en outre, constitue au suprême degré un fait d'anomalie réversive, ainsi que nous le ferons ressortir tout à l'heure en parlant du nombre total que peut arriver à produire l'anomalie en question.

Ce sont ces dispositions des dents surnuméraires en série qui relèvent surtout des relations anthropologiques, car on les retrouve plus particulièrement dans les races humaines inférieures, le nègre par exemple, ainsi que l'attestent les figures 1, 2 et 3 de la planche V et les observations nombreuses qui se rencontrent dans les auteurs.

En outre, ces faits de rapprochement vers la forme normale des dents sont bien plus marqués encore chez les animaux domestiques que

(1) *Mémoires de la Société de chirurgie.* 1862, 6 août.

(2) *Mémoire sur un organe transitoire de la vie fœtale désigné sous le nom de cartilage de Meckel* (*Ann. des sc. nat.* 1852).

chez l'homme. Ainsi chez les herbivores, lorsque l'anomalie frappe les incisives, elle entraîne simplement l'augmentation de nombre de celles-ci, sans distinction appréciable de forme, mais avec quelques modifications de direction et de siége toutefois. Les figures 7, 13, 14 de la planche IV, les figures 1, 3, 9, 10, 11 de la planche VI en sont des exemples. On trouve aussi dans les auteurs diverses relations du même genre : ainsi Is. Geoffroy Saint-Hilaire cite une mâchoire de cheval portant neuf incisives et une mâchoire supérieure de chien doguin ayant onze incisives (1). Le même phénomène se reproduit pour les molaires : tels sont les exemples figures 9 et 10, planche V. Il en est encore de même pour d'autres espèces animales ; ainsi la figure 8, planche V, représente la mâchoire supérieure d'un gorille portant deux molaires surnuméraires non encore complétement développées, mais situées dans l'axe de la série normale. La figure 2, planche IV chez le chien, et la figure 12 chez le lièvre sont dans le même cas.

La constitution anatomique intime des dents surnuméraires ne diffère pas ordinairement de celles des dents normales ; si la dent supplémentaire est de forme pareille à celles de la région à laquelle elle répond, sa structure est identique à la leur. Si au contraire elle affecte la forme conoïde, bien qu'on y retrouve encore les mêmes tissus avec leurs caractères ordinaires, on remarque cependant certaines différences dans leur densité et leur résistance : ainsi l'émail paraît plus friable, souvent irrégulier et mamelonné ; l'ivoire est poreux, spongieux et creusé de nombreux espaces interglobulaires, circonstances qui sont de nature à prédisposer gravement ces dents à la carie, affection qui se rencontre assez souvent chez ces dents anormales. La cavité de la pulpe continue d'ailleurs à présenter une étendue et une forme régulièrement proportionnelles au contour extérieur de l'organe. Quant au périoste et au cément, ils ne présentent rien de particulier.

Après ces considérations touchant le siége et la forme des dents

(1) *Loc. cit.*, p. 658.

surnuméraires, nous sommes conduit à envisager leur nombre, c'est-à-dire, en termes plus rigoureux, les modifications qu'elles apportent à la formule dentaire propre à chaque espèce. C'est en effet par la comparaison des formules dentaires normales et tératologiques que nous arriverons à établir les différents types que peut offrir cette anomalie. Nous procéderons, à cet égard, de deux manières différentes : Lorsqu'une dent surnuméraire occupera la région incisive, qu'elle affecte la forme conoïde ou qu'elle se rapproche de la forme normale, nous la classerons parmi les incisives. Si elle occupe la région des molaires, nous procéderons de la même façon. Mais s'il s'agit de dents surnuméraires multiples réunies en groupes et ne pouvant se rattacher exactement à aucun type normal, nous nous bornerons à mentionner ces faits en indiquant les chiffres représentant à l'une ou l'autre mâchoire le total de dents supplémentaires.

De l'augmentation numérique chez l'homme.

1° Dentition temporaire.

Formule normale :

$$\text{Inc.}\ \frac{2-2}{2-2}\ \text{can.}\ \frac{1-1}{1-1}\ \text{mol.}\ \frac{2-2}{2-2} = 20.$$

a. *Augmentation numérique des incisives.*

Formules tératologiques (principaux types) :

$$1°\ \text{Inc.}\ \frac{2-2}{3-2}\ \text{can.}\ \frac{1-1}{1-1}\ \text{mol.}\ \frac{2-2}{2-2} = 21.$$

(Pl. III, fig. 2.)

$$2°\ \text{Inc.}\ \frac{2-3}{2-2}\ \text{can.}\ \frac{1-1}{1-1}\ \text{mol.}\ \frac{2-2}{2-2} = 21.$$

(Pl. III, fig. 1.)

$$3°\ \text{inc.}\ \frac{3-3}{2-2}\ \text{can.}\ \frac{1-1}{1-1}\ \text{mol.}\ \frac{2-2}{2-2} = 21.$$

(Pl. III, fig. 3.)

$$4°\ \text{Inc.}\ \frac{3-2}{2-2}\ \text{can.}\ \frac{1-1}{1-1}\ \text{mol.}\ \frac{2-2}{2-2} = 21.$$

(Pl. III, fig. 4.)

$$5°\ \text{Inc.}\ \frac{2-3}{2-2}\ \text{can.}\ \frac{1-1}{1-1}\ \text{mol.}\ \frac{2-2}{2-2} = 21.$$

(Collection personnelle.)

6° Inc. $\frac{3-3}{2-2}$ can. $\frac{1-1}{1-1}$ mol. $\frac{2-2}{2-2}$ = 22.
(Pl. IV, fig. 7.)

7° Inc. $\frac{3-3}{2-2}$ can. $\frac{1-1}{1-1}$ mol. $\frac{2-2}{2-2}$ = 22.
(Pl. IV, fig. 15.)

b. *Augmentation numérique des molaires* (pas d'exemple connu).

2° Dentition permanente.

Formule dentaire normale :

Inc. $\frac{2-2}{2-2}$ can. $\frac{1-1}{1-1}$ prém. $\frac{2-2}{2-2}$ mol. $\frac{3-3}{3-3}$ = 32.

a. *Exemples d'augmentation numérique des incisives.*

Formules tératologiques :

Inc. $\frac{2-1-2\ (1)}{2-2}$ can. $\frac{1-1}{1-1}$ prém. $\frac{2-2}{2-2}$ mol $\frac{3-3}{3-3}$ = 33.
(Pl. III, fig. 7, 8, 9, 11 ; pl. IV, fig. 1 ; pl. VI, fig. 6.)

Inc. $\frac{1-2-2}{2-2}$ can. $\frac{1-1}{1-1}$ prém. $\frac{2-2}{2-2}$ mol. $\frac{3-3}{3-3}$ = 33.
(Musée de l'Université de Berlin, galerie d'anthropologie, n° 1126.)

Inc. $\frac{3-2}{2-2}$ can. $\frac{1-1}{1-1}$ prém. $\frac{2-2}{2-2}$ mol. $\frac{3-3}{3-3}$ = 33.
Pl. III, fig. 5, 6, 12, 14 ; pl. VI, fig. 5, 8.)

Inc. $\frac{2-3}{2-2}$ can. $\frac{1-1}{1-1}$ prém. $\frac{2-2}{2-2}$ mol. $\frac{3-3}{3-3}$ = 33.
(Pl. III, fig. 10, 13, 15; pl. VI, fig. 4, 7.)

Inc. $\frac{3-3}{2-2}$ can. $\frac{1-1}{1-1}$ prém. $\frac{2-2}{3-2}$ mol. $\frac{3-3}{3-3}$ = 34.
(Pl. IV, fig. 4, 7, 15)

Inc. $\frac{3-2}{2-2}$ can. $\frac{1-1}{1-1}$ prém. $\frac{2-2}{2-2}$ mol. $\frac{3-3}{3-3}$ = 33.
(Musée de l'Université de Berlin, galerie d'anthropologie, n° 1578.)

Inc. $\frac{2-2}{2-2}$ can. $\frac{1-1}{1-1}$ prém. $\frac{2-3}{2-2}$ mol. $\frac{5-3}{3-3}$ = 35.
(*Eod. loc.*, n° 7376.)

Inc. $\frac{2-2}{2-3}$ can. $\frac{1-1}{1-1}$ prém. $\frac{2-2}{2-2}$ mol. $\frac{3-3}{3-3}$ = 33.
(Pl. VI, fig. 2.)

Inc. $\frac{4-2}{2-2}$ can. $\frac{1-1}{1-1}$ prém. $\frac{2-2}{2-2}$ mol. $\frac{3-3}{3-3}$ = 34.
(Pl. IV, fig. 10.)

Inc. $\frac{5-4}{2-2}$ can. $\frac{1-1}{1-1}$ prém. $\frac{2-2}{2-2}$ mol. $\frac{3-3}{3-3}$ = 37.
(Pl. IV, fig. 3.)

(1) Nous désignerons par cette formule les cas d'incisives surnuméraires, médianes.

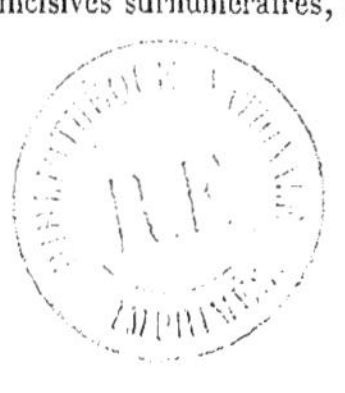

Nous rapprocherons de ces faits quelques observations des auteurs : tels seraient les exemples de Bloch, Floucquet, Tomes, relatant l'existence de cinq incisives ; les cas déjà mentionnés d'Otto et de Fauchard, dans lesquels l'existence de six incisives aurait porté la formule dentaire à 34 et ceux cités aussi qu'ont rapportés Tomes et Tellander. Dans ces derniers, l'existence de groupes de 15 et 24 dents surnuméraires dans la région des incisives aurait élevé le nombre des dents aux chiffres de 40 et 50 environ. Ces auteurs ne donnent pas toutefois à cet égard d'indication suffisante pour nous permettre de les formuler.

b. Augmentation numérique des molaires.

Formules tératologiques :

$$\text{Inc.}\ \frac{2-2}{2-2}\ \text{can.}\ \frac{1-1}{1-1}\ \text{prém.}\ \frac{2-2}{2-2}\ \text{mol.}\ \frac{4-3}{3-3} = 33.$$

(Pl. V, fig. 7.)

$$\text{Inc.}\ \frac{2-2}{2-2}\ \text{can.}\ \frac{1-1}{1-1}\ \text{prém.}\ \frac{2-2}{2-2}\ \text{mol.}\ \frac{3-4}{3-3} = 33.$$

(Pl. VI, fig. 2.)

$$\text{Inc.}\ \frac{2-2}{2-2}\ \text{can.}\ \frac{1-1}{1-1}\ \text{prém.}\ \frac{2-2}{2-2}\ \text{mol}\ \frac{4-4}{3-3} = 34.$$

(Pl. V, fig. 1, 4 (1).

$$\text{Inc.}\ \frac{2-2}{2-2}\ \text{can.}\ \frac{1-1}{1-1}\ \text{prém.}\ \frac{3-2}{3-3}\ \text{mol.}\ \frac{4-4}{4-4} = 39.$$

(Pl. V, fig. 2 et 3) (2).

$$\text{Inc.}\ \frac{2-2}{2-2}\ \text{can.}\ \frac{1-1}{1-1}\ \text{prém.}\ \frac{3-2}{2-2}\ \text{mol.}\ \frac{3-3}{3-3} = 33\ (3).$$

(1) Cette augmentation numérique des molaires paire et symétrique, soit que les dents supplémentaires se placent en série, soit qu'elles occupent un point extérieur à l'arcade dentaire, a été signalée par beaucoup d'auteurs. Gavard et Sœmmering l'ont indiquée chez le nègre et lui ont déjà attribué un caractère d'infériorité de race. La même disposition a été signalée chez les Australiens par Lesson (voir Topinard, *Études sur les races indigènes de l'Australie*, 1872, p. 49) ; de Blainville dans son *Ostéographie* cite d'après Sœmmering d'autres cas analogues : telle serait cette machoire supérieure du nègre qui figure également au musée de Vienne et qui présentait deux molaires surnuméraires en série. Sœmmering aurait même constaté cette anomalie cinq fois chez le nègre et il indique le rapprochement qu'on pourrait établir entre une telle disposition chez l'homme et la dentition de certains singes, le sapajou par exemple.

(2) Ce fait qui est le plus remarquable de tous par le nombre des molaires surnuméraires a été observé chez un nègre, par le professeur Langer, qui l'a présenté à la Société anthropologique de Vienne, et à l'obligeance duquel nous devons l'envoi des deux moulages représentés dans notre planche V (fig. 2 et 3).

(3) Ce fait cité dans le travail de M. Mummery (*loc. cit.*, p. 49) est encore relatif à un crâne d'Australien qui portait ainsi une prémolaire surnuméraire supérieure.

B. — Indications thérapeutiques relatives à l'augmentation numérique des dents chez l'homme.

Certaines indications thérapeutiques peuvent se présenter à l'égard de quelques cas de dents surnuméraires. En effet, la présence d'une dent supplémentaire entraîne ordinairement des déviations d'un autre ordre dans la région qu'elle occupe ou même dans une étendue plus grande de l'arcade dentaire. C'est ainsi que des anomalies de direction et de disposition reconnaissent pour cause cette seule circonstance. Le praticien, dans ce cas, devra s'inspirer des conditions mêmes qui se sont produites sous cette influence : une dent surnuméraire conoïde ayant paru au centre de l'arcade dentaire, sur la ligne médiane, dans l'interstice de deux incisives centrales supérieures, par exemple, on devra, si l'on est consulté pour un sujet jeune, proposer sa suppression pure et simple, laissant au temps le soin de provoquer le rapprochement des dents ainsi séparées, ou cherchant à le réaliser par l'emploi de divers moyens. La conduite sera la même si la dent supplémentaire, de forme conoïde ou normale, avoisine les incisives latérales dont elle détermine la déviation. Si elle se développe en dehors d'un bord alvéolaire, soit dans la voûte palatine, soit à l'intérieur de l'arcade, on devra encore en effectuer la suppression.

S'il s'agit d'une molaire, on agira de même, lorsqu'elle siége hors de l'arcade normale; mais on la conservera si elle occupe une place dans la série régulière. Enfin, dans le cas d'augmentation numérique multiple, on devra tenir compte des particularités et des dispositions spéciales et, suivant les circonstances, conserver certaines dents, enlever certaines autres, de manière à rétablir, s'il est possible, l'harmonie du système dentaire. Nous n'insisterons pas davantage sur ces indications qui seront entièrement livrées d'ailleurs à l'appréciation du chirurgien.

C. — De l'augmentation numérique des dents chez les singes.

Les singes sont sujets, de même que l'homme, à un certain nombre d'anomalies par augmentation numérique des dents. Toutefois on n'en connaît pas d'exemple dans la série des dents temporaires dont les conditions générales sont d'ailleurs peu connues, surtout chez les singes inférieurs. D'autre part, ce genre d'anomalie n'a été signalé que rarement aux incisives permanentes, mais constamment aux molaires.

Nous devons faire remarquer, en outre, qu'à l'égard de ces dernières leur nombre subit dans la série simienne des modifications normales qui, des singes supérieurs ou *pithéciens* dont la formule est celle de l'homme, c'est-à-dire 32, se trouve portée chez les *simiens* à 36, par l'addition de deux molaires à chaque mâchoire. Ce n'est que par suite de phénomènes de dégradation que cette formule revient à 32 chez certaines espèces inférieures, les *lémuriens* (1).

Nous allons donner quelques exemples de cette anomalie chez les singes :

1° Tête de gorille présentant à la mâchoire supérieure deux dents molaires surnuméraires, ce qui fait la formule suivante :

$$\text{Inc. } \frac{2-2}{2-2} \text{ can. } \frac{1-1}{1-1} \text{ prém. } \frac{2-2}{2-2} \text{ mol. } \frac{4-4}{3-3} = 34.$$

(Pl. V, fig. 8.)

2° Tête de gorille présentant à la mâchoire supérieure deux molaires surnuméraires, d'où la formule :

$$\text{Inc. } \frac{2-2}{2-2} \text{ can. } \frac{1-1}{1-1} \text{ prém. } \frac{2-2}{2-2} \text{ mol. } \frac{4-4}{3-3} = 34.$$

(Muséum d'hist. nat. de Paris, galerie d'hist. nat., n° 121.)

(1) Voyez à ce sujet notre travail : *L'homme et les singes anthropomorphes* (*Bulletin de la Société d'anthropologie*. 1869, p. 119.

3° Tête de gorille présentant deux molaires surnuméraires supérieures et une inférieure, d'où la formule :

$$\text{Inc. } \frac{2-2}{2-2} \text{ can. } \frac{1-1}{1-1} \text{ prém. } \frac{2-2}{2-2} \text{ mol. } \frac{4-4}{4-3} = 35.$$

(P. Gervais, *Journal de zoologie*, t. III, p 164, pl. VI.)

4° Tête de *chamech* (*ateles pentadactylus*) présentant une molaire surnuméraire aux deux mâchoires du côté gauche seulement, soit la formule suivante :

$$\text{Inc. } \frac{2-2}{2-2} \text{ can. } \frac{1-1}{1-1} \text{ prém. } \frac{3-3}{3-3} \text{ mol. } \frac{4-3}{4-3} = 38 \text{ (1)}.$$

Or, la formule normale de l'atèle est comme on sait 36.

5° Tête d'*atèle coaïta* présentant une incisive surnuméraire :

$$\text{Inc } \frac{2-3}{2-2} \text{ can. } \frac{1-1}{1-1} \text{ prém. } \frac{3-3}{3-3} \text{ mol. } \frac{3-3}{3-3} = 37 \text{ (2)}.$$

6° Tête d'atèle présentant une quatrième grosse molaire au côté gauche de la mâchoire inférieure :

$$\text{Inc. } \frac{2-2}{2-2} \text{ can. } \frac{1-1}{1-1} \text{ prém. } \frac{3-3}{3-3} \text{ mol. } \frac{3-3}{4-3} = 37,$$

7° Tête de sapajou (*cebus robustus*) présentant deux molaires surnuméraires supérieures :

$$\text{Inc. } \frac{2-2}{2-2} \text{ can. } \frac{1-1}{1-1} \text{ prém. } \frac{3-3}{3-3} \text{ mol. } \frac{4-4}{3-3} = 38 \text{ (3)}$$

D. — De l'augmentation numérigue des dents chez les carnivores.

Chez les carnassiers nous retrouverons encore la même anomalie ; mais il est utile de remarquer tout d'abord que le système dentaire perd chez ces animaux le caractère qu'il présente chez l'homme et les

(1) De Blainville, *Des anomalies dentaires*, p. 17.
(2) I. Geoffroy Saint-Hilaire, t. 1, p. 660
(3) De Blainville, *cod. loc.*, p. 18.

primates en général, à savoir de se composer d'un nombre égal et symétrique de pièces aux deux mâchoires : ainsi le chien, par exemple, présente le plus ordinairement 12 molaires supérieures et 14 inférieures, les canines et les incisives subsistant en nombre égal. Ce fait constitue par excellence une anomalie constante, c'est-à-dire une caractéristique d'un certain nombre de variétés. Chez d'autres races on rencontrerait une autre disposition, et il y aurait 14 molaires supérieures et 16 inférieures (1).

En outre, certaines races canines, ainsi que nous l'avons vu plus haut, présenteraient encore des réductions plus considérables dans le nombre des dents : ce sont ces chiens turcs ou chinois qui sont dépourvus de poils et qui semblent être réalisés artificiellement par voie de sélection.

Ainsi qu'on le voit, la formule dentaire chez le chien subirait dans l'ordre physiologique d'importantes variations qui la feraient passer du chiffre 42 qui est le plus fréquent à celui de 46, ou d'autres fois à celui de 24, 20, 16, ou moins encore chez les chiens glabres.

Nous allons en rapporter quelques exemples :

1° Chien mâtin, observé par Daubenton :

$$\text{Inc.}\ \frac{3-3}{3-3}\ \text{can}\ \frac{1-1}{1-1}\ \text{mol.}\ \frac{6-7}{7-7} = 43.$$

(De Blainville, *loc. cit.*, p. 18.)

2° Griffon anglais :

$$\text{Inc.}\ \frac{3-3}{3-3}\ \text{can.}\ \frac{1-1}{1-1}\ \text{mol.}\ \frac{6-7}{7-7} = 43.$$

(De Blainville, *eod. loc.*)

3° Chien levrier d'Égypte (mâle adulte) :

$$\text{Inc.}\ \frac{3-3}{3-3}\ \text{can.}\ \frac{1-1}{1-1}\ \text{mol.}\ \frac{6-6}{8-7} = 43.$$

(De Blainville, *eod. loc.*)

(1) Voyez Gervais, *Histoire naturelle des mammifères*, t. 11, p. 172.

4° Chien, sans désignation de race :

$$\text{Inc.}\ \frac{3-3}{3-3}\ \text{can.}\ \frac{1-1}{1-1}\ \text{mol.}\ \frac{7-7}{7-7} = 44.$$

(Is. Geoffroy Saint-Hilaire, *Anomalies de l'organisation*, t. I, p. 660.)

5° Chien levrier présentant une molaire supplémentaire inférieure droite :

$$\text{Inc.}\ \frac{3-3}{3-3}\ \text{can.}\ \frac{1-1}{1-1}\ \text{mol.}\ \frac{6-6}{8-7} = 43.$$

(Is. Geoffroy Saint-Hilaire, *eod loc.*)

6° Chien doguin présentant cinq incisives surnuméraires, d'où la formule :

$$\text{Inc.}\ \frac{6-5}{3-3}\ \text{can.}\ \frac{1-1}{1-1}\ \text{mol.}\ \frac{6-6}{7-7} = 47.$$

(Is. Geoffroy Saint-Hilaire, *loc. cit.*, p. 659.)

7° Chien braque présentant deux molaires surnuméraires inférieures :

$$\text{Inc.}\ \frac{3-3}{3-3}\ \text{can.}\ \frac{1-1}{1-1}\ \text{mol.}\ \frac{6-6}{8-8} = 44.$$

(Pl. IV, fig. 2.)

A ces formules nous pourrions en ajouter quelques autres, telle serait celle d'un crâne de lynx qui figure dans les galeries du Museum de Paris, et qui présente en arrière de la carnassière inférieure une dent surnuméraire qui au lieu de présenter la forme carnassière est au contraire arrondie et tuberculeuse. De Blainville qui cite ce fait dans son *Ostéographie* lui donne toutefois une valeur générique. Ce serait donc une anomalie constante et non tératologique.

E. — De l'augmentation numérique des dents chez les herbivores.

Chez les herbivores un grand nombre d'anomalies numériques ont été signalées par les auteurs ; seulement il faut remarquer que ce sont toujours des modifications par augmentation qui ont été mentionnées et non par diminution. En outre, elles ont été plus particulièrement constatées aux incisives. M. Goubaux, qui a recueilli à ce sujet un grand nombre d'observations qu'il a bien voulu nous communiquer, a recherché très-attentivement les faits de diminution numérique des dents du cheval et ne l'a jamais rencontrée, ni pour les incisives ni pour les molaires.

Chez les solipèdes, les incisives augmentent fréquemment de nombre. Lafosse (1) signalait déjà au siècle dernier le fait de chevaux ayant, dit-il, une double rangée d'incisives. M. Goubaux avait également observé en 1842 à l'école d'Alfort un cheval qui avait une double rangée d'incisives, soit 12 incisives en haut, 12 incisives en bas toutes de seconde dentition (2).

Quant aux molaires chez le cheval, malgré les assertions de Lafosse et de Girard, qui parlent de molaires doubles chez le cheval, M. Goubaux révoque ces faits en doute ou les considère du moins comme extrêmement rares. Il cite toutefois le cas de deux molaires supplémentaires à la mâchoire supérieure chez un cheval et logées dans l'épaisseur de la tubérosité maxillaire.

Nous ne parlons pas de la canine au sujet de laquelle on n'a constaté aucune anomalie de cet ordre chez le cheval non plus que chez les autres mammifères; on sait d'ailleurs que cette dent qui existe ordinairement chez le mâle présente à l'égard du sexe une anomalie constante qui consiste dans sa suppression chez la jument.

Chez les ruminants la même anomalie numérique, bien que plus rarement observée, a été plusieurs fois reconnue. Elle peut même affecter les incisives et les molaires en proportion analogue, au moins d'après nos propres observations.

Nous allons du reste figurer quelques formules relatives aux principaux herbivores domestiques :

(1) *Cours d'hippiatrique*. In-folio, 1772, p. 32.

(2) Voyez Goubaux, *Des aberrations dentaires chez les animaux domestiques* (*Mémoires de la Société vétérinaire*. 1853, p. 62).

1° Cheval présentant une incisive inférieure surnuméraire ;

$$\text{Inc.}\ \frac{3-3}{3-4}\ \text{can.}\ \frac{1-1}{1-1}\ \text{mol.}\ \frac{6-6}{6-6} = 41.$$

(Pl. IV, fig. 13 et 14.)

Or, la formule normale du cheval est, comme on sait, 40, et celle de la jument 36.

2° Jument présentant une incisive surnuméraire à la mâchoire supérieure :

$$\text{Inc.}\ \frac{4-3}{3-3}\ \text{can.}\ \frac{0-0}{0-0}\ \text{mol.}\ \frac{6-6}{6-6} = 37.$$

(Pl. VI, fig. 11.)

3° Cheval présentant une incisive inférieure surnuméraire :

$$\text{Inc.}\ \frac{3-3}{4-3}\ \text{can.}\ \frac{1-1}{1-1}\ \text{mol.}\ \frac{6-6}{6-6} = 41.$$

(Pl. VI, fig. 1.)

4° Cheval présentant trois incisives surnuméraires supérieures :

$$\text{Inc.}\ \frac{4-5}{3-3}\ \text{can.}\ \frac{1-1}{1-1}\ \text{mol.}\ \frac{6-6}{6-6} = 43.$$

(M. Goubaux.)

5° Jument présentant à la mâchoire supérieure deux incisives surnuméraires :

$$\text{Inc.}\ \frac{4-4}{3-3}\ \text{can.}\ \frac{0-0}{0-0}\ \text{mol.}\ \frac{6-6}{6-6} - 38.$$

(Pl. VI, fig. 10.)

6° Mouton présentant une incisive supplémentaire inférieure : Or la formule normale est 32.

$$\text{Inc.}\ \frac{0-0}{5-4}\ \text{can.}\ \frac{0-0}{0-0}\ \text{mol.}\ \frac{6-6}{6-6} = 33.$$

(M. Goubaux.)

7° Mouton présentant une molaire supplémentaire inférieure gauche :

$$\text{Inc.}\ \frac{0-0}{4-4}\ \text{can.}\ \frac{0-0}{0-0}\ \text{mol.}\ \frac{6-6}{7-6} = 33.$$

(Pl. V, fig. 10.)

8° Bœuf présentant une molaire supplémentaire supérieure gauche :

$$\text{Inc.}\ \frac{0-0}{4-4}\ \text{can.}\ \frac{0-0}{0-0}\ \text{mol.}\ \frac{6-6}{7-6} = 33.$$

(M. Goubaux.)

En ce qui concerne les anomalies numériques chez d'autres espèces mammifères, nous n'avons que peu de documents à cet égard. Nous citerons toutefois l'assertion d'Is. Geoffroy Saint-Hilaire, qui dit avoir souvent constaté l'augmentation numérique des molaires chez les marsupiaux dont le nombre est augmenté de une ou deux pièces; leur formule serait ainsi portée de 42 à 43 ou 44. Une disposition semblable peut se rencontrer chez les rongeurs. Tel est le fait signalé par Owen et que nous avons reproduit planche IV, figure 12. Nous n'avons pas poussé plus loin nos investigations au sujet des mammifères inférieurs, et bien que nous soyons convaincu qu'on retrouverait chez eux des exemples du même ordre, nous ne pensons pas que ces considérations aient assez d'importance pour nous étendre davantage à leur égard.

CHAPITRE IV

ANOMALIES DE SIÉGE OU HÉTÉROTOPIE

Nous décrirons sous le nom d'*anomalies de siége* ou d'*hétérotopie dentaire* toute production d'une dent hors du lieu où elle est placée normalement.

Ainsi défini, ce genre d'anomalie comprend plusieurs espèces; nous en étudierons trois principales :

Dans un *premier* cas, la dent frappée d'hétérotopie n'a point perdu ses connexions avec l'arcade alvéolaire; seulement on observe qu'elle a pris la place d'une autre, et *vice versâ*, c'est-à-dire qu'il y a simple *transposition*.

Dans un *deuxième* cas, la dent hétérotopique apparaît sur un point plus ou moins éloigné du bord alvéolaire, tandis que la place où elle devait siéger normalement reste vacante. Il y a alors *déplacement hors de l'arcade*. Cette seconde espèce comprend diverses variétés suivant la distance qui sépare le point où naît la dent anomale de celui où elle devait apparaître. C'est ainsi que nous signalerons l'hétérotopie dans les maxillaires, l'hétérotopie hors des maxillaires, etc.

Dans une *troisième* espèce, les arcades dentaires étant au complet, il y a apparition d'une dent sur un point quelconque du corps, la dent est ainsi *surnuméraire* et *hétérotopique par génération de toutes pièces*.

Ces trois catégories de faits : *transposition simple*, *hétérotopie par déplacement hors de l'arcade* et *hétérotopie par genèse* devront être distinguées et décrites isolément, tant au point de vue du classement des exemples observés qu'à l'égard du mécanisme de production qui doit être invoqué pour chacune d'elles.

L'ordre que nous adoptons dans cette étude nous conduira donc à présenter d'abord le mode de formation des anomalies de siége; puis, reprenant ensuite chacune de nos divisions, nous ferons connaître les principaux faits en faisant ressortir leur caractère et les déductions pathologiques et chirurgicales qui en découlent.

§ I. — DU MÉCANISME DE PRODUCTION DES ANOMALIES DE SIÉGE. DISCUSSION DES THÉORIES.

L'explication tératogénique des anomalies de siége diffère sensiblement, ainsi que nous venons de le dire, suivant qu'il y a simple transposition ou déplacement au dedans ou au dehors de l'arcade, ou bien qu'il y a production d'une dent surnuméraire. Ce sont ces deux cas qui doivent nous arrêter successivement.

Si nous tentons d'expliquer un simple déplacement de l'organe dentaire, nous trouvons dans les faits anatomiques et physiologiques de l'évolution folliculaire les éléments suffisants pour établir une théorie.

On sait en effet, d'après un ensemble de recherches récentes (1), que le follicule dentaire se forme primitivement par un bourgeonnement épithélial émané de la muqueuse buccale et plongeant dans le

(1) Voyez Kölliker, *Die Entwicklung der Zahnsäcken der Wiederkauer* (*Zeitschrif. wissench. Zool.* 1863. Gewebelehre, 4 Aufl.). — Waldeyer, in *Stricker's Handbuch der Lehre von den Geweben*. Leipzig, 1871, p. 333 et suiv. — Ch. Legros et E. Magitot, *Origine et formation du follicule dentaire chez les mammifères* (*Journal d'anatomie* de Ch. Robin. 1873, p. 455).

tissu embryonnaire des mâchoires où son extrémité devient le centre de génération des éléments constitutifs du follicule.

Pour la dentition temporaire, les cordons naissent directement de la *lame épithéliale;* pour la dentition permanente, ils naissent tantôt par un diverticulum du cordon temporaire, s'il s'agit des dents précédées de dents caduques correspondantes, et tantôt directement de la lame épithéliale pour les dents non précédées de temporaires (1).

Quels que soient ces différents cas, le cordon a une forme spéciale et constante : il est plus ou moins flexueux, parfois même tout à fait spiroïde. Cette disposition a pour raison physiologique la nécessité pour le cordon épithélial de cheminer au sein des mâchoires depuis son point de départ à la lame épithéliale jusqu'à la région souvent éloignée où va se produire le follicule. Dans les mâchoires de l'embryon, ce parcours est relativement limité en raison du peu de hauteur de l'arcade alvéolaire; aussi le cordon est-il faiblement flexueux. Mais il n'en est pas de même pour les dents qui apparaissent dans le jeune âge et chez l'adolescent, car le follicule permanent doit alors parcourir un trajet assez étendu pour plonger au-dessous du follicule temporaire. C'est pour cette raison que sa flexuosité est considérable et qu'il décrit ainsi des spires parfois très-nombreuses.

C'est sur cette disposition flexueuse et spiroïde que nous fondons notre théorie du *déplacement* ou de la *migration folliculaire.*

Si nous supposons, en effet, qu'à un moment donné de ce parcours le cordon vienne par la pensée à se dérouler, on parviendrait à lui donner le triple ou le quadruple de sa longueur réelle. On comprend dès lors que si, par suite d'un trouble ou d'une aberration quelconque dans l'évolution, un *déroulement* de ce genre vient à se produire, il aura pour conséquence d'entraîner l'apparition du follicule sur le point même où viendra aboutir l'extrémité de ce cordon.

(1) Voyez à ce sujet nos recherches spéciales avec Ch. Legros (*Comptes rendus des séances de l Académie des sciences.* 1873, séance du 8 décembre).

Dans cette explication, il est implicitement admis que c'est le cordon épithélial ou *organe de l'émail* qui domine et détermine le lieu d'apparition ainsi que la forme de la dent future. En vertu de la loi de l'*appropriation génératrice* que nous avons déjà invoquée plus haut dans nos généralités (1), la genèse et le développement du bulbe dentaire qui apparaît après le cordon dépendraient donc absolument, comme conséquence physiologique, de la présence et de la forme du cordon lui-même. On serait tenté toutefois de penser que la nature de la dent future est sous la dépendance du bulbe dentaire, sorte de moule organique sur lequel viennent se grouper les éléments de l'ivoire et de l'émail; mais il ne faut pas oublier que le cordon épithélial qui représente le futur *organe de l'émail* précède d'un temps assez long l'apparition du bulbe qui ne naît que lorsque le cordon a effectué une certaine étendue de son trajet. C'est donc, selon nous, le cordon qui porte en puissance, non-seulement le lieu de la genèse, mais encore la forme et le rôle de la dent correspondante.

Quelle va donc être alors la théorie que nous proposons pour expliquer la *transposition* d'une dent? La voici : Un cordon épithélial d'une incisive, par exemple, prendra une direction anomale et se dirigera vers le point qui correspond à une canine, tandis que le cordon de celle-ci se portera vers la région incisive, et l'on comprend alors que le plus souvent ces transpositions devront avoir lieu à courte distance : c'est ce qui se produit en effet, et les exemples que nous connaissons sont relatifs à des transpositions entre incisives et canines ou entre celles-ci et des prémolaires. On n'a pas signalé de déplacement de molaires dans la région des incisives, ou *vice versâ*. Nous avons bien songé, il est vrai, à l'hypothèse, non émise d'ailleurs, qu'un follicule changerait de forme sur place, et d'incisive deviendrait canine ou molaire, mais cette objection ne nous paraît pas admissible; car, en admettant le changement de forme pour un follicule déterminé, il n'y

(1) Voyez p. 36 et suiv.

aurait point de raison pour que le même phénomène eût lieu au sein d'un follicule voisin, et c'est justement là ce qui constitue la transposition. En outre, nous avons suffisamment insisté sur ce fait, que le cordon épithélial est l'agent primitif et déterminant de la constitution du follicule futur. Pour ces deux raisons, nous préférons donc à l'hypothèse de la *mutation morphologique* la théorie de la *migration* pure et simple.

Si la transposition entre follicules contigus ou peu éloignés s'explique aisément, il en sera de même des simples *déplacements* ou *migrations* en dehors ou en dedans des arcades dentaires. Une faible dérivation dans la marche du cordon entraînera cette légère anomalie. Ajoutons toutefois, à cet égard, que certaines circonstances peuvent y concourir : ainsi, la brièveté de longueur des arcades dentaires, l'atrésie des mâchoires, ne permettant pas aux dents de se placer régulièrement, peuvent chasser un follicule sur les parties latérales du bord alvéolaire.

Notons, en outre, cette circonstance de la présence, dans des arcades dentaires relativement peu étendues, de dents antérieurement existantes. C'est ainsi que cette déviation portera le plus souvent sur les dents permanentes, lesquelles peuvent rencontrer dans leur évolution les temporaires à leurs places respectives.

Ces divers déplacements sont relativement simples ; mais on sait que dans certains cas une dent, manquant au bord alvéolaire, peut naître sur un point étranger à l'arcade dentaire : c'est ainsi qu'on a vu apparaître une dent dans la fosse canine, le sinus maxillaire, l'apophyse montante du maxillaire supérieur, le bord orbitaire, l'os malaire, la fosse temporale, le palatin, etc. A la région inférieure, on en a signalé dans la branche montante du maxillaire, dans l'échancrure sigmoïde, sur le plancher de la bouche ou à la peau de la région sous-maxillaire. Dans ces diverses circonstances, c'est encore au même mécanisme qu'il faut avoir recours et l'explication réside essentiellement dans le phénomène invoqué plus haut de la *migration* du follicule ; aucune autre hypothèse ne nous paraît admissible.

Il n'en est point de même pour la tératogénie des anomalies consistant dans l'apparition d'une dent sur une partie quelconque du corps, mais dépourvue de toute connexion possible avec les mâchoires qui sont d'ailleurs pourvues de leur système dentaire normal. La dent ainsi hétérotopiquement développée est *surnuméraire*, ce qui entraîne dès lors une double anomalie de nombre et de siége.

On trouve dans les auteurs un grand nombre de faits de ce genre dans lesquels des dents, soit isolées, soit réunies en groupe, soit mélangées à diverses productions osseuses ou épidermiques, ont été rencontrées. Aussi a-t-on déjà cherché maintes fois à les interpréter. L'explication, généralement acceptée dans ce cas, est connue sous le nom de *théorie de l'inclusion*.

C'est, en effet, généralement dans des poches kystiques que se rencontrent les dents ainsi développées hétérotopiquement. Ces kystes siégent soit dans l'ovaire, ce qui est particulièrement fréquent, soit dans le scrotum, le testicule, la paroi abdominale, la région cervicale, le sourcil, etc. Dans d'autres circonstances plus rares, la dent est libre sur un point du corps ; elle apparaît sur la paroi d'une muqueuse, celle de la vessie, celle du vagin ; sur le tégument extérieur, etc.

Ce sont donc les poches kystiques qui ont donné lieu à l'hypothèse de l'inclusion. On les considérait comme de véritables kystes fœtaux, représentant dans la classification tératologique de Geoffroy Saint-Hilaire les *monstres doubles endocymiens*.

Nous ne pensons pas que, dans l'état actuel de la science, il soit nécessaire de discuter cette théorie, reconnue généralement aujourd'hui comme absolument erronée.

Les découvertes modernes qui en ont consommé la ruine complète sont de deux ordres : d'une part, les recherches d'embryologie entreprises depuis Valentin par Coste, MM. Gerbe, Lereboullet, Broca (1) ont établi le mécanisme de formation et les conditions de rapport et de conformation des monstres doubles en même temps qu'elles ont démontré que la production des monstruosités parasitaires avait pour centre de génération un seul ovule, et pouvait dès lors s'expliquer sans le concours de la doctrine de la *diplogenèse*.

D'autre part, les travaux de Verneuil sur le mode de formation embryogénique des kystes dermoïdes du testicule et du sourcil, ceux de Hiss, les recherches de Robin sur le phénomène de l'*introrsion*, et enfin celles de Lebert sur l'hétérotopie plastique, ont porté le dernier coup à la théorie de l'inclusion.

De l'ensemble des travaux d'embryogénie moderne il nous paraît donc résulter, d'une manière indiscutable aujourd'hui, que les monstruosités doubles aussi bien que les monstruosités les plus simples se produisent dans un ovule unique et reposent sur un mécanisme uniforme, et, bien que les observations aient porté spécialement sur les phénomènes d'évolution chez les oiseaux (Broca) ou chez les poissons (Coste, Gerbe, Lereboullet), il ne paraît pas douteux que les phénomènes essentiels aient lieu de la même manière dans toute la série des êtres à génération ovulaire, chez les mammifères comme chez les animaux inférieurs.

C'est donc toujours dans un ovule unique que se produisent les monstruosités quelconques qui s'observent chez l'embryon. La cause qui les domine est constamment, soit une disposition préalable et de nature insaisissable (anomalies héréditaires), soit un trouble accidentel dans la vie de l'ovule ou dans la génération des parties fondamentales de l'être en formation. Que cette perturbation survienne au début de la

(1) Voyez *Valentin*, extrait par Hiffelsheim, *Comptes rendus et Mém. de la Soc. de biologie*. 1852, 1re série, t. IV, p. 99. — Coste, *Comptes rendus de l'Académie des sc.* 1855, t. XL, p. 868-931. — Lereboullet, *Ann. des sc. nat.* 1863, t. XX, p. 177. — Broca, *Mémoire sur l'incubation des œufs à deux jaunes* (*Ann. des sc. natur.* 1862, 4e série, t. XVII, 1er cahier ; et *Bulletin de la Soc. anat.* 1850, t. XXV, p. 42, et t. XXVI, p. 150.

constitution blastodermique, elle pourra produire une monstruosité considérable pouvant amener jusqu'à la bifurcation, soit de l'extrémité céphalique, soit de l'extrémité caudale de l'embryon, et constituer ainsi la monstruosité double. Qu'elle survienne au contraire à une époque plus avancée, lors de la formation des arcs viscéraux ou des bourgeons des membres, elle entraînera soit un arrêt, soit un accroissement dans le développement, soit l'invagination dans un point profond d'une portion superficielle. Toutes les anomalies par excès ou par défaut, les anomalies numériques, les monstruosités dites *parasitaires*, etc., ne reconnaissent pas d'autre cause. Une monstruosité sur laquelle nous avons ailleurs appelé l'attention (1), la *polygnathie*, qu'on regarde comme une monstruosité double, est incontestablement due à un mécanisme de cet ordre, c'est-à-dire à une simple bifurcation du bourgeon du premier arc viscéral destiné à la formation du maxillaire inférieur.

L'embryogénie moderne a donc, selon nous, résolu le problème de la tératogénie simple ou composée. Il est vrai d'ajouter toutefois que, en opposition à l'ensemble des travaux auxquels nous avons fait allusion plus haut, deux physiologistes ont émis, dans ces derniers temps, des idées toutes différentes : nous voulons parler des théories de MM. Balbiani et Dareste.

Pour M. Balbiani (2) l'évolution de l'ovule serait plus complexe qu'on ne l'a cru jusqu'à présent et un élément nouveau y jouerait le rôle principal : c'est la *vésicule embryogène* ou vésicule dite *de Balbiani*, distincte de la vésicule de Purkinje. Cette vésicule représentant l'être futur se séparerait, après la fécondation, de la paroi de la vésicule de de Graaf et pénétrerait dans l'ovule. Une seule vésicule embryogène se détacherait dans le cas de génération simple et normale, mais tératologiquement il peut s'en détacher deux ou un plus grand nombre sur

(1) *Annales de gynécologie.* 1875, t. IV, p. 81 et 161.
(2) Communication inédite.

des points plus ou moins distants primitivement. Les monstres doubles ou triples se développeraient ainsi par la fusion ultérieure de centres embryonnaires originairement distincts.

Il ne manque à cette ingénieuse théorie que la consécration de temps et la vérification expérimentale. Jusqu'alors elle doit être considérée comme une hypothèse.

Nous en dirons autant de la théorie que défend M. Dareste et qu'il a développée tout récemment encore (1). Dans cette théorie, il cherche à expliquer la diplogenèse par la production sur une même cicatricule de deux centres de génération.

Ces deux théories, essentiellement métaphysiques, nous ramèneraient, comme on le voit, à l'ancienne doctrine de Is. Geoffroy Saint-Hilaire.

Ce n'est pas le lieu d'entrer dans le fond du débat au sujet de ces questions très-obscures et très-complexes. Nous dirons simplement que nous nous rangeons absolument au nombre des partisans de la théorie qui fait dériver la monstruosité composée de perturbations histogéniques d'un ovule unique, considérant jusqu'à nouvel ordre les théories de Balbiani et de Dareste comme fondées bien plutôt sur des vues spéculatives que sur des faits rigoureux d'observation.

Si en effet nous poursuivons dans leur succession physiologique les phases de l'évolution embryogénique, nous parviendrons aisément à nous expliquer les monstruosités plus ou moins simples dans lesquelles figurent les dents :

Ainsi que nous le rappelions tout à l'heure, déjà depuis 1852 Follin, Verneuil et Broca avaient tenté de donner de la formation de certains kystes dermoïdes ou autres une théorie satisfaisante (2) : Des

(1) Voyez la discussion sur la formation des monstres doubles. *Bulletin de la Soc. d'anthropologie de Paris*. 1874, séances de janvier, février et suiv.

(2) Voyez Follin, *Recherches sur le corps de Wolff*. Th. inaugurale. Paris, 1850, in-4°.—Verneuil, *Recherches sur les kystes de l'organe de Wolff, dans les deux sexes* (*Mémoire de la Soc. de*

arrêts de développement venant interrompre la soudure de certains arcs branchiaux, la présence de certains débris du corps de Wolff dans la cavité de certains kystes avaient mis sur la voie du sens exact des phénomènes. Les diverses soudures s'effectuant par leurs bords avant la fusion des parties profondes, il peut s'ensuivre un emprisonnement d'un petit sac de tégument extérieur qui devient le siége de diverses productions (1).

C'est cet état tératologique dont on a appliqué la notion à diverses autres productions du même ordre pendant la période embryonnaire. Ch. Robin a donné à ce phénomène le nom d'*introrsion hétérotopique* (2). Depuis la découverte de Hiss (3), qui a démontré que le canal de Wolff résulte de l'invagination d'une portion du feuillet blastodermique ex-

chirurgie. 1852, t. III, p. 218) et de l'*inclusion scrotale et testiculaire* (*Arc. gén. de médecine*. 1855, 2e série, t. XI, p. 303). — Broca, *Traité des tumeurs ; de l'origine des kystes*, p. 13 et suivantes.

(1) Cette explication que nous donnons ici de la participation du canal de Wolff dans la production de l'hétérotopie dentaire se rapproche notablement des idées que semble avoir adoptées un de nos physiologistes les plus distingués, notre ami G. Pouchet.

Se fondant précisément sur la fréquence relativement si grande des kystes dermoïdes dans l'ovaire et dans le testicule, il est tenté d'admettre que leur développement est une sorte d'héritage légué à ces organes par le corps de Wolff et résultant du voisinage primitif de celui-ci avec le blastoderme externe.

Mais ce n'est pas tout, et dans la même théorie la participation du corps de Wolff serait bien plus générale en ce qui concerne l'hétérotopie dentaire, celle qui ne se rattache point aux phénomènes propres aux mâchoires, l'hétérotopie d'emblée enfin.

En effet, admettons avec G. Pouchet que les cellules formant le corps de Wolff se trouvent à un moment très-reculé de la vie embryonnaire en contact immédiat avec les cellules du blastoderme externe, que celles-ci soient entraînées avec lui, elles se développeront ainsi et, en vertu d'une des lois d'*hérédité* ou de *condition antérieure* leur évolution entraînera la formation d'un produit dermoïde.

Cette explication théorique montre en outre quel intérêt il y aurait à déterminer exactement l'extension et les rapports du corps de Wolff à son apparition. Or, on sait déjà qu'au début il monte jusqu'au voisinage du cœur, et si l'on songe en outre que l'oreille se trouve au même niveau, on comprendra de suite comment ont pu se développer les dents hétérotopiques dans la fosse temporale, celles du sourcil et des divers points de l'économie qui se trouvent ainsi pendant la période embryonnaire primitive en rapport avec le corps de Wolff. (Communication inédite.)

(2) *Anatomie et physiologie cellulaires*. 1873, p. 596.

(3) *Untersuchungen über die erste Anlage des Wirbelthierleibes*. 1867

terne dans le feuillet moyen, l'enclavement de quelque portion cutanée de ce feuillet externe explique à la fois la formation des kystes dermoïdes du testicule, de l'ovaire, de la région ombilicale, etc. Or ce phénomène ayant, dans tous les cas, pour effet d'emprisonner dans la profondeur des tissus une portion du feuillet blastodermique externe, c'est-à-dire un fragment du tégument extérieur, il nous reste à déterminer comment, à la faveur et aux dépens de ce fragment tégumentaire, l'hétérotopie dentaire peut se produire : la chose est assez simple, ainsi qu'on va le voir.

Nous savons, en effet, que toute génération d'un follicule dentaire a pour début la formation d'un cordon épithélial qui émane de la couche prismatique dite *de Malpighi*. Les conditions de cette genèse se trouvent donc réunies dans les cas d'introrsion tégumentaire dont il vient d'être question. On pourra faire toutefois cette remarque, que le tégument extérieur n'est pas propre, au moins chez les mammifères (1), à cette évolution ; mais ne peut-on admettre, en raison des analogies des deux téguments cutané et muqueux, que la première anomalie par déplacement de l'élément cutané entraîne des modifications de structure qui le rapprochent de la constitution et du rôle d'une muqueuse et préparent ainsi les conditions histogéniques d'un cordon épithélial?

La possibilité de la production d'une dent se trouve ainsi établie dans la pathogénie d'un kyste dermoïde, et, tandis que la génération de cet organe implique l'assimilation organique de la poche avec une muqueuse, la présence des poils et des matières grasses et sébacées qui coexistent souvent avec des dents rappelle la constitution cutanée. Quant aux fragments osseux qui figurent parfois dans ces cavités accidentelles, et dont la présence n'a pas peu contribué à établir les hypothèses de l'inclusion fœtale et de la parthénogenèse, nous inclinons à penser qu'ils se forment consécutivement à la production des

(1) Il n'en est pas de même chez les poissons. On sait que certaines espèces ganoïdes et plagiostomes ont sur la peau des productions de formes diverses et de nature absolument dentaire.

follicules dentaires et comme une sorte de conséquence physiologique de la présence même de ceux-ci. Nous savons en effet que, dans l'évolution dentaire normale au sein des mâchoires, l'apparition des follicules précède manifestement celle des éléments osseux, lesquels se développent et se groupent autour des germes dentaires de manière à constituer la gouttière et les cavités alvéolaires qui les contiennent. On peut donc admettre que les conditions de l'*appropriation génératrice*, pour rappeler l'expression de Ch. Robin (1), se trouvent transportées dans la formation tératologique d'une dent, et qu'ainsi une portion de mâchoire figure à titre de conséquence physiologique de la présence des follicules.

Ajoutons enfin que toutes ces parties, fragments osseux, dents, poils, etc., sont toujours altérées morphologiquement : les dents difformes, irrégulières et atrophiées paraissent avoir une tendance manifeste à revenir au type conoïde, c'est-à-dire à l'unité dentaire ou *archétype;* les portions osseuses sont également atrophiées et l'on n'a jamais pu leur reconnaître la forme exacte d'un os normal. On a dit, il est vrai, qu'elles représentaient des fragments de mâchoires; mais cette assertion, purement théorique, reposait sans doute sur la présence même des dents et non sur la constitution exactement reconnaissable des maxillaires (2).

Il est donc évident toutefois que si les lois qui président à la génération des éléments anatomiques et des tissus se retrouvent encore ici en pleine manifestation, on cesse d'y rencontrer ces conditions d'appropriation morphologique dont nous parlions tout à l'heure et

(1) Voyez *Anatomie et physiologie cellulaires*. 1873, p. 427.

(2) Dans toutes les considérations relatives à la formation des kystes dermoïdes, nous faisons abstraction, bien entendu, des faits incontestables de grossesses extra-utérines avec produit divers inclus dans une cavité et en voie plus ou moins manifeste de résorption. Ils ont été parfois confondus avec les kystes dermoïdes, mais l'étude des antécédents des sujets et les phénomènes de leur développement ne laissent pas de doute sur les différences essentielles qui les séparent pathogéniquement.

qui reposent essentiellement sur les rapports de milieu physiologique : c'est ainsi que les tissus placés dans les conditions de siége et de connexion ordinaires apparaissent réguliers et normaux, alors que, frappés d'hétérotopie, ils présentent des perturbations plus ou moins profondes dans leur forme.

Un exemple de kyste dermoïde qu'il nous a été permis, grâce à l'obligeance extrême de notre ami le docteur Péan, d'examiner dans ses détails confirme pleinement les observations précédentes. La poche kystique remplie de matière sébacée présentait sur ses parois des productions diverses : sur deux points isolés de la membrane couverte d'épithélium pavimenteux très-épais par places on voyait implantées deux dents ayant l'aspect d'incisives temporaires assez régulièrement conformées ; sur un troisième point une plaque cartilagineuse supportait deux autres dents ayant la même apparence ; enfin sur un autre endroit se trouvait une masse osseuse informe portant un groupe de trois dents : les dents fixées à la poche représentaient la génération d'emblée aux dépens de la paroi épithéliale ; la plaque cartilagineuse montrait un commencement de formation osseuse consécutive à l'apparition folliculaire, et enfin la masse osseuse était le troisième et dernier état de l'évolution. C'est d'ailleurs par le même processus qu'apparaissent dans l'état physiologique au sein des bourgeons embryonnaires les parties composantes des maxillaires ; les follicules se produisent les premiers avant toute apparition osseuse, puis, dès que les sacs folliculaires sont descendus à leur place respective, les éléments osseux se groupent pour former successivement la gouttière alvéolaire et les cloisons de séparation. Cette succession dans les phénomènes évolutifs semble démontrer une fois de plus que la raison physiologique déterminante de la formation d'un maxillaire est la production préalable des cordons folliculaires.

Maintenant si, au moyen de la théorie que nous venons d'émettre, nous avons réussi à faire comprendre le mécanisme de l'hétérotopie dentaire compliquant un kyste dermoïde, en sera-t-il de même de l'hétérotopie *simple*, c'est-à-dire de la génération isolée d'une dent sur un point du corps, étranger à tout phénomène blastodermique initial?

Nous avons dit en effet que la présence d'une dent a été signalée isolément sur différents points de l'économie, à la surface de la muqueuse vésicale, sur la muqueuse vaginale, dans la cavité crânienne, etc. Ces productions s'effectueraient ainsi sur des parties entièrement étrangères d'une part à toute connexion avec les bords alvéolaires et ne pouvant qu'assez difficilement se prêter ainsi à la théorie émise plus haut de la *migration*, le système dentaire étant normal, tandis que d'autre part elles échapperaient encore à l'explication de l'*introrsion blastodermique*, à raison même des points où elle apparaît et qui sont étrangers à ce mécanisme embryonnaire.

Il nous faut donc, pour ces cas, faire appel à un autre mode de génération, et nous le trouvons dans cette loi indiquée pour la première fois par Lebert sous le nom d'*hétéroplastie.*

Cette loi est ainsi formulée :

« Beaucoup de tissus simples ou composés et des organes plus » complexes même peuvent se former de toutes pièces dans des en» droits du corps où à l'état normal on ne les rencontre pas (1). »

Lebert n'assigne pas de limite à cette loi, et il est évident qu'il y comprend tous les faits désignés sous le nom d'inclusions fœtales, quel que soit d'ailleurs leur siége, aussi bien les simples déplacements que les formations hétérotopiques d'emblée.

Or, nous venons de voir que les travaux des embryologistes modernes ont porté un coup décisif à la doctrine de l'inclusion et que la théorie de la migration vient en outre expliquer les faits de déplacements simples. Ce ne peut donc être qu'à l'égard des générations d'emblée que la loi de Lebert doive rester applicable, et c'est effectivement à elle qu'il nous faut recourir.

(1) *Des kystes dermoïdes et de l'hétérotopie plastique en général* (*Comptes rendus et Mémoires de la Société de biologie*. 1852, t. IV, p. 203).

D'après l'idée fondamentale de cette loi, la génération hétérotopique d'un tissu simple ou d'un organe complexe est en effet un phénomène tératologique démontré. Elle a son corollaire dans le domaine pathologique, où elle porte le nom d'*hétéradénie*, suivant une expression créée par Ch. Robin.

Cette dernière loi, l'*hétéradénie*, formulée en 1856 (1), avait pour but d'expliquer la génération à distance des tissus pathologiques, glandulaires ou autres, sur des parties du corps qui en sont dépourvues normalement. Présentée d'abord d'une manière très-générale, cette doctrine a dû, aussi bien que celle de l'*hétéroplastie*, restreindre son champ d'application par suite de la découverte des lois de l'embryogénie qui ont fourni le mécanisme de certaines productions dites primitivement *hétéradéniques;* mais elle reste absolument vraie pour un très-grand nombre de faits pathogéniques. Nous n'avons point d'ailleurs d'applications à en tirer ici, et nous ne la mentionnons que pour la rapprocher de la théorie de l'*hétéroplastie.*

Nous admettons donc d'une manière positive que la présence hétérotopique d'une dent sur un point quelconque du corps sans connexion aucune avec les bords alvéolaires est due à l'hétéroplastie simple. Toutefois, nous ne pensons pas avec Lebert que ce phénomène de génération puisse se produire indifféremment à toute époque quelconque de la vie, et nous inclinons à penser avec Broca (2) qu'il s'effectue toujours pendant la période embryonnaire et reste sous la dépendance exclusive des phénomènes histogéniques primitifs.

Quant au fait même de la génération de l'organe dentaire dans de telles conditions, la théorie que nous avons donnée tout à l'heure de la genèse du cordon épithélial primitif émané de la couche de Malpighi est pleinement satisfaisante : la dent hétérotopique apparaît-elle sur une muqueuse, le lieu de sa genèse est la couche épithéliale de cette

(1) *Gazette hebdomadaire*. 1856, t. III, p. 35.
(2) *Traité des tumeurs*. 1869, t. II, p. 139.

muqueuse même. Apparaît-elle dans un organe profond, la fosse temporale, la cavité crânienne, le plancher de la bouche, la région cervicale, etc., il est toujours possible de trouver dans le voisinage un point du tégument muqueux ou cutané qu'on peut considérer comme le lieu du début d'une formation qui a été soumise ensuite au phénomène secondaire de la migration à une époque antérieure au phénomène de soudure des pièces osseuses au-dessous desquelles elle demeure ainsi emprisonnée.

Que l'hétérotopie dentaire se présente dans une production dermoïde kystique ou isolément sur un point quelconque du corps, le mécanisme de sa formation reste donc saisissable. Dans un kyste, le nombre des dents est variable; rarement limité à une ou deux, il peut atteindre 20, 30, 50 et jusqu'à 300 (1). Cette dernière circonstance se concilie peu, comme on le voit, avec l'ancienne théorie de l'inclusion.

Si la production s'est effectuée isolément et sans participation d'aucune autre formation épidermique, la dent est ordinairement unique et implantée d'une manière plus ou moins profonde sur une surface libre ou incluse au sein d'un tissu profond. Dans cette dernière circonstance, la dent devient parfois encore l'origine d'un kyste, et dans ce cas c'est ordinairement le follicule dentaire lui-même qui en est le centre de génération, la paroi folliculaire devenant membrane kystique. Peut-être un certain nombre de kystes dermoïdes à contenu dentaire ont-ils pris naissance dans un follicule, la présence de dents implantées sur un point de la paroi dans certaines de ces cavités accidentelles de l'ovaire ou d'autres régions rappellerait assez bien en effet la pathogénie des kystes folliculaires proprement dits.

Nous avons ailleurs développé le mécanisme de formation des

(1) Ploucquet, *Memorabile physconiæ ovarii necnon osteogeniæ et odontogeniæ anomalæ exemplum*. Tubinge, 1798. — *Authenrieth, in arch. für die Physiologie*. Bd. VII, S. 257-259 (Halle, 1807, in-8°).

kystes dits *dentaires* ou *dentigères* par certains auteurs (1). Cette forme *kystique* de l'hétérotopie est même assez fréquente pour qu'elle ait été désignée comme générale chez certaines espèces comme le cheval, de sorte que sous le nom de kystes dentaires on a décrit une série de faits d'hétérotopie (2). C'est là sans doute une exagération, et la transformation kystique d'un follicule hétérotopique ne peut être admise comme constante. Parfois, en effet, une dent, dans ces conditions, reste incluse au sein des tissus sans causer aucun accident quelconque, de telle sorte que c'est le hasard d'une autopsie qui permet de la découvrir. On a cité toutefois, en dehors des productions kystiques bien observées depuis longtemps, quelques exemples de dents hétérotopiques qui ont amené des accidents et ont ainsi été soupçonnées ou reconnues sur le vivant : tels sont quelques cas d'abcès de la fosse temporale chez le cheval occasionnés par la présence d'une dent (3); tels sont aussi certains cas de génération d'une dent dans la cavité crânienne et développant des phénomènes cérébraux mortels (Goubaux, Gurlt). Dans d'autres circonstances, l'hétérotopie d'une dent entraîne la formation non d'un kyste ou d'un abcès, mais d'un odontome (Broca, Gurlt) (4).

Dans tous les cas, il est facile de voir que l'hétérotopie primitive d'un follicule entraîne assez souvent à sa suite des perturbations plus ou moins grandes de nutrition (kystes ou odontomes), ou des phénomènes de voisinage (abcès, ostéites et nécroses osseuses). Il y a là, comme on voit, un champ d'applications chirurgicales dépendant de l'hétérotopie dentaire, et, l'espace nous manquant pour développer ici

(1) *Mémoire sur les kystes des mâchoires*. In-8° (*Archives générales de médecine*, 1873).

(2) Voyez Lanzilotti Buossanti et Generali, *Cisti dentarie del Cavallo. Gazetta medic. veterinaria*. Milano, 1873, anno III.

(3) Voyez le Mémoire de MM. Lanzilotti Buossanti et Generali qui rapportent que sur 75 kystes dentaires chez le cheval, 68 occupaient la région temporale, les autres l'oreille, le frontal, les ovaires, le testicule, la région rénale, etc.

(4) Voyez Gurlt, *Magazin für die gesammte Thierheilkunde*. Berlin, 1836.

les points de vue plus particulièrement pratiques, nous dirons que des travaux antérieurs ont déjà éclairé ces questions (1) et que d'ailleurs les accidents divers qui apparaissent sous la dépendance de l'hétérotopie dentaire ne diffèrent en aucune façon, si ce n'est par leur cause, des lésions de même nature décrites dans tous les traités classiques.

Nous bornerons là nos considérations sur la tératogénie de l'hétérotopie dentaire; nous allons maintenant présenter, suivant l'ordre que nous avons adopté, les principaux exemples d'anomalies de siége que nous avons recueillis.

§ II. — DES FAITS D'HÉTÉROTOPIE DENTAIRE CHEZ L'HOMME ET LES MAMMIFÈRES DOMESTIQUES.

Dans l'exposé des exemples d'anomalies de siége des dents, nous allons présenter successivement : A, les faits de *transposition*, ou migration double; B, les cas d'hétérotopie par migration simple; C, ceux qui résultent de la *genèse* d'emblée.

A. *Transposition ou migration double.* — Les faits de transposition consistent, ainsi que nous l'avons dit, en ce qu'une dent a pris la place d'une autre, et *vice versa*. Toutes les dents n'y sont point également sujettes; nous n'en connaissons pas d'exemples dans la dentition temporaire, et, pour la permanente, les dents inférieures paraissent y échapper absolument. C'est donc à la mâchoire supérieure, et dans la seconde dentition, que cette anomalie serait limitée. Il y a plus, et la région antérieure jusqu'à la première prémolaire inclusivement semble en être seule affectée. Nous éprouvons quelque embarras à expliquer cette localisation exclusive, et nous ne pouvons invoquer à cet égard que deux circonstances de nature à favoriser ce phénomène : D'une

(1) Voyez Broca, des *Odontomes* in *Traité des tumeurs*. 1869, t. II, p. 275. — Forget, *Des anomalies dentaires et de leur influence sur la production des maladies des os maxillaires*. 1859.

part, on sait combien est flexueux le cordon épithélial qui se détache du cordon primitif à une certaine période de l'évolution folliculaire; d'autre part, il convient de remarquer que le maxillaire supérieur, par sa constitution spongieuse et aréolaire, par le peu de hauteur qu'il présente, par la résistance faible qu'offrent les parois osseuses composant ses surfaces, se prête évidemment beaucoup mieux que l'inférieur à un déplacement du cordon. Nous disons *déplacement*, car c'est déjà, comme on l'a vu, le phénomène de la *migration* qui intervient dans le mécanisme de la transposition. Cette migration est même *double* en réalité ; elle porte simultanément sur deux cordons voisins : Au moment où l'un d'eux se détache du cordon primitif pour effectuer sa pénétration au-dessous du follicule temporaire, il peut arriver qu'il rencontre un obstacle constitué, soit par le follicule même au delà duquel il doit se diriger, soit par le bord de la cloison alvéolaire. Éprouvant ainsi une dérivation dans sa direction, il peut franchir les limites de l'alvéole dans lequel il est renfermé et pénétrer dans l'alvéole voisin. De son côté, le cordon épithélial secondaire de la dent contiguë trouvant, au moment de sa genèse, sa place occupée, se détourne à son tour et, franchissant la même cloison de séparation, pénètre soit par une vacuole osseuse, soit au-dessus du bord alvéolaire, et se trouve ainsi *transposé*. Les deux cordons épithéliaux dans cette double migration éprouvent nécessairement un croisement réciproque; les spires se déroulent et les follicules qui en naissent ultérieurement continuent et achèvent leur évolution, suivant les mêmes phases qu'ils auraient présentées dans leurs siéges normaux.

Ainsi s'explique la transposition suivant les principes que nous avons établis plus haut, et qui excluent le phénomène de mutation morphologique sur place qui ferait, par exemple, d'une incisive une canine, et réciproquement. Nous avons donné les raisons qui nous font préférer l'hypothèse du déplacement ou de la migration. Il se produit dans ces circonstances, pour deux organes contigus, le mécanisme qui se rencontre dans diverses circonstances de déplacement ou d'inversion dont l'économie nous offre des exemples.

Les faits de transposition simple des dents ne sont pas nombreux.

Miel a rapporté, en 1817, un fait d'une canine supérieure ayant pris la place d'une première petite molaire, et réciproquement (1) ; Tomes (2) figure un exemple de canine supérieure gauche occupant la place d'une incisive latérale, et *vice versa*, et dans ce cas la déviation était accompagnée de la persistance de la canine temporaire, qui a peut-être joué un certain rôle dans la production du phénomène. De notre côté, nous connaissons deux exemples : dans l'un, la première prémolaire gauche occupe la place de la canine et celle-ci est contiguë à la deuxième prémolaire (Pl. VII, fig. 1). Dans le second exemple, la canine gauche est au contact de l'incisive centrale, et l'incisive latérale est voisine de la prémolaire (Pl. X, fig. 8). Tels sont les seuls faits authentiques de cette difformité que nous puissions signaler. Nous ne saurions regarder, en effet, comme des cas de transposition les exemples très-nombreux, où deux dents se trouvent, non plus au siége réciproque l'une et l'autre, mais dans un tout autre rapport, l'une devant l'autre par exemple. Le phénomène est ici tout différent, et il résulte du déplacement d'une seule des deux dents, l'autre restant normale ; il rentre ainsi dans la division suivante :

B. *Hétérotopie par migration simple.* — Contrairement à la précédente catégorie, les faits de déplacement par migration simple sont extrêmement nombreux. Ils présentent en outre des variations infinies, soit pour l'arcade dentaire supérieure, soit pour l'inférieure, mais ils sont bien plus fréquents à la première. Ici encore il est digne de remarque que c'est la dentition permanente seule qui en paraît exclusivement affectée. On trouvera un grand nombre de variétés de ces

(1) *Journal de médecine*. 1817, t. XL. p. 38.
(2) *Chirurgie dentaire ;* traduction Darin. 1873, p. 173.

déplacements dans les planches VII, VIII, IX et X, et nous renvoyons pour les détails d'interprétation à l'*explication de ces planches*.

Les limites de ces déplacements de dents sont celles mêmes de la région qui comprend la face. Les faits qui ont été observés au delà, soit dans le crâne, soit à la région cervicale, appartiennent le plus souvent à la troisième catégorie, que nous étudierons tout à l'heure.

Tous les follicules peuvent faire migration avec déroulement du cordon épithélial primitif et apparaître sur un point plus ou moins distant de l'arcade : tantôt une incisive naît sur le plancher de la bouche, sous la face inférieure de la langue. Nous en connaissons un exemple remarquable chez le bœuf; il figure dans le musée de la Société odontologique de Londres (pl. IX, fig. 7). Une dent ainsi placée peut devenir le point de départ de lésions diverses de la région ou de la langue elle-même : des ulcérations de cet organe, des kystes simulant la grenouillette peuvent ainsi se produire. A la mâchoire supérieure, une incisive peut apparaître, soit dans l'épaisseur de la cloison des fosses nasales (1), soit dans la fosse canine. Dans ces circonstances, on constate parfois la coïncidence d'un bec-de-lièvre plus ou moins accentué, cause première de l'hétérotopie (pl. VIII, fig. 4).

Les canines peuvent affecter les mêmes dispositions. Les inférieures, toutefois, sont plus rarement atteintes, mais les supérieures y sont très-disposées. On connaît en effet les exemples nombreux de canines apparaissant, soit en dehors de l'arcade (pl. VII, fig. 4, 9, 12, 13), dans les fosses canines (pl. X, fig. 9) et au fond du vestibule de la bouche, soit en arrière, dans la voûte palatine, dans le voile du palais, dans le sinus maxillaire, dans le vomer, le sphénoïde, le bord orbitaire, le malaire, etc. (voyez pl. VII, fig. 11; pl. VIII, fig. 1, 2, 3, 6, 7; pl. IX, fig. 8; pl. X, fig. 6).

Cette prédisposition particulière de la canine à présenter cette déviation résulte manifestement de ce que cette dent effectue son évolution

(1) Voyez Musée de l'université de Berlin. Galeries d'anthropologie, n° 1319.

à la fin de la série, alors que l'arcade dentaire est déjà en partie garnie, parfois même complétement. Ce follicule pouvant rencontrer ainsi toutes les places occupées est nécessairement rejeté hors des maxillaires. Dans le lieu anormal où il est situé de la sorte, il peut devenir le siége de divers phénomènes, et nous aurons à mentionner certaines complications, comme des *odontomes* et des *kystes folliculaires*, quand nous traiterons des *anomalies de nutrition*. Dans les cas les plus simples, on voit apparaître et grandir une canine dans les mêmes conditions de forme qu'au siége normal, mais avec une certaine lenteur dans la marche de l'éruption et avec diverses modifications dans sa direction. C'est ainsi qu'elle peut devenir plus ou moins oblique ou même horizontale, ainsi que Tomes en a signalé plusieurs exemples (1).

Nous mentionnerons ici, toutefois, une circonstance qui peut compliquer l'hétérotopie dentaire en général, c'est le passage par réversion d'une dent ainsi déplacée au type conoïde primitif. Si l'anomalie a frappé une canine, cette complication ne sera pas appréciable, mais on devra en tenir compte s'il s'agit d'une autre espèce de dent. L'examen attentif du système dentaire fera connaître alors s'il s'agit d'un fait d'apparition d'une dent surnuméraire ou d'un déplacement d'une des pièces de l'arcade (2).

Les prémolaires, bien que plus rarement affectées de déplacements que les canines, en présentent toutefois un certain nombre de cas. C'est ordinairement à la partie interne de l'arcade dentaire qu'on les observe, soit à la mâchoire inférieure, soit plus fréquemment encore à la supérieure. Les deux prémolaires sont ainsi situées l'une devant l'autre (pl. VII, fig. 3 ; pl. VIII, fig. 8). Les conséquences d'une telle disposition se bornent ordinairement à produire une légère perturbation dans l'harmonie de l'arcade dentaire.

Les molaires sont avec les canines les dents qui sont le plus sou-

(1) *Loc. cit.*, p. 158, 159 et 160.

(2) Voyez Barnes, *Medico-chir. transactions*. London, 1819, t. XVIII, p. 318.

vent frappées d'hétérotopie, et ici les variations de siége sont très-grandes. Tantôt l'une d'elles est située au dedans et à la partie inférieure de la branche horizontale du maxillaire inférieur, au contact de la langue et du plancher de la bouche; tantôt elle apparaît au dehors du maxillaire supérieur, oblique ou horizontale du côté de la joue (pl. VIII, fig. 8 et 9). Si c'est une dent de sagesse, la déviation peut s'accentuer davantage, et on la voit siéger dans l'épaisseur et à la partie inférieure de la branche montante du maxillaire inférieur, comme dans le cas qu'on doit au docteur Fuzier (1) et qui s'accompagnait d'un kyste (pl. VIII, fig. 5). Tels sont aussi les faits cités par M. Forget (2) (pl. VIII, fig. 10 et 13). A la mâchoire supérieure, une dent de sagesse peut apparaître dans l'apophyse ptérygoïde du sphénoïde. Mais les exemples les plus curieux qui aient été observés d'hétérotopie de la dernière molaire sont dus, l'un à M. Cartwright, dans lequel une dent apparaît sur la peau de la région sous-maxillaire au niveau de l'angle (3) (pl. X, fig. 3 et 4), et l'autre à M. Saunders, dans lequel les deux dents de sagesse inférieures étaient apparues dans l'échancrure sygmoïde du maxillaire inférieur (4) (pl. VIII, fig. 11).

Chez les animaux domestiques, un grand nombre d'exemples ont été également signalés; le cheval semble avoir à cet égard une prédisposition particulière : c'est ainsi que, dans leur travail publié à Milan, MM. Lanzilotti et Generali (5) ont apporté 68 cas d'hétérotopie des dents molaires dans la région temporale où elles avaient produit des kystes, des abcès et des fistules. Dans un autre exemple, dû à MM. Robin et Felizet, deux dents cylindroïdes occupaient chacune l'une des fosses temporales chez un cheval adulte (6). Dans ces cir-

(1) Voyez notre mémoire sur les *Kystes des mâchoires* (*Arch. gén. de médecine*. 1872-1873, t. XX, p. 683).

(2) *Des anomalies dentaires*. 1859, pl. II, fig. 4 et pl. III, fig. 1.

(3) Musée de la Société odontologique de Londres.

(4) Musée de la Société odontologique de Londres.

(5) *Loc. cit.*, in *Gazzetta medico-veterinaria*. Anno 3. Milano, 1873.

(6) *Comptes rendus et Mém. de la Soc. de biologie*. 1863, p. 167.

constances, il est important d'introduire une distinction qui n'a pas été faite dans les observations que nous citons et qui a pour but de déterminer si la dent ainsi apparue dans la fosse temporale manque à l'arcade ou si elle est surnuméraire. Dans le premier cas, le phénomène serait dû à une migration folliculaire ; dans le second, l'anomalie numérique représente l'accident primitif et rentre dans les faits d'hétérotopie par genèse. Nous devons à M. Goubaux (1) la relation d'un fait de ce genre très-nettement observé cette fois et dans lequel l'apparition d'une dent dans le point le plus élevé de la fosse temporale, chez le cheval, n'excluait point la régularité normale du système dentaire (pl. IX, fig. 1, 2, 3). Tels sont les principaux faits que nous connaissions de migration faciale d'un follicule.

C. *Hétérotopie par genèse.* — L'hétérotopie par genèse comprend, ainsi que nous l'avons établi plus haut, tous les faits si nombreux dans lesquels une dent apparaît de toutes pièces sur un point du corps où il est impossible d'admettre une relation quelconque avec la série des follicules normaux. Ces productions sont dès lors tout à fait étrangères à la *lame épithéliale* des maxillaires ainsi qu'aux cordons primitifs ou secondaires. Les arcades dentaires sont d'ailleurs complètes, et une autre explication que la *migration* est nécessaire. C'est alors que nous avons invoqué deux mécanismes qui constituent deux variétés de cette dernière catégorie : Dans un premier cas, l'apparition d'une dent est précédée, pendant les premiers temps du développement embryonnaire, d'un phénomène de *pincement*, d'*invagination* ou d'*introrsion* du feuillet externe blastodermique ; dans le second, c'est la génération d'emblée proprement dite, l'*hétéroplastie* simple. Nous ne reviendrons pas sur ces deux explications qui ont été développées plus haut. Nous ajouterons seulement qu'au point de vue de l'observation et de la pratique il nous paraît utile de fixer la distinction de la manière suivante : Les faits dus à l'*introrsion* blastodermique auront nécessairement pour

(1) Communication verbale.

caractère de siéger sur des points du corps où les phénomènes du développement embryonnaire permettent d'établir la production tératologique de cette introrsion même. Ils occuperont en outre le plus ordinairement une cavité kystique dans laquelle une ou plusieurs dents se trouvent réunies à d'autres productions de nature dermique ou épidermique, des poils, des cheveux par exemple. Les faits qualifiés de *genèse* proprement dite seront représentés, au contraire, par l'apparition d'une dent sans autres parties accessoires. Dans ces deux séries de circonstances, il faut le dire, c'est toujours le phénomène de la genèse d'emblée. Notre division est donc en effet un peu artificielle, mais elle nous paraît utile pour la description des exemples qui nous restent à signaler.

Nous parlerons d'abord des faits de *kystes dermoïdes* contenant des dents; les plus nombreux sont ceux qui ont été signalés dans l'ovaire. Le travail de Lebert en mentionne un grand nombre d'exemples (1). La quantité de dents observées dans ces circonstances est extrêmement variable; tantôt c'est une seule, tantôt deux, tantôt un nombre considérable et, dans quelques cas, incalculable (2). La forme des dents ainsi contenues dans les cavités accidentelles présente également de grandes variétés : tantôt on a cru y reconnaître une molaire (3), mais le plus ordinairement les dents ont une forme conoïde qui constitue, ainsi que nous l'avons établi, un fait reversif au type primitif, circonstance qui a donné lieu si fréquemment à la désignation de ces dents sous le nom de canines (4). Très-rarement la forme est assez régulière pour être

(1) *Comptes rendus et Mém. de la Soc. de biologie.* 1852, p. 203.

(2) Voyez Kievisch, *Klinische Vortræge.* Prag., 1849, t. II, p. 173.—*Authenrieth* (*Arch. de Reil et Authenrieth.* 1807). Voyez aussi Musée de l'Université de Berlin. Galeries d'anthropologie, n°s 3526, 3527, 3528. — Coleman, *Trans. of odontological Society of London.* 1863-1865, vol. IV, p. 5.

(3) Voyez Lobstein, *Traité d'anatomie pathologique.* 1829, t. I, p. 343. — Voyez aussi Follin, *Comptes rendus et Mém. de la Soc. de biologie.* 1850, p. 139.

(4) Voyez Scortigagna, *Mem. della Societa italiana di Verona,* t. XIV, p. 305. — Meckel, *Anat. gén.* 1835, t. III, p. 361).

reconnaissable et le plus souvent l'altération morphologique est telle que les dents ne peuvent être rattachées à aucun type normal; elles sont petites, avortées, difformes. Elles présentent fréquemment en outre d'autres altérations comme des traces d'usure et de résorption qui ont été confondues avec la carie, lésion inadmissible cependant dans de telles circonstances (1).

Les rapports des dents ainsi renfermées dans un kyste dermoïde sont parfois intéressants à étudier : Ainsi, dans un fait récent qui fut disséqué par M. Cadiat dans le laboratoire d'histologie de M. Robin, un kyste de l'ovaire contenait une masse dermique garnie de poils et au sein de laquelle figurait une dent incluse dans une paroi folliculaire close, tandis que sa racine bifide s'articulait avec une bande osseuse informe contenue dans la paroi même du kyste. Dans ce cas, l'hypothèse d'un kyste du follicule dentaire n'était pas admissible, puisque la dent était renfermée dans son follicule propre, mais sa génération avait eu manifestement pour point d'origine la paroi de la vésicule de de Graaf, siége du kyste ovarique.

En dehors de l'ovaire, les kystes dermoïdes contenant des dents se sont rencontrés sur un grand nombre de points du corps. Verneuil en a cité deux exemples dans le testicule (2); Ruysh en avait signalé un cas dans une tumeur de l'estomac (3); Fabrice de Hilden dans l'intestin (4). Nous avons pu observer un fait analogue, en 1855, à la clinique de Nélaton. Il s'agissait d'une jeune fille présentant une tumeur de la paroi abdominale qui s'ulcéra et s'ouvrit spontanément, donnant issue à des matières grasses, des poils et trois dents. Ces tumeurs doivent être considérées comme des kystes dont la cavité, s'enflammant parfois, se transforme en un abcès dont l'ouverture spontanée

(1) Voyez notre *Traité de la carie dentaire*. 1872, p. 139.

(2) *De l'inclusion scrotale et testiculaire* (*Arch. gén. de méd.* 1855, p. 318).

(3) *Opera omnia anatomica medico-chirurgica*. Amstelodami, 1701-1721.

(4) *Observationum et epistolarum chirurgico-medicarum centuria*. Francfort, 1682.

ou provoquée vient révéler la nature. Tel est, par exemple, le cas rapporté par le docteur Goldon (1) et qui siégeait au-dessous de l'extrémité externe de la clavicule. Bernard Schültze et Panum ont rapporté des cas de kystes dermoïdes du cou contenant des dents. Ils siégeaient manifestement au niveau des points de soudure des fentes branchiales. C'est encore à un mécanisme analogue qu'on doit rattacher le fait mentionné par Blandin (2) d'un kyste de la paroi du vagin dans lequel fut trouvée une dent.

La présence des dents dans les cas de ce genre constitue ainsi une complication de la formation d'un kyste dermoïde, ce qui n'exclue nullement d'ailleurs les faits très-souvent observés également de cavités kystiques ne contenant pas de dents, mais d'autres produits épidermoïdes, des masses caséeuses, des poils, etc.

Le nombre des faits de ce genre est très-considérable et nous ne pourrions ici rassembler tous ceux qui figurent dans les auteurs. Ce travail a d'ailleurs été tenté par Lebert dans le remarquable mémoire que nous avons mentionné. On y trouve la description de kystes dermoïdes des méninges, de la vésicule biliaire, du mésentère, du poumon et des diverses autres régions, car il n'est guère de points du corps où l'on n'en ait rencontré (3).

Cette multiplicité de siége des productions dermoïdes est précisément l'un des arguments les plus importants invoqués par Lebert à l'appui de la doctrine de l'hétéroplastie; mais, ainsi que nous l'avons dit, il est nécessaire aujourd'hui de rattacher le plus grand nombre de ces faits au phénomène embryonnaire de l'invagination du feuillet blastodermique épithélial qui devient ultérieurement le lieu de la genèse des produits dermoïdes dentaires ou autres.

Toutefois il subsiste un groupe assez important de faits qui ne pa-

(1) Cité par Coleman. *Loc. cit.*, p. 4.

(2) *Anatomie du système dentaire;* thèse de concours. 1836, p. 184.

(3) Voyez Lebert, *loc. cit.*, p. 221.

raissent pas pouvoir se prêter à cette explication : nous voulons parler de ceux dans lesquels il y a formation simple et isolée d'une dent sans complication d'une cavité kystique ni d'autres produits dermoïdes quelconques : tel serait, par exemple, le cas d'une dent fixée à la paroi interne du crâne et comprimant la masse cérébrale. M. Goubaux a eu l'obligeance de nous communiquer trois exemples de ce genre que nous avons déjà mentionnés plus haut et dans lesquels les arcades dentaires étaient au complet. Un autre fait, emprunté par nous au musée de l'école de médecine de Rouen, et dont M. Leudet a bien voulu nous adresser la pièce, semble rentrer encore dans cette catégorie. Il s'agissait d'une dent ressemblant à peu près à une incisive dont la couronne était seule formée, tandis que par un tronçon radiculaire placé derrière celle-ci elle s'implantait dans la paroi vésicale d'une femme de trente ans (pl. IX, fig. 4). Cette femme étant morte d'accidents étrangers à cette anomalie, l'autopsie faite par G. Pouchet en révéla l'existence. Ce cas nous paraît unique et nous l'attribuons à un phénomène direct de production d'un cordon folliculaire émanant de la couche épithéliale de la muqueuse vésicale elle-même. Celle-ci est ainsi devenue tératologiquement l'agent d'une formation dentaire; mais ce mécanisme, qui donne la raison de la présence d'une dent sur la paroi d'une muqueuse, ne saurait s'appliquer à une production analogue au sein de la cavité crânienne, et ici il est absolument nécessaire de faire intervenir la génération de toutes pièces, la genèse d'emblée, phénomène dont l'économie présente d'ailleurs de nombreux exemples, ainsi que nous l'avons établi au commencement de ce travail.

Les conséquences pratiques et les applications thérapeutiques relatives aux anomalies de siége des dents sont, comme on pense bien, très-bornées. Il ne faut en effet songer à aucune intervention à l'égard des faits de transposition simple. Dans le cas d'hétérotopie dans le voisinage des mâchoires, lorsqu'elle est appréciable et que la dent est susceptible d'être saisie et extraite, on devra le faire. Quant à l'ensemble des faits d'hétérotopie sur un point quelconque du corps, soit qu'il y ait ou non production de lésion concomitante, abcès, kyste, etc., la conduite à tenir en pareil cas est celle qui concerne ces diverses altérations dont la présence d'une dent ne représente en définitive, au point de vue clinique, qu'une cause, un épiphénomène ou une complication.

CHAPITRE V

ANOMALIES DE DIRECTION

Le système dentaire, considéré au point de vue de sa direction dans l'état physiologique, doit être envisagé sous deux rapports, qui sont : 1° la direction de l'ensemble des dents et des deux arcades dentaires simultanément : c'est la *direction absolue;* 2° la *direction relative* des deux arcades réciproquement.

Cette première distinction nous conduit à localiser nettement notre sujet. En effet, les déviations dans la *direction absolue* des arcades dentaires constituent ce qui a reçu le nom générique de *prognathisme* et d'*opisthognathisme*, par opposition au terme d'*orthognathisme,* qui représenterait l'état normal dans nos races européennes du moins ; nous disons dans nos races, car c'est le plus souvent le caractère ethnologique qui domine la formation de ces deux déviations soit en avant, soit en arrière, lesquelles constituent les deux dispositions extrêmes.

Nous n'avons point à étudier ici le prognathisme ethnologique ; il a été l'objet de nombreuses et importantes recherches (1), et, dans ces derniers temps, le docteur Topinard a résumé l'état de la question dans

(1) Voyez C. Vogt, *Leçons sur l'homme,* traduction française. Paris, 1865, p. 67, et *Mémoire sur les microcéphales.* Genève, 1867.

une série d'études très-remarquables (1). Nous rappellerons toutefois que la forme dite *prognathe* des arcades dentaires appartient jusqu'à un certain point à nos études, car elle peut se produire accidentellement en dehors de la relation ethnologique : ainsi la microcéphalie, les déformations artificielles du crâne, la compression du front peuvent la produire. D'autre part, la forme inverse *opisthognathe* peut être le résultat de dispositions crâniennes ou faciales opposées aux précédentes : l'hydrocéphalie, la compression postéro-antérieure du crâne, etc. Certaines pratiques des populations sauvages peuvent aussi modifier notablement la physionomie du système dentaire dans sa direction et créer des déviations artificielles (2).

Considéré d'une manière générale, le *prognathisme* est défini ordinairement par ce terme : l'*obliquité des mâchoires* (3), c'est-à-dire la projection antérieure des deux arcades dentaires par opposition au terme d'*orthognathisme* qui en représente la rectitude plus ou moins complète, et à celui d'*opisthognathisme* qui serait la projection en arrière.

Les recherches de M. Topinard ont toutefois montré que cette division était purement artificielle, et que tous les crânes, à quelque race qu'ils appartiennent, sont toujours plus ou moins prognathes ; les différences portent donc sur les chiffres que représentent les indices comparés entre eux. Cette observation, parfaitement juste au point de vue des distinctions de races, n'exclue pas toutefois les conditions accidentelles qui rentrent précisément dans le cadre tératologique ; c'est ainsi que, dans une race déterminée dont l'indice prognathique moyen a été établi, quelques individus offrent une exagération de la disposition normale. S'il s'agit alors d'une race à indice moyen, comme notre race

(1) *Des différentes espèces de prognathisme* (*Revue d'anthropologie* de P. Broca, 1872, t. I, p. 628, et t. II, 1873, p. 71 et 251. — Voyez aussi : *Bulletin de la Société d'anthropologie*, 1873, p. 19, et 1874, p. 328).

(2) Voyez Faidherbe, *Du prognathisme artificiel des Mauresques du Sénégal* (*Bulletin de la Société d'anthropologie*, t. VII, 2e série, p. 766 ; 1872).

(3) *Instructions générales de la Société d'anthropologie*, 1862.

blanche par exemple, l'augmentation de cet indice donne à la physionomie le caractère bestial, et rapproche l'individu de la forme qui est propre à une race humaine inférieure, ou même à une espèce simienne, si cette augmentation s'exagère. Il se produit alors ce qui a été désigné sous le nom de fait de retour ou de *réversion*, suivant la doctrine darwinienne du transformisme.

Si, dans une circonstance opposée, un individu de cette même race blanche vient à présenter, toujours d'une manière accidentelle, une projection en arrière des deux mâchoires, l'indice prognathique peut être réduit à zéro ou prendre un caractère négatif. La face acquiert dès lors cette disposition connue vulgairement sous le nom de *menton fuyant.* Cette dernière forme est en particulier celle à laquelle M. Topinard refuse toute valeur ethnologique, et qui est, dès lors, essentiellement tératologique.

Dans tous les cas, qu'il s'agisse de la projection en avant ou de la projection en arrière, il importe de déterminer si c'est sur l'ensemble des pièces du système dentaire et des mâchoires, ou seulement sur certaines régions de la face que porte la déviation. On distingue à ce point de vue plusieurs variétés. C'est ainsi que M. Topinard décrit deux divisions du prognathisme : le *facial supérieur* et le *facial inférieur*. Ces deux espèces se subdivisent de la manière suivante :

Prognatisme...	Facial supérieur.....	Facial supérieur proprement dit.
		Maxillaire supérieur.
		Alvéolo-sous-nasal.
		Dentaire supérieur.
	Facial inférieur.....	Dentaire inférieur.
		Maxillaire inférieur (1).

De ces diverses variétés une seule aurait un caractère purement anthropologique : c'est l'*alvéolo-sous-nasal;* les autres seraient accidentelles, et représenteraient ainsi des monstruosités à des degrés divers.

Une division correspondante pourrait s'appliquer à l'*opisthognathisme*, qui pourrait être distingué en maxillaire ou *dentaire supérieur* et

(1) Topinard, *Bulletin de la Société d'anthropologie*, 1873, p. 25.

en *dentaire inférieur*. Dans le premier cas, il y a projection en arrière de l'arcade supérieure, et la face prend la forme connue sous le nom de *menton de galoche*; dans le second cas, la mâchoire supérieure conservant sa direction normale, c'est l'inférieure qui éprouve un retrait et une projection en arrière : c'est la disposition désignée sous le terme de *menton fuyant*. On verra plus loin que ces dispositions ont reçu de notre part des noms spéciaux et représentent dans notre division l'*antéversion* et la *rétroversion* d'une arcade sur l'autre.

Il résulte de ces remarques que, dans l'une ou l'autre de ces diverses variétés, l'arcade dentaire n'éprouve jamais en totalité la déviation qui constitue l'anomalie de direction. Il est en effet une région du système dentaire qu'elle n'atteint point : c'est la région des molaires. La pièce molaire reste invariable dans sa direction ; verticale chez l'homme, c'est-à-dire perpendiculaire au plan horizontal du crâne, elle reste constamment telle, quel que soit le degré de prognathisme que puisse présenter un sujet. Chez les mammifères voisins de l'homme, cette région ou pièce molaire cesse d'être perpendiculaire à l'horizon, par suite de l'obliquité croissante de l'axe de la tête ; mais elle reste invariablement perpendiculaire à l'axe des mâchoires. Toutes les déviations dites *absolues* dans la direction du système dentaire, qu'elles soient ethnologiques ou accidentelles, doivent donc être considérées comme spéciales et exclusives à la région antérieure composée des incisives et des canines; parfois même les canines échappent à la déviation ; les incisives l'éprouvent seules. Cette particularité est encore un caractère des déviations accidentelles, car, dans les cas de prognathisme nettement accusé, les canines sont entraînées avec la région incisive, ce qui donne lieu aussitôt à la production d'un intervalle entre les canines elles-mêmes projetées plus ou moins en avant et les molaires restées verticales. Cet intervalle, dont la dimension est proportionnelle avec l'indice du prognathisme, et qui a reçu le nom de *diastéma*, s'accuse de plus en plus chez les espèces animales placées au-dessous de l'homme jusqu'à représenter la *barre* chez certains mammifères. Toutes les fois, par conséquent, qu'il s'agira dans notre description de *déviation totale*, on ne saurait comprendre par là que la totalité de la région antérieure et nullement la série des molaires.

Telles sont les déviations de direction dites *absolues* du système dentaire ; elles occupent soit la région antéro-supérieure, soit l'antéro-inférieure, soit les deux simultanément. Elles ne sont pas exclusives à l'homme, car certaines espèces animales peuvent les présenter : telles sont les dispositions si connues chez les chiens terriers, dont la mâchoire inférieure avance considérablement sur la supérieure. Cette antéversion représente ici une anomalie rendue héréditaire chez ces animaux par des procédés d'élevage et de sélection. Nous avons rencontré la même déviation accidentelle, sans doute, chez certains singes, et nous représentons planche XIII, figure 1, une tête d'orang qui l'offre à un degré considérable. Quant aux déviations désignées sous le nom d'*anomalies relatives*, elles consistent en des perturbations dans les rapports normaux des deux arcades dentaires réciproquement. Nous avons déjà tout à l'heure mentionné la *rétroversion* et l'*antéversion* de la totalité de la région ; nous devons ajouter ici que cette déviation n'affecte souvent qu'une seule ou deux incisives, une canine isolément, etc. Ces faits constitueront ainsi une division de notre étude. A ces dispositions s'ajoutent encore d'autres déviations bornées également à une ou plusieurs dents : telles sont les *inclinaisons latérales* et les *rotations sur l'axe*.

Sans entrer ici dans de plus longs détails, nous résumerons ces considérations dans le tableau suivant :

Anomalies de direction...	Absolues............	Prognathisme accidentel.	
		Opisthognathisme accidentel.	
	Relatives............	Antéversion...	totale.
			partielle.
		Rétroversion..	totale.
			partielle.
		Inclinaison latérale.	
		Rotation sur l'axe.	

Tel sera le cadre de notre description.

Avant toutefois d'aborder l'étude successive des divisions que nous venons d'indiquer, nous compléterons par quelques remarques les généralités concernant les anomalies de direction en général.

Cette espèce de déviation n'affecte pas les dents temporaires. Qu'il s'agisse des anomalies totales ou des anomalies relatives, la première dentition n'y est point exposée, ou du moins n'en connaissons-nous pas d'exemple. On sait en effet que le développement du prognathisme, même ethnologique, ne s'effectue pas dans les premiers temps de la vie, et qu'il n'apparaît qu'à l'âge adulte. Il serait dès lors impossible de tenter une étude des différences de race chez l'enfant au moyen de ce caractère. Quant aux déviations partielles, leurs causes les plus ordinaires résultent de la persistance anomale des dents temporaires ou de l'insuffisance du développement des mâchoires, mécanisme qui n'est pas applicable à la première dentition. Ces anomalies sont donc exclusives à la dentition de l'adulte.

L'étude de leur répartition suivant les sexes nous conduit aux indications suivantes : On sait déjà, en ce qui concerne le prognathisme ethnologique, que MM. Broca et Topinard ont signalé sa plus grande fréquence chez la femme, soit chez les races éminemment prognathes, soit dans les temps préhistoriques. Nous remarquons que la même prédominance se poursuit s'il s'agit des anomalies de direction accidentelles, soit totales, soit partielles. En effet, sur un chiffre de 381 cas, nous trouvons la répartition suivante :

Chez la femme	203
Chez l'homme	92
Sans désignation de sexe	86
Total	381

Le chiffre de 86 qui représente les faits indéterminés est toutefois trop considérable pour que cette petite statistique ait une valeur réelle, et nous n'avons pu, malgré nos recherches, fixer le sexe dans bien des exemples qui nous étaient fournis par des pièces anatomiques ou des moulages dépourvus de tout renseignement sur leur provenance. Toutefois nous sommes très-disposé à penser que la relation entre les deux chiffres chez l'homme et la femme ne se modifierait pas sensiblement par l'addition d'exemples nouveaux, et il reste dès lors acquis pour nous que cette espèce d'anomalie est très-réellement plus fréquente chez la femme que chez l'homme.

Une dernière considération que nous désirons présenter est relative à la curabilité du plus grand nombre des anomalies de direction, non point cependant pour celles qui sont totales, car elles résultent ordinairement de modifications plus ou moins profondes dans la morphologie du squelette de la face et du crâne, et les moyens orthopédiques ou chirurgicaux sont alors le plus ordinairement inapplicables; mais toutes ou presque toutes les anomalies dites *relatives* sont curables par des moyens variés, qui seront décrits à l'occasion de chaque variété en particulier.

I. — ANOMALIES DE DIRECTION ABSOLUES OU TOTALES.

Nous entendons par ce titre les déviations dans la direction comprenant, dans un mouvement de projection double et uniforme, les deux arcades dentaires qui restent ainsi dans leurs rapports ordinaires de rencontre. Cette projection n'affecte, ainsi que nous l'avons établi plus haut, que la région antérieure, soit les incisives seules, soit celles-ci et les canines simultanément. Elle se divise en deux variétés : la projection antérieure ou *prognathisme*, la projection postérieure ou *opisthognathisme*. Dans ces deux circonstances opposées, la région des molaires conserve, ainsi que nous l'avons dit, sa rectitude ordinaire et normale; aussi toute tentative de curabilité doit être rejetée, la difformité étant, nous le rappelons, le fait d'une déviation primordiale des os de la face, de sorte que les dents ont obéi passivement à la translation qu'elles ont éprouvée.

II. — ANOMALIES DE DIRECTION RELATIVES OU PARTIELLES.

Cette catégorie de déviations se subdivise dans les variétés que nous avons établies : *antéversion, rétroversion*, *inclinaison latérale*, *rotation sur l'axe*. Elles constitueront autant de paragraphes particuliers.

§ I. — DE L'ANTÉVERSION.

L'antéversion consiste dans la projection en avant de l'une des arcades dentaires sur l'autre. Elle est infiniment plus fréquente à la mâchoire supérieure qu'à l'inférieure ; elle peut porter sur toutes les dents antérieures incisives et canines, mais le plus souvent elle occupe les incisives seules. Dans les cas plus simples, elle n'affecte qu'une ou deux incisives seulement, les autres étant normales.

L'*antéversion complète* des incisives supérieures est plus ou moins marquée, ce qui constitue des variétés dans le degré de la projection. Le plus ordinairement elles offrent une obliquité variable ; dans les cas extrêmes, les incisives peuvent se rapprocher de l'horizontalité ; nous ne connaissons pas toutefois d'exemple de cette dernière disposition. Dans les faits d'antéversion complète des incisives supérieures, les inférieures conservant leur rectitude, les rapports entre les deux arcades sont troublés, et entre le bord supérieur des incisives inférieures et le bord correspondant des supérieures on constate une distance qui peut atteindre dans certains cas jusqu'à 8 à 10 millimètres. Les maxillaires toutefois peuvent garder la direction primitive ; mais dans certains cas la région incisive du maxillaire supérieur a subi également une saillie en avant, et c'est cette projection même qui a entraîné les dents. Elle porte ainsi essentiellement sur l'os incisif, dont l'existence chez l'homme n'est plus contestable aujourd'hui, et nous pouvons dire ici que la série des déplacements que peut subir l'incisif commence à la simple projection avec obliquité plus ou moins grande des dents, et finit au bec-de-lièvre double avec saillie du tubercule médian, entraînant les incisives tout à fait en dehors de la cavité buccale.

C'est à l'époque où s'effectue la seconde dentition que se produit cette déviation. Les conditions diverses et les troubles que peut présenter l'éruption peuvent être regardés comme cause de cette déviation ; mais l'hérédité joue ici, comme dans un grand nombre d'autres anomalies dentaires, un rôle incontestable ; nous l'avons maintes fois constaté.

La difformité une fois arrivée à sa période d'état, c'est-à-dire au moment où est achevée l'éruption secondaire, vers la douzième année par exemple, les conséquences qu'elle apporte à la physionomie et aux fonctions sont considérables; on peut en voir un exemple représenté planche XI, figure 4. La lèvre supérieure est soulevée ainsi que la région sous-nasale ; la bouche est béante ; les bords des lèvres étant trop éloignés pour se rencontrer sans effort, le profil est considérablement altéré, et, à partir de la lèvre supérieure, il éprouve un recul considérable vers le menton. Les rapports des deux arcades dentaires sont tels, que les incisives inférieures vont toucher l'arcade opposée en arrière des supérieures, rencontrant celles-ci au niveau même du collet ou parfois plus en arrière, frappant la muqueuse palatine en y traçant leur empreinte. Ce phénomène donne ordinairement lieu à une irritation plus ou moins grande de la gencive, qui devient le point de départ d'altérations plus sérieuses : stomatites, ulcérations, etc. Abandonnée à elle-même, une telle difformité est absolument définitive et nullement modifiable spontanément; elle est toutefois parfaitement réductible par les moyens orthopédiques.

Ces moyens sont de trois ordres :

1° Le bâillon;

2° Les appareils à traction postérieure ;

3° Les appareils à pression antérieure.

1° Le *bâillon* consiste essentiellement en une masse de caoutchouc vulcanisé, creusée d'autant de cavités qu'il y a de dents déviées. Ces cavités reçoivent ainsi très-exactement les dents, dont elles représentent l'empreinte exacte.

De chaque côté de cette masse partent deux branches qui font saillie hors de la bouche et à l'extrémité externe desquelles est attachée une bande d'étoffe de caoutchouc en fils tressés, fixée d'autre part à un bonnet ou serre-tête fait d'étoffe résistante. L'ensemble de cet appareil a la forme d'un mors, sur lequel les bandes de caoutchouc exercent une traction constante dans le sens antéro-postérieur. Ce procédé semblera sans doute bien primitif et assez incommode. Il est difficile, en outre, de l'appliquer d'une manière constante ; il n'est possible que pendant la nuit. Nous avons cru cependant utile de le décrire, au moins à titre de renseignement, et nous lui devons d'ailleurs un cas de guérison ; le voici :

Observation. — Le jeune D..., âgé de dix ans, présente une projection en avant des quatre incisives supérieures, dont l'obliquité est telle que, de leur bord libre à la surface antérieure des incisives inférieures, la distance, pendant l'occlusion de la bouche, est de 1 centimètre. Les canines ne sont pas encore sorties, mais les temporaires qui en occupent la place sont droites, de sorte qu'elles sont éloignées des incisives latérales par un intervalle, véritable *barre* ou *diastema* triangulaire à sommet supérieur. Les incisives supérieures soulevant la lèvre sont en réalité placées en dehors de la bouche et au-devant de la lèvre inférieure. La cavité buccale ne peut se fermer que par un effort de l'enfant, et dans l'état ordinaire elle reste constamment entr'ouverte. En outre, les incisives inférieures, au lieu de rencontrer la face postérieure des supérieures, comme dans l'état normal, viennent, par leur bord libre, frapper la muqueuse palatine au dedans de l'arcade, et entretiennent sur ce point une irritation permanente. Le 15 juin 1864, le bâillon, ou mors de caoutchouc, est appliqué, avec recommandation de l'installer régulièrement chaque nuit. Le traitement est continué ainsi pendant quatre mois sous la surveillance des parents qui habitent la province.

Au bout de ce temps, la réduction est parvenue à son terme, c'est-à-dire que le collet des incisives supérieures est au contact des inférieures, de telle sorte que l'intervalle d'un demi-centimètre qui existait sur ce point est comblé, tandis que, d'autre part, les incisives supérieures sont verticales, placées régulièrement et parallèlement au-devant de l'arcade inférieure. La bouche peut se clore facilement, et la difformité si considérable que présentait l'enfant a complétement disparu.

L'appareil n'est porté, à partir de ce moment, qu'une nuit sur deux pendant un mois, puis une nuit sur trois pendant un second mois, enfin une nuit par semaine pendant trois mois. Au bout de cette durée totale de neuf mois, le traitement est abandonné : la déviation est définitivement réduite, car l'enfant revu en 1869, c'est-à-dire cinq ans plus tard, est resté complétement guéri.

L'appareil qui a été appliqué dans ce cas a pour principe, comme on voit, d'exercer son action sur l'ensemble de la région incisive en totalité, par des moyens de traction s'effectuant en dehors de la cavité buccale. Nous répétons, du reste, que nous ne l'avons décrit que pour mémoire, bien que, dans certains cas, rares à la vérité, il puisse être préféré à ceux qui bornent leur action à l'intérieur de la bouche. En effet, il se peut que, d'une part, l'état d'altération des dents temporaires ou définitives qui occupent les régions latérales et postérieures de la mâchoire supérieure, et, d'autre part, des phénomènes inflammatoires de la muqueuse, apportent des difficultés à l'application d'autres moyens; mais, en dehors de ces circonstances, on devra toujours préférer l'un des deux autres procédés que nous allons exposer.

2° Les *appareils à traction postérieure* consistent dans l'application d'une lame métallique, de platine ou d'or, estampée à la surface de la voûte palatine et fixée sur les parties latérales par des anneaux de même substance embrassant les molaires. Au bord antérieur de la plaque métallique, lequel bord est parallèle à la courbe que décrit la série des incisives, sont fixées de petites boucles de métal en nombre égal à celui des incisives déviées, et placées rigoureusement en regard de la face postérieure de chacune d'elles. Ces boucles servent à fixer des fils disposés en anse autour des dents et composés de cordonnet de soie tordue, de telle sorte que, placés à sec, ils se gonflent en se raccourcissant par l'humidité de la bouche, et exercent ainsi une traction dans le sens antéro-postérieur; toutefois leur influence, comme on pense bien, s'épuise rapidement; aussi faut-il fréquemment les renouveler. On les remplace ainsi chaque jour afin d'obtenir une action à peu près constante de l'appareil. Les fils de soie employés ainsi comme élément de traction peuvent être du reste heureusement remplacés par des fils où des anneaux de caoutchouc. Certaines conditions de la bouche sont nécessaires à cette application : ainsi il faut que les dents à réduire soient assez longues pour que les fils n'aient pas de tendance à se déplacer, soit vers le collet où ils causeraient des phénomènes d'irritation de la gencive ou du périoste dentaire, soit vers le bord libre où ils se détacheraient en glissant à la surface de l'émail; il faut en outre que les rapports des deux arcades dentaires soient tels, que la rencontre des dents ne vienne pas déranger les anses de traction. Un autre inconvénient de ce procédé consiste dans l'obligation pour les sujets de l'application permanente d'un appareil complexe, ce qui peut se concilier difficilement parfois avec les nécessités fonctionnelles de la bouche et des dents. Nous l'avons cependant employé trois fois avec un plein succès. Nous allons citer à ce propos l'une de nos observations :

Observation. — Le jeune G..., âgé de onze ans, élève d'un lycée de Paris, présente une antéversion des quatre incisives supérieures. L'obliquité de ces dents se mesure sur un intervalle d'un centimètre entre leur bord libre et le plan de la face antérieure des incisives inférieures ; celles-ci frappent le bord alvéolaire supérieur à un demi-centimètre en arrière du collet des premières. Un appareil d'or à tractions postérieures est appliqué d'une façon permanente (voy. pl. XI, fig. 11). L'enfant s'y habitue si bien, qu'au bout de quelques jours toutes les fonctions de la bouche n'en éprouvent aucune gêne. Les fils sont renouvelés tous les jours, et l'appareil est ainsi maintenu pendant quatre mois, au bout desquels la réduction est complète. Après ce temps, l'appareil est appliqué seulement pendant deux jours par semaine. Au bout de deux mois, les dents sont abandonnées à elles-mêmes. La guérison se maintient intacte, car l'enfant, revu deux ans plus tard, est resté complètement guéri. A cette époque toutefois, nous reconnaissons que les canines, qui font alors leur évolution tardive, n'ont pas la place suffisante pour se loger, en raison de l'atrésie des maxillaires et de la position des premières prémolaires qui sont presqu'au contact des incisives latérales. Nous nous décidons, autant dans le but de permettre la descente de ces canines que pour éviter la reproduction de la déviation antérieure, à sacrifier les deux premières prémolaires. Six mois plus tard, les canines ont pris la place des dents extraites, et la bouche est parfaitement régulière.

Ce procédé que nous venons d'exposer, bien que préférable au premier, présente encore quelques inconvénients dans certains cas. Ainsi les dents temporaires ou définitives, sur lesquelles doivent s'adapter les anneaux de maintien de l'appareil, peuvent se prêter difficilement à les recevoir, en raison soit de leur forme, soit des altérations qu'elles peuvent présenter. Les modifications de disposition et de nombre qu'éprouvent ces dents au moment de la seconde dentition ne permettent pas en outre une application suffisamment fixe et continue. Ces inconvénients, joints à ceux qui sont inhérents à la présence des fils et dont nous avons parlé tout à l'heure, nous engagent en définitive, sauf quelques cas tout à fait spéciaux, à préférer à ce système d'appareils le troisième procédé que nous allons indiquer.

3° *Appareils à pression antérieure.* Ces appareils se composent d'un double bandeau soit de métal, soit mieux de caoutchouc vulcanisé. L'un de ces bandeaux, placé en arrière de l'arcade dentaire, est appliqué sur le palais et à la face interne des dents latérales ; l'autre est antérieur et circonscrit exactement l'arcade. Les deux parties de l'appareil sont reliées l'une à l'autre par des liens transversaux, composés soit de fils métalliques dans le cas où il n'y a aucun vide dans la série des dents, soit formés de caoutchouc même, lorsqu'une lacune, correspondant à l'absence d'une dent, laisse un passage de dedans au dehors. Ces liens transversaux constituent des espèces de ponts destinés à maintenir dans un rapport invariable les deux parties de l'appareil, qui se trouve ainsi constituer une gouttière ouverte, dans laquelle les dents sont enclavées par leur face antérieure et postérieure, et libres à leur bord inférieur. En outre, une lacune est ménagée aux dépens du bandeau postérieur et au niveau des incisives déviées, tandis qu'au contraire le bandeau antérieur s'applique exactement sur elles en avant. Enfin ce bandeau antérieur porte des chevilles de bois incluses dans des trous ménagés à cet effet, et en nombre égal à celui des dents difformes (1). Les chevilles sont placées de telle sorte qu'elles exercent

(1) Le bois destiné à confectionner les chevilles doit être choisi parmi les espèces les plus dures ; il doit être très-sec, puisque c'est sur son gonflement, dans le milieu humide de la bouche, qu'est basée son action. On applique aussi à cet usage certains bois comprimés ; mais, en définitive, un bois quelconque peut être employé à défaut des espèces spéciales.

une pression d'avant en arrière sur la couronne de celles-ci, et c'est ainsi que, renouvelées de temps en temps, elles produisent une action à peu près continue. (*Voir* pour les détails d'application la figure 5 de la planche XI qui représente un de ces appareils en place.)

Cet appareil, infiniment préférable aux deux précédents, ne présente pas en effet d'inconvénients sérieux; il est fort commode, s'applique et se manœuvre très-facilement. Les sujets le placent eux-mêmes et ne le retirent qu'au moment des repas. Il n'apporte dans la bouche aucune gêne notable, si ce n'est un certain soulèvement de la lèvre supérieure correspondant à l'épaisseur du bandeau antérieur. Il peut être ainsi maintenu d'une façon constante pendant la nuit aussi bien que pendant le jour.

La durée du traitement est variable, suivant le degré de la déviation, la fréquence du renouvellement des chevilles de bois et les soins que mettent les malades à porter plus ou moins régulièrement l'appareil. Il faut en général plusieurs mois pour obtenir la réduction d'une antéversion des incisives présentant une saillie de 1 à 2 centimètres. En outre, comme il s'applique souvent dans une bouche pendant la période de transition de la première à la seconde dentition, les modifications mêmes de l'arcade dentaire nécessitent pendant le traitement certains changements ou parfois son renouvellement complet. Enfin, lorsque la réduction de la difformité est réalisée par le retour des dents à la position normale, il importe de conserver à celles-ci leur situation nouvelle et régulière par l'application d'un dernier appareil dit *de maintien;* celui-ci est établi comme les précédents, sauf que le bandeau antérieur, dépourvu de chevilles, s'applique exactement à la face antérieure des dents réduites, et s'oppose au retour de la déviation. Ce dernier appareil est ainsi porté soit un jour sur deux, soit seulement pendant la nuit; c'est de la sorte qu'en éloignant peu à peu les séances d'application de l'appareil, ou en réduisant le nombre d'heures pendant lesquelles il est porté, on parvient à réaliser la persistance de la guérison.

Les deux observations suivantes sont relatives à des exemples de guérison par l'emploi de cette sorte d'appareils.

Observation. — La jeune A..., âgée de onze ans, a sa dentition supérieure encore incomplète comme nombre; toutefois les canines sont parues, mais les petites molaires manquent. Les grosses molaires temporaires subsistent, et les premières molaires permanentes sont en place et saines; les quatre incisives supérieures sont projetées en avant à une distance des inférieures, qui n'est pas moindre de 9 millimètres. Le profil offre l'aspect représenté dans le moulage planche XI, figure 4.

Un appareil, construit comme nous l'avons décrit plus haut, est appliqué le 10 juin 1867. La figure 5 le représente en place, et fonctionnant au moyen de quatre chevilles de bois. Le traitement est poursuivi pendant deux mois, au bout desquels un simple appareil de maintien est appliqué, avec l'indication de le porter seulement pendant la nuit; il est ainsi maintenu pendant trois mois encore. Au bout de ce temps total de cinq mois, le traitement est abandonné. L'enfant, revu dix-huit mois plus tard, est resté complétement guéri, et son état est représenté par le moulage pris à ce moment (mai 1869), et figuré planche XI, figure 6.

Observation. — La jeune C..., âgée de neuf ans, a une dentition supérieure dans l'état suivant : les incisives centrales sont en place; les latérales ne sont pas encore sorties; les canines temporaires persistent, ainsi que la grosse molaire temporaire droite, et les deux premières molaires permanentes sont en leur lieu normal. Les incisives centrales sont fortement projetées en avant, causant une difformité considérable, et reposant, dans l'occlusion incomplète de la bouche, sur la lèvre inférieure.

Un appareil de réduction en caoutchouc vulcanisé et à deux bandeaux concentriques est appliqué le 3 octobre 1864; il est représenté en place planche XII, figure 4.

Au bout d'un mois, le résultat est complet; les dents incisives ont repris la position verticale, et la distance parcourue dans la réduction est mesurée par l'intervalle qui sépare le bandeau antérieur du niveau qu'ont acquis les deux dents à leur état de guérison. Cette distance, qui est de 8 millimètres, est appréciable dans la figure 5.

Un appareil de maintien porté pendant la nuit durant deux mois assure définitivement la guérison, qui est restée complète au bout d'une année.

Ces deux exemples que nous donnons à l'appui de la description de ce système d'appareils sont suffisants pour établir la curabilité de l'antéversion des incisives centrales par l'emploi d'un procédé à la fois fort simple, d'une puissance considérable et d'une action relativement rapide.

Les faits d'antéversion que nous venons de décrire sont relatifs, comme on le voit, à des déviations portant soit sur deux incisives, soit sur les quatre simultanément; ce sont en effet les cas les plus fréquents. Nous devons signaler toutefois les faits d'antéversion des canines isolément : ils consistent essentiellement dans la saillie de celles-ci qui, émergeant sur un point élevé des arcades dentaires, se dirigent parfois obliquement en avant et en dehors en manière de *défenses*, comme disent les sujets, et relèvent vicieusement la lèvre supérieure. Cette déviation est très-fréquente à la fin de la période de la seconde dentition, vers la douzième ou la treizième année. Elle a presque constamment pour cause un certain degré d'atrésie du maxillaire supérieur coïncidant avec l'achèvement du reste de la dentition, de telle sorte qu'entre la première prémolaire et l'incisive latérale il ne reste qu'un espace insuffisant pour recevoir la canine. Celle-ci alors, au lieu de descendre régulièrement à sa place normale, se trouve projetée plus ou moins en avant.

La conduite à tenir en pareil cas est variable selon l'époque à laquelle on est appelé à constater la déviation et suivant le degré de celle-ci : si l'on est consulté au début de la production de cette anomalie, c'est-à-dire lorsque la canine apparaît au dehors sur un point élevé de l'arcade dentaire, il faut rapidement faire le sacrifice de la première prémolaire. La canine, trouvant ainsi une place large et libre au-dessous et en arrière, s'y dirige spontanément, et la déviation se trouve ainsi réduite au moment où la dent a achevé son éruption. Si, au contraire, on ne constate la difformité qu'au moment où la canine a effectué son évolution complète dans le lieu anormal où elle a paru, il faut recourir à l'extraction de cette dent elle-même, de manière à supprimer purement et simplement la saillie qu'elle occasionne au bord alvéolaire. Nous n'avons pas à insister davantage sur ces faits, laissant au praticien l'appréciation de la conduite qu'il doit tenir suivant le cas qui se présente à son examen. Nous mentionnerons cependant, en terminant, une tentative qui paraît avoir été faite parfois dans le but de donner à l'arcade supérieure une étendue suffisante pour loger toutes les pièces déviées du système dentaire sans faire le sacrifice d'aucune d'elles. Il s'agit des appareils dits *extenseurs*. Nous ne croyons pas à l'efficacité de tels moyens, sur lesquels nous reviendrons d'ailleurs plus loin en traitant des anomalies de *disposition* et de l'atrésie des mâchoires.

Telles sont les variétés principales d'antéversion des dents antéro-supérieures. Nous n'avons pas à mentionner les déviations du même ordre qui peuvent affecter les molaires, car l'anomalie ne peut plus dans ce cas figurer sous ce nom, et constitue alors une simple *déviation latérale* ou une *rotation*, variétés dont nous nous occuperons plus loin.

A la mâchoire inférieure, l'antéversion, bien que fort rare, peut se produire dans certaines circonstances : elle consiste dans la projection en avant d'une portion plus ou moins étendue de l'arcade. L'exemple le plus remarquable de cette anomalie est celui qui a été rapporté et figuré par Tomes (1). Nous en reproduisons le dessin (pl. X, fig. 12). Un renversement considérable de la région mentonnière s'était produit pendant l'enfance par la rétraction lente d'une cicatrice de brûlure occupant la région antérieure du cou. Le reste de l'arcade dentaire était normal.

Dans un certain nombre de cas plus simples, la déviation porte seulement sur une ou plusieurs incisives, qui se trouvent ainsi projetées en avant, soulevant la lèvre inférieure. Les causes les plus communes alors sont : l'atrésie du maxillaire inférieur, la compression des dents dans un espace trop restreint et la nécessité pour une ou plusieurs d'entre elles de se porter soit en arrière soit en avant. C'est dans ce dernier cas que se produit alors une antéversion partielle inférieure.

Dans de telles circonstances, l'application d'un appareil de redressement est fort difficile, en raison des troubles qu'il apporte dans les fonctions de la langue et dans la parole; on devra donc le rejeter.

(1) *Loc. cit*, traduction Darin, 1873, p. 127.

D'ailleurs le problème est ici tout autre qu'à la mâchoire supérieure : pour celle-ci la déviation est souvent due à des perturbations préalables de l'os incisif, tandis qu'inférieurement elles résultent, soit d'un certain degré d'atrésie de l'arcade alvéolaire, soit de la dimension excessive des dents antérieures, soit enfin de ces deux causes réunies; ce sont donc en définitive des conditions d'insuffisance de place qui ont produit l'anomalie ou coïncident avec elle, et qui indiquent par cela même le traitement à suivre : il suffit en effet de pratiquer la suppression pure et simple de la dent déviée antérieurement. A la suite de cette opération, les dents voisines de la perte de substance se rapprochent progressivement et l'arcade dentaire recouvre sa régularité et son harmonie.

Avant de terminer l'étude de l'antéversion et des moyens de réduction qui lui sont applicables, nous devons mentionner encore un appareil plus simple que les précédents, et dont le caractère essentiel est d'agir sur la dent déviée à la façon d'un ressort. C'est un appareil métallique, composé d'un anneau d'or embrassant une ou plusieurs dents auxquelles il est ainsi solidement fixé. De cette armature part un ressort de même métal ou même d'acier, recouvert d'une couche de nickel et qui, exerçant une pression continue sur la dent déviée, en opère rapidement la réduction. Nous avons recueilli un cas de ce genre, dont l'histoire servira à compléter cette description.

Observation. — Me A..., âgé de vingt-deux ans, présente une projection en avant de l'incisive latérale supérieure droite, ce qui constitue une difformité très-marquée; cette dent fait en effet saillie hors de la bouche et tombe sur la lèvre inférieure. A l'examen de l'arcade dentaire, on remarque en outre que cette incisive est séparée de la canine par un intervalle considérable, sans qu'il manque en ce point aucune pièce du système dentaire. La première prémolaire, contiguë à la canine, est normalement placée et saine; seulement la seconde prémolaire manque dans la bouche; elle a été extraite à la suite de carie. Le côté opposé ainsi que les autres régions de la bouche sont normaux. La disposition que présente l'arcade supérieure est représentée d'ailleurs planche XII, figure 8.

La disposition particulière des parties nous suggéra l'idée d'appliquer dans ce cas un appareil d'une grande simplicité, et consistant essentiellement dans un ressort d'or en S fixé à une armature de même métal, lequel embrasse simultanément la canine et la première prémolaire, et forme le point fixe de l'appareil. Celui-ci est d'ailleurs représenté en place dans la même figure 8, et on en comprend facilement le mécanisme sans qu'il soit besoin d'une plus longue description.

Ainsi installé, l'appareil est aussitôt mis en fonction en imprimant à sa partie libre ou *ressort* une légère inflexion, qui lui fait exercer une pression douce et constante sur la surface antérieure de la couronne.

Au bout d'un mois d'un traitement conduit avec de grands ménagements à cause de l'étendue de la déviation et de l'âge relativement avancé du sujet, la guérison est complète, c'est-à-dire que la dent occupe la position qui est représentée figure 9. L'incisive latérale a repris sa place au contact de l'incisive centrale ; elle ne fait plus saillie hors de la bouche, et bien qu'il subsiste encore un léger intervalle entre cette dent et la canine, on peut regarder la guérison comme complète.

L'appareil est cependant porté encore par intervalle pendant la nuit durant un mois, puis une nuit sur deux durant quinze jours, et enfin il n'est appliqué par le sujet lui-même qu'une nuit par semaine pendant un mois encore ; au bout de ce temps, les parties sont abandonnées à elles-mêmes, et la réduction se maintient complète indéfiniment.

§ II. — DE LA RÉTROVERSION.

Cette anomalie consiste dans la projection en arrière de l'arcade dentaire, c'est-à-dire au dedans de la courbe normale, d'une ou de plusieurs dents antérieures, incisives ou canines. Le caractère essentiel de cette déviation est que la couronne seule semble avoir éprouvé le mouvement de recul, tandis que la racine conserve son point d'implantation.

Les dents antérieures des deux mâchoires peuvent subir également ce phénomène, qui présente toutefois beaucoup moins d'importance à l'inférieure qu'à la supérieure.

A la mâchoire inférieure, en effet, la déviation a, comme dans les cas d'antéversion, pour cause constante l'insuffisance d'emplacement réservé aux dents antérieures, de sorte qu'une ou plusieurs d'entre elles s'inclinent en arrière. Ce sont plus particulièrement les incisives latérales qui affectent cette disposition. Ces dernières, apparaissant après les incisives centrales et dans un emplacement rendu souvent insuffisant par la persistance des canines temporaires, sont immédiatement rejetées en arrière et y persistent jusqu'après l'achèvement total de l'évolution.

C'est à une disposition de ce genre, affectant deux incisives, qu'on a donné le nom de *double rangée de dents*, bien que le nombre de celles-ci soit parfaitement normal. Nous n'insisterons pas davantage sur ce phénomène, dont nous avons déjà parlé tout à l'heure et dont la réduction ne réclame d'autre intervention que la suppression pure et simple des dents projetées en arrière, de façon que les autres, opérant ensuite leur rapprochement spontané, rendent à la région sa régularité.

On ne saurait, en effet, selon nous, opposer à une telle déviation des dents inférieures un appareil de réduction quelconque, car la condition fondamentale de l'anomalie est l'insuffisance de place, la région osseuse du maxillaire étant en réalité insuffisante à permettre le classement régulier des dents correspondantes.

C'est donc à la mâchoire supérieure que la déviation en question offre surtout de l'importance, et dans ce cas la dent supérieure déviée occupe une position vicieuse non-seulement en dedans des dents voisines, mais encore en arrière des dents inférieures correspondantes. La rétroversion est ainsi en réalité double, c'est-à-dire que la dent est projetée à la fois en arrière de la parabole supérieure et de la parabole inférieure. On peut immédiatement reconnaître aussi que la présence des dents inférieures au devant des supérieures déviées devient précisément la raison qui rend la déviation définitive en s'opposant à toute réduction spontanée.

Les causes les plus ordinaires de la rétroversion des dents antéro-supérieures sont :

1° La saillie anormale du menton entraînant l'arcade dentaire inférieure et constituant la disposition connue sous le nom de *menton de galoche ;*

2° Le retrait également congénital de l'os incisif entraînant à son tour la portion correspondante de l'arcade dentaire et donnant lieu à l'aplatissement de la région labiale supérieure, ce qui, pour la physionomie, amène le même résultat que dans le cas précédent.

Toutefois, cette explication ne s'adresse qu'à la rétroversion de toute la région antéro-supérieure; si la déviation ne porte que sur une ou deux incisives ou sur une canine seule, elle doit être attribuée non plus à une disposition vicieuse de l'un ou l'autre maxillaire, mais à une anomalie primitive de direction du follicule correspondant à la dent déviée ou à un retard dans l'époque de son éruption. C'est de la sorte que, trouvant au moment de sa sortie la place occupée par une dent temporaire persistante ou par l'inclinaison d'une voisine, la dent tardive se trouve forcée de subir une déviation qui peut amener sa projection en dedans de l'arcade.

La rétroversion peut se subdiviser en plusieurs variétés qui sont:

1° La rétroversion isolée d'une incisive comme dans le cas représenté planche XII, fig. 11;

2° La rétroversion double des deux incisives centrales (pl. XII, fig. 6);

3° La rétroversion double des incisives latérales (pl. XII, fig. 7);

4° La rétroversion d'une ou des deux canines;

5° La rétroversion d'une moitié de l'arcade supérieure, c'est-à-dire l'*hémi-rétroversion* de l'arcade (pl. XII, fig. 10).

Toutefois, ces diverses nuances de la même déviation réclamant en définitive les mêmes moyens de réduction, il n'y a pas lieu de les décrire successivement. Nous indiquerons seulement les différents procédés imaginés pour les guérir. Or, la thérapeutique d'une anomalie de direction par rétroversion doit répondre à deux indications fondamentales qui sont :

1° Exercer sur la dent déviée une action d'arrière en avant destinée à ramener progressivement la dent supérieure au devant des inférieures et à sa place normale ;

2° De supprimer temporairement, c'est-à-dire pendant la durée du traitement, l'influence des dents inférieures qui, placées, comme nous l'avons vu, au devant de la dent anomale, s'opposent précisément à son mouvement en avant et représentent, ainsi que nous l'avons dit, la raison, sinon de la production, du moins de la persistance de la déviation.

Pour répondre à ce double but il ne faut point songer à une opération chirurgicale de nature à replacer brusquement la dent à son lieu normal. On ne devra point recourir non plus à la suppression des dents inférieures qui s'opposent au retour en avant, à moins toutefois que celles-ci soient des dents temporaires, ce qui est l'exception dans les cas courants de la pratique.

Le seul procédé applicable est par conséquent l'emploi d'appareils répondant au double but que nous avons indiqué. — Nous allons passer en revue les principaux en discutant leur valeur relative.

A. *Le plan incliné.* — Il représente le plus ancien des moyens connus applicables à la rétroversion. Il est dû à un praticien français, Catalan, qui le fit connaître en 1826 (1). Il est assurément fort ingénieux et d'une extrême simplicité. Il consiste essentiellement en une sorte de boîte dans laquelle sont reçues les dents inférieures. Elle occupe ainsi une partie plus ou moins étendue de l'arcade inférieure sur laquelle elle se moule et s'applique exactement à la manière d'un capuchon. Au bord supérieur de l'appareil se trouve le *plan incliné,* dirigé en arrière et en haut, et dans une obliquité telle que la dent déviée le rencontre inévitablement dans les manœuvres d'occlusion de la bouche.

Les premiers appareils de ce genre étaient fabriqués en métal, or ou platine. C'était une plaque mince estampée exactement sur la région dentaire inférieure, et la partie essentielle, le *plan incliné,* était soudée dans la direction voulue. Aujourd'hui le caoutchouc vulcanisé a remplacé avantageusement, et d'une manière à peu près générale, les appareils métalliques sur lesquels il a l'avantage de n'exercer sensiblement aucune action nuisible aux dents qui le supportent.

L'appareil est ainsi placé dans la bouche et maintenu d'une manière

(1) *Mémoire, rapport et observations sur l'appareil propre à corriger la difformité vulgairement nommée menton de galoche.* Paris, 1826.

constante sauf au moment du repas, où les enfants le retirent eux-mêmes avec la plus grande facilité. La dent qui est affectée de rétroversion est, par sa rencontre incessante avec la surface oblique du plan incliné de l'appareil, dirigée progressivement dans le sens antérieur et revient peu à peu à sa place normale.

Cet appareil dont la puissance est certainement suffisante à produire la réduction d'une déviation simple devra, selon nous, être préféré à tout autre dans les cas où une ou deux incisives seulement sont rétroversées. Ses inconvénients toutefois doivent être signalés : outre ceux qu'il possède en commun avec tous les appareils de réduction et sur lesquels nous reviendrons plus loin, il en présente un spécial qui résulte du caractère intermittent de son action. Confié en effetaux soins de l'enfant et à la surveillance des parents, ses effets sont subordonnés à la persistance plus ou moins complète de son application et à la condition que la bouche sera maintenue d'une façon presque continue dans l'occlusion, de sorte que la dent à réduire appuie constamment sur le plan oblique. Il se peut dès lors que, par négligence, son action soit insuffisante ou nulle. C'est pour parer à cet inconvénient que l'on devra dans les cas plus sérieux recourir aux appareils à pression continue que nous étudierons tout à l'heure.

Voici du reste deux observations de guérison obtenue par le plan incliné.

Observation. — Rétroversion isolée d'une incisive centrale supérieure, traitée et guérie par le plan incliné.

Le jeune D..., âgé de neuf ans, présente les dents antéro-postérieures dans l'état figuré planche XII, figure 11. L'incisive centrale gauche est parfaitement normale ; l'incisive latérale voisine est un peu inclinée vers la précédente ; l'incisive latérale du côté opposé commence son éruption, et n'offre qu'une légère déviation en avant ; elle a d'ailleurs une place suffisante pour descendre et se loger régulièrement ; enfin l'incisive centrale droite est en rétroversion sur les voisines et sur l'arcade inférieure.

Le plan incliné, confectionné en caoutchouc vulcanisé, est représenté figure 12 ; il s'applique sur la mâchoire inférieure, et est maintenu ainsi pendant trois semaines jour et nuit, sauf aux heures des repas ; le traitement est soigneusement surveillé par la famille. Au bout de ce temps, la réduction est obtenue, mais l'appareil est encore porté durant la nuit pendant deux mois entiers

Au bout de ce temps, qui représente à peu près trois mois de traitement total, la bouche est dans l'état représenté figure 13, c'est-à-dire que la dent rétroversée a repris sa place normale ; l'incisive latérale droite est descendue régulièrement, et la gauche s'est tout à fait décroisée spontanément ; la région antérieure est donc parfaitement rétablie.

Observation.— Rétroversion des quatre incisives supérieures, traitées et guéries par le plan incliné.

Le jeune B..., âgé de douze ans, présente la bouche dans la disposition représentée planche XI, figure 7. Les quatre incisives supérieures sont en complète rétroversion sur les inférieures. La distance qui sépare les bords libres des deux régions antérieures, mesurée dans l'occlusion de la bouche, est de 5 millimètres. Les canines ont leur situation normale en avant de l'arcade inférieure.

Un plan incliné composé de caoutchouc vulcanisé, et porteur de quatre surfaces obliques correspondant aux incisives supérieures déviées, est appliqué à la région inférieure. Il est représenté en place dans la même planche (fig. 8).

L'appareil ainsi établi est porté sans interruption nuit et jour, sauf le temps des repas. Le traitement est prolongé durant trois mois consécutifs.

Au bout de ce temps, la réduction peut être regardée comme réalisée ; mais certaines complications sont survenues pendant la durée si longue nécessitée par le traitement. Le mouvement de sortie ou de luxation spontanée des molaires, sur lequel nous insisterons plus loin dans l'étude des complications et accidents des appareils, est considérable, et les dents antérieures des deux arcades ont perdu tout contact et tout rapport normal.

A partir de ce moment, l'appareil n'est plus porté que pendant la nuit et sans bandeau de soutien, l'enfant ayant l'habitude de dormir la bouche close et les mâchoires serrées. Cette seconde partie du traitement, c'est-à-dire le maintien de la réduction dura trois mois, pendant lesquels les mâchoires libres pendant tout le jour reprennent peu à peu leur rapport régulier.

Au bout de cette période totale de six mois, la bouche présente la disposition représentée figure 10, c'est-à-dire qu'elle a repris la physionomie tout à fait normale : les incisives inférieures sont placées dans l'occlusion en arrière des supérieures, et s'opposent dès lors à tout retour de la difformité; la première prémolaire gauche, qui n'avait pas encore paru au début du traitement, a évolué plus tard, et l'arcade supérieure offre la plus parfaite régularité.

B. *Appareil à pression constante.* — Les appareils à pression constante rappellent par leur construction ceux que nous avons décrits plus haut à propos de l'antéversion. Ils consistent encore en deux bandeaux de caoutchouc appliqués, l'un en avant, l'autre en arrière de l'arcade supérieure et reliés ensemble au moyen de liens intermédiaires de caoutchouc ou de métal. La seule différence qu'ils présentent est que les chevilles de bois destinées à exercer la pression nécessaire sont placées sur le bandeau postérieur et compriment ainsi la dent d'arrière en avant. En outre leur construction doit être telle que, placés dans la bouche, ils remplissent de plus l'indication essentielle de s'opposer à la rencontre réciproque des deux arcades dentaires de manière à neutraliser l'influence des dents inférieures qui empêchent le retour en avant des supérieures déviées. D'autre part, il est parfois possible d'éviter l'application du bandeau antérieur complet. Il suffit que l'appareil embrasse les dents latérales sans passer au-devant des dents antérieures. On en réduit ainsi notablement le volume sans nuire aucunement à son action. Tel est l'appareil représenté planche XII, figure 14, et emprunté à la pratique de Tomes.

Ces appareils à double bandeau sont extrêmement précieux dans le traitement de la rétroversion aussi bien que dans celui de la déviation inverse. Ils doivent être préférés à tout autre dans les cas de rétroversions multiples des incisives en particulier, et ils présentent sur le plan incliné cette supériorité considérable qu'ils ont une action plus énergique et plus permanente, et cela indépendamment de l'intervention personnelle du sujet, laquelle est indispensable, comme on l'a vu, dans le fonctionnement du *plan incliné*.

La configuration en double bandeau a encore, pour ces appareils, un autre avantage, c'est qu'ainsi établis, ils peuvent permettre de multiplier les forces mises en jeu, de les rendre simultanées et d'opérer de la sorte sur plusieurs déviations à la fois. En effet, dans certaines anomalies multiples consistant, par exemple, en une rétroversion d'une incisive et l'antéversion d'une autre, l'application de deux chevilles, l'une sur le bandeau postérieur, l'autre sur le bandeau antérieur et opérant en sens opposés, peut produire ainsi la réduction de plusieurs déviations inverses.

Observation. — Rétroversion des deux incisives latérales supérieures traitée et guérie par l'appareil à pression postéro-antérieure constante.

Une jeune personne de dix-sept ans présente la mâchoire supérieure dans l'état indiqué par la figure 10 de la planche XII, c'est-à-dire qu'en même temps qu'une atrésie notable du maxillaire, les deux incisives latérales sont projetées en arrière, de manière à se placer dans la rencontre des arcades dentaires, au dedans des dents inférieures correspondantes. La bouche est d'ailleurs saine, et les dents ne présentent aucune trace de carie.

En raison de l'âge du sujet et de la nécessité d'agir avec une certaine énergie, nous renonçons à l'application du plan incliné, et nous recourons à un appareil à pression constante. Cet appareil est représenté planche XII, figure 2. Il se compose essentiellement d'un bandeau postérieur ou palatin en caoutchouc, que circonscrivent les dents antérieures, et qui est fixé aux dents latérales au moyen de fils métalliques d'or formant anneaux, et se logeant au côté externe de l'arcade, à la faveur de deux interstices dentaires qui permettent leur passage. Deux chevilles de bois sont fixées à l'appareil, aux points correspondant exactement aux deux dents déviées. Ces chevilles sont renouvelées tous les cinq ou six jours, pendant la durée du traitement qui est de deux mois.

Au bout de ce temps, les deux incisives sont à leur place normale ; elles se trouvent dans la rencontre des mâchoires en avant de l'arcade inférieure. Le résultat poursuivi est donc complet, et il ne reste à la jeune personne qu'une légère anomalie, que nous regardons d'ailleurs comme irrémédiable : c'est un notable degré d'*atrésie* du maxillaire et une certaine obliquité persistante des incisives centrales.

Cette observation représente le traitement et la réduction d'une rétroversion relativement faible et portant sur des incisives latérales assez légèrement déviées en somme et n'offrant d'ailleurs qu'une résistance modérée.

Lorsqu'une anomalie de ce genre occupe les incisives centrales, un appareil analogue est applicable ; seulement il peut se présenter des cas dans lesquels les dents étant parfaitement contiguës sans interstice pouvant laisser passer même un fil métallique, l'appareil devra enchâsser la région dentaire à la façon d'un capuchon recouvrant les molaires et dégagé au niveau des incisives de manière à n'exercer son action que sur celles-ci. C'est encore aux chevilles de bois qu'on a recours pour produire la pression continue. Nous rappelons qu'un exemple de ce genre est représenté planche XII, figure 14.

Ces appareils en capuchon ont encore un avantage particulier : c'est que, par leur épaisseur même, ils s'interposent à la rencontre des arcades dentaires et ils évitent plus complètement que d'autres le croisement inverse des incisives ; ils neutralisent l'influence des dents inférieures et laissent ainsi plus de liberté aux dents déviées pour reprendre leur place normale. Leur application devra donc être préférée lorsqu'il s'agira de réduire la rétroversion de plusieurs déviations simultanées ou celle des incisives centrales en particulier dont la résistance est toujours plus sérieuse que celle des latérales.

Observation. — Rétroversion de quatre incisives supérieures, traitée et guérie par l'appareil à pression postéro-antérieure constante.

Un jeune garçon, âgé de quatorze ans, présente sa dentition complète, sauf les dents de sagesse. Les quatre incisives supérieures sont en complète rétroversion sur les inférieures, et la distance qui sépare les bords libres est d'environ 6 à 7 millimètres. La lèvre supérieure est conséquemment affaissée et rentrée; la physionomie présente le caractère connu sous le nom de *menton de galoche.*

Quelques interstices favorables, situés dans la région des prémolaires, peuvent être utilisés pour placer des anneaux de soutien passant au côté externe de l'arcade, et un appareil mixte, caoutchouc et or, est appliqué. Il est représenté planche XI, figure 9. Quatre chevilles de bois, fixées sur autant de saillies de l'appareil correspondant aux dents déviées, constituent le système de pression constante.

L'appareil est maintenu en place pendant deux mois, au bout desquels la réduction est complète. Les quatre incisives ont repris leur direction normale en avant des inférieures, et la complication plusieurs fois signalée déjà du soulèvement des molaires est relativement faible. Pendant un mois encore l'appareil est porté, mais seulement la nuit, de manière à maintenir la réduction obtenue.

Après les trois mois représentant la durée totale du traitement, les arcades dentaires ont repris leurs rapports normaux, et la guérison est assurée.

§ III. — INCLINAISON LATÉRALE OU LATÉRO-VERSION.

L'anomalie de direction désignée sous le nom d'*inclinaison latérale* consiste dans une disposition telle qu'une dent ayant son implantation en apparence régulière au siége normal, sa couronne est inclinée soit en avant soit en arrière, mais toujours dans le sens de l'arcade dentaire, tandis que l'antéversion ou la rétroversion consiste dans la déviation en avant ou en arrière de cette arcade. Cette déviation latérale peut ainsi comporter tous les degrés depuis l'angle le plus faible jusqu'à l'horizontalité, et même, ainsi que nous le verrons, jusqu'au renversement complet.

Dans certaines circonstances, l'inclinaison se complique de la rétention complète de la dent et la déviation reste ainsi complétement méconnue pendant la vie. Nous en rapportons des exemples qui sont représentés dans les planche XII, figure 17 et planche XIII, figures 4, 6 et 12.

La déviation dont il s'agit se produit toutes les fois qu'une dent rencontre dans le cours de son éruption, d'une part un obstacle plus énergique que l'effort qu'elle exerce elle-même; d'autre part un espace vide voisin dans lequel elle peut *s'incliner*. On observe cette déviation lorsque, par suite de l'absence congénitale de certaines dents, les voisines, n'étant plus maintenues à leur place et dans leur direction naturelles, se dirigent vers cet espace et ne s'arrêtent le plus ordinairement dans ce mouvement que lorsqu'elles trouvent dans une dent placée à certaine distance un point résistant qui les fixe.

L'anomalie peut affecter indifféremment toutes les dents lorsqu'elles se trouvent dans les conditions que nous venons d'indiquer ; mais elle est particulièrement intéressante à étudier pour deux espèces d'entre elles, les dents antérieures et la dernière molaire ou dent de sagesse. Les premières et secondes molaires présentent très-rarement cette direction, ce qui est dû à ce que leur éruption s'effectue sur un point des mâchoires parfaitement libre et qu'elles ne rencontrent dès lors dans leur sortie aucun obstable et aucun trouble. Quant aux petites molaires, elles affectent souvent une inclinaison en avant ou en arrière par suite de la perte des dents contiguës. D'autres fois, elles sont projetées en dedans ou en dehors lorsqu'elles paraissent tardivement à la fin de la seconde dentition et que l'emplacement qu'elles devaient occuper se trouve envahi par les dents voisines.

Si l'inclinaison latérale ou *latéro-version* porte sur une dent antérieure, incisive ou canine, elle constitue parfois une difformité assez sérieuse pour qu'on cherche à l'atténuer ou à la réduire. Si des incisives centrales présentent par exemple entre elles une divergence, un moyen fort simple pourra être employé, qui consistera dans un simple fil de soie ou de caoutchouc noué sur les deux dents et réunis en 8 de chiffre par un nœud sur le côté. On peut remplacer ce procédé par un anneau de caoutchouc qui agit d'une manière plus continue. Lorsqu'une des dents antérieures est seule déviée latéralement, un petit appareil de traction pourra être appliqué sur plusieurs dents régulières de l'arcade et muni d'une anse de fil qui représente la partie active de l'appareil.

C'est à un procédé de ce genre que nous avons eu recours dans un cas d'inclinaison de la première prémolaire accompagnée de projection en avant de la canine correspondante. Ce fait est représenté planche XII, figure 15. Un anneau métallique en or enchâsse les deux molaires, et un fil contournant la prémolaire exerce sur elle une traction qui l'attire dans le vide laissé par l'absence congénitale de la seconde prémolaire. Ce traitement, continué pendant deux mois en renouvelant tous les quatre ou cinq jours le fil de soie, amena le résultat très-satisfaisant représenté par la figure 16.

Le mécanisme des déviations latérales des dents repose, comme on voit, sur deux circonstances principales et tout opposées en même temps : tantôt, en effet, l'arcade dentaire est continue, et la dent qui apparaît au moment de l'éruption est forcément projetée en dehors de la série; tantôt, au contraire, la présence d'un vide au voisinage immédiat d'une dent engage celle-ci à s'y incliner. C'est par ces circonstances que doivent s'expliquer ces déviations si complexes rangées par nous dans les *anomalies de disposition* et dans lesquelles les dents se disposent parfois sur deux plans. C'est aussi dans ces cas qu'est applicable cette pratique fort simple qui consiste à supprimer les dents qui sont le plus en saillie, de manière à provoquer le rapprochement complet des autres. Celles-ci arrivent alors au contact et constituent une arcade régulière comme courbure bien qu'incomplètes comme nombre.

C'est encore le même mécanisme qu'il faut invoquer et le même traitement qu'il convient d'appliquer lorsque la déviation latérale a pour cause la persistance d'une dent temporaire. Le sacrifice de cette dernière est de droit et provoque souvent la régularisation spontanée de l'arcade.

Mais la plus importante de ces déviations par inclinaison latérale est celle qui affecte la dent de sagesse, soit la supérieure, soit l'inférieure.

Pour la dent de sagesse supérieure, l'inclinaison est assez fréquente en raison de la situation de cette dent à l'extrémité libre de la tubérosité maxillaire. Elle peut affecter ainsi trois directions : 1° en arrière, en face du pilier antérieur du voile; 2° en dehors, du côté de la joue; 3° en dedans, vers l'intérieur de la cavité buccale. Quant à l'inclinaison antérieure, elle n'est possible que dans le cas d'absence de la deuxième molaire qui précède.

Dans les deux premiers cas qui sont de beaucoup les plus fréquents et dont nous donnons un spécimen planche XIV, figure 3, les seuls accidents qu'on observe sont des érosions ou des ulcérations de la muqueuse sur le point qui correspond à la couronne anormale. Ces ulcérations sont d'ailleurs en général sans gravité, et si l'on ne veut pas recourir au moyen radical qui consiste dans l'avulsion ordinairement facile de la dent déviée, on peut se borner à des cautérisations qui peuvent amener la cessation de tout accident.

En ce qui concerne la déviation en dedans de la bouche ou en avant dans le sens de l'arcade, ce sont là des anomalies sans aucune importance et qui passent le plus souvent complétement inaperçues.

Il n'en est pas de même de la dent de sagesse inférieure, qui peut affecter un certain nombre d'inclinaisons dans divers sens qui ont, pour la plupart, des conséquences plus ou moins graves.

Ce n'est pas le lieu ici d'aborder la question si complexe des *accidents de la dent de sagesse*, qui sont du domaine de la pathologie; mais nous devons indiquer les diverses variétés de déviation de cette dent en restant sur le terrain de la tératologie proprement dite.

La cause constante des anomalies de déviation de la dernière molaire inférieure est l'insuffisance de place que rencontre cette dent au moment de sa sortie dans l'espace compris entre la seconde molaire et la base de la branche montante. Cette explication est d'autant plus vraie que toutes les fois que, par une circonstance quelconque, cette deuxième molaire vient à manquer, la dent de sagesse, délivrée de cet obstacle, présente toujours un développement régulier et normal sans entraîner le moindre accident.

C'est donc par un phénomène de compression que se produisent les désordres de la dent de sagesse; cette compression est quelquefois telle que le follicule renfermé dans la gouttière alvéolaire éprouve une atrophie soit incomplète, et alors la dent, au moment de sa sortie, est réduite à un volume très-restreint et ne représente qu'un organe avorté; soit complète, et la dent ne paraît pas. Ces deux terminaisons, la dernière surtout, sont en tout cas fort heureuses et souvent désirables. Ajoutons qu'elles sont fréquentes, car l'on rencontre bien des sujets chez lesquels cette dent de sagesse inférieure n'existe pas, ce qui entraîne une simple réduction tératologique de la formule dentaire.

Lorsque, placée dans les conditions que nous venons de déterminer et malgré les obstacles qu'elle rencontre, la dent de sagesse inférieure effectue sa sortie, elle prend alors diverses inclinaisons que nous allons étudier.

Dans un premier cas, elle s'incline en arrière et, soulevant la muqueuse, elle se place au-dessous de celle-ci dans des replis qui forment une sorte de cavité artificielle ouverte en avant sur un point qui devient le siége de phénomènes inflammatoires en même temps que le réceptacle de matières alimentaires, de détritus et de corps étrangers. Ces matières sont, pour la couronne ainsi incluse, une cause d'altération : ainsi s'explique la carie prématurée et si fréquente de cette dent, ce qui a fait dire inexactement qu'elle sortait souvent affectée de cette maladie. Le soulèvement de la gencive en arrière a encore une autre conséquence, c'est que le lambeau de muqueuse ainsi soulevé rencontre dans le rapprochement des mâchoires la dent supérieure correspondante qui le frappe et le triture incessamment dans les mouvements de la bouche. Il s'irrite alors, s'enflamme, et les accidents se propagent souvent au tissu cellulaire voisin, aux gaînes des muscles élévateurs, d'où la contracture et les phlegmons de la face ou du cou entraînant des désordres plus ou moins étendus.

Dans une seconde variété d'inclinaison, la dent se dirige en dehors vers la joue et y pénètre alors assez souvent. Une ulcération en est la conséquence immédiate et un processus inflammatoire analogue au cas précédent survient avec les mêmes conséquences.

Un troisième mode d'inclinaison, qui est assurément le plus grave, est celui qui consiste dans la direction en avant dans le sens postéro-antérieur, soit obliquement, soit tout à fait transversalement suivant une ligne horizontale; ce mouvement s'exagère même parfois au point que la dent éprouve un renversement complet, de telle sorte que la couronne devient inférieure et la racine dirigée vers la cavité buccale. Meckel rapporte un cas de ce genre (1), et Tomes (2) en cite un autre que nous reproduisons planche XIII, figure 9. Wedl en figure un troisième; mais ce dernier est relatif, non à une dent de sagesse mais à une canine (3). Dans ces dernières circonstances, du reste, la déviation ne paraît avoir occasionné aucun accident, et il y avait simplement rétention de la dent anomale.

Si donc il s'agit des cas les plus ordinaires, c'est-à-dire obliquité ou horizontalité de la dent de sagesse inférieure, la couronne de celle-ci vient heurter la face postérieure de la deuxième molaire tantôt sur un point plus ou moins élevé de sa couronne même, tantôt au niveau même du collet ou un peu au-dessous. Cette disposition est très-fréquemment observée. On la constate aussi bien dans une race que dans une autre; toutefois les races prognathes ayant un développement en longueur plus grand des mâchoires y seront moins exposées. Cependant quelques

(1) *Manuel d'anatomie générale*, 1825, t. 3, § 2126.

(2) *Chirurgie dentaire*, traduction Darin, 1873, p. 166, fig. 77.

(3) *Pathologie de zähne*, Vienne, 1870, p. 91.

crânes de races inférieures l'ont présentée : telle est cette mâchoire de Mélanésien, citée par MM. de Quatrefages et Hamy (1). Le musée Vrolik d'Amsterdam en renferme un autre exemple (2). Dans cette situation, le mouvement d'éruption continuant sa marche, il s'exerce inévitablement une compression sur toute la série de dents de l'arcade correspondante, compression qui est parfois assez forte pour occasionner certaines déviations consécutives sur les dents de la région latérale ou même sur les dents antérieures.

Mais si, comme cela se produit assez souvent, l'arcade dentaire oppose une résistance énergique, la compression s'effectue alors dans le sens postérieur sur les parties qui répondent aux racines de la dent anomale, c'est-à-dire sur le tissu osseux du maxillaire. Une ostéite survient alors, puis une nécrose plus ou moins étendue et entraînant dans les régions voisines des conséquences bien connues, toujours graves et parfois même mortelles.

Telles sont les variétés les plus ordinaires de déviation de direction de la dent de sagesse inférieure. Nous les avons figurées dans leurs degrés différents, planche XIII, figures 7, 10, 12, et planche XIV, figures 1, 2. Nous reproduisons aussi le dessin d'une déviation analogue de la sixième molaire chez le mouton, planche XIII, figure 8.

Chez l'homme, le traitement de cette anomalie de direction de la dernière molaire variera suivant la nature ou le degré même de la déviation et aussi suivant l'époque à laquelle elle est constatée :

S'il y a simple soulèvement de la muqueuse de la gencive ou de la joue avec phénomènes locaux, inflammation ou ulcération, l'excision ou la destruction par les caustiques du lambeau sus-jacent à la couronne suffira le plus souvent, et la dent devenue libre de toute entrave continuera et achèvera son évolution sans autre désordre. Si l'on s'adresse aux caustiques, nous recommanderons tout spécialement

(1) *Crania ethnica*, p. 43, fig. 47.
(2) N° 518, 18 du catalogue,

l'emploi de l'acide chromique appliqué pur et solide sur la muqueuse. Au bout de quelques applications, les lambeaux de muqueuse se détruisent et tombent très-facilement.

Si les accidents ont pris une extension plus grande; s'ils se sont compliqués de phénomènes de voisinage phlegmons, abcès, fistules avec ou sans contracture des mâchoires, etc., l'intervention devra être plus énergique et, s'il se peut, radicale. C'est alors qu'on pourra tenter l'avulsion de la dent de sagesse elle-même, pratique ordinairement difficile, mais qui nous a réussi pleinement dans bien des cas. Sans vouloir ici décrire cette opération, nous dirons seulement qu'elle doit invariablement être tentée par l'emploi exclusif d'un instrument du vieil arsenal chirurgical, le levier simple, qui est connu vulgairement sous le nom de *langue-de-carpe*. Cet instrument a cet avantage considérable, qu'il peut s'appliquer même dans le cas d'occlusion presque complète de la bouche et même sur une dent plus ou moins incluse, à la seule condition qu'il puisse l'atteindre et pénétrer par son bord tranchant entre la couronne de la seconde molaire et celle de la troisième.

Il est toutefois un certain nombre de cas dans lesquels la dent de sagesse reste absolument insaisissable, et c'est alors qu'on a conseillé depuis longtemps l'avulsion de la seconde molaire elle-même dans le but d'opérer un débridement immédiat des parties et de favoriser ultérieurement le développement de la dernière molaire. Ce procédé est quelquefois le seul applicable; et, en admettant même qu'il reste impuissant à faire cesser les accidents, il a du moins cet avantage précieux de dégager la dent de sagesse ou de permettre, par une seconde opération, l'avulsion facile de cette dernière. C'est un sacrifice de deux dents qui devient alors nécessaire, et il n'y a pas lieu d'hésiter à y recourir lorsqu'on se trouve en présence d'accidents parfois si redoutables par leur intensité, leur durée et les complications qu'ils entraînent.

§ IV. — DE LA ROTATION SUR L'AXE.

Dans l'anomalie de déviation par rotation sur l'axe, la dent atteinte a pour ainsi dire pivoté sur elle-même, de façon à faire décrire à ses bords un arc de cercle plus ou moins étendu. Le nombre de degrés ainsi parcouru peut être très-variable : Tantôt la déviation est faible et équivaut à 15 ou 20 degrés, tantôt elle est plus forte ; parfois enfin la dent a décrit un demi-cercle complet, en sorte que sa face linguale est en rapport avec les lèvres.

Très-fréquente aux incisives et aux canines, on l'observe souvent aussi aux prémolaires, mais jamais aux molaires. La thérapeutique ne doit d'ailleurs se préoccuper de cette déviation qu'aux incisives et aux canines. Lorsqu'elle existe aux molaires, elle passe le plus souvent inaperçue, n'apportant aucun trouble sensible dans l'harmonie du système dentaire et dans ses fonctions.

Nous ne reviendrons pas sur les causes de cette déviation : ce sont celles qui dominent les anomalies de direction en général. Souvent la déviation par rotation reconnaît pour origine le développement trop peu considérable de la partie antérieure de la mâchoire ou la persistance d'une dent caduque, ou bien encore un retard dans l'éruption, de sorte que les dents voisines s'étant rapprochées ne permettent pas à celle qui évolue ensuite de prendre sa place normale et la forcent à se mettre dans une position oblique ou même perpendiculaire par rapport à leurs bords. Un traumatisme antérieur, le déplacement d'une dent temporaire peuvent encore imprimer à un follicule permanent un mouvement de rotation, et la dent effectue ainsi son éruption dans la direction anormale. Enfin la déviation du follicule peut être primordiale, et la rotation de la dent au moment de l'éruption en est la conséquence fatale.

L'anomalie par rotation présente des variations assez grandes : Tantôt une seule dent a subi la déviation, d'autres fois elle affecte les deux dents homologues; tantôt encore ce sont les deux incisives du même côté; dans quelques cas la déviation porte sur les quatre incisives simultanément. Une dent peut être déviée dans un sens, une autre dans le sens opposé. Parfois, c'est le bord interne qui est en avant, ou bien c'est le bord externe. Cependant la déviation s'effectue le plus souvent de dedans en dehors; nous donnons d'ailleurs, planche XIV, figures 10, 12, 13, 14, les principaux types de cette catégorie d'anomalies.

Dans tous les cas, l'intervention chirurgicale dans cette variété de déviations devra être subordonnée au degré de la difformité même. Ainsi, quand celle-ci est légère, c'est-à-dire lorsqu'une ou plusieurs dents n'ont subi qu'une faible inclinaison produisant un croisement ou un chevauchement peu prononcé, on pourra l'abandonner à elle-même. Cette conduite sera surtout applicable à la mâchoire inférieure, car le plus souvent alors la déviation est due à une simple insuffisance de place, et dès lors la suppression d'une des dents peut amener la régularisation spontanée de l'arcade.

Toutefois, il n'en saurait être de même de la mâchoire supérieure où la difformité est bien plus apparente, et c'est alors que la thérapeutique doit intervenir.

Or, deux procédés s'offrent alors au choix du chirurgien, ce sont:

1° La luxation lente et progressive à l'aide d'appareils à pressions continues et graduées;

2° La luxation brusque et immédiate.

1° De la luxation lente et progressive.

De nombreux appareils orthopédiques ont été institués pour déterminer la luxation lente; nous parlerons seulement et en quelques mots des plus fréquemment employés.

Le plus souvent c'est une plaque de métal ou de caoutchouc vulcanisé, exactement moulée sur la voûte palatine et à la face postérieure des dents. L'appareil porte en avant une bande de métal ou de vulcanite qui repose sur la face antérieure de l'arcade dentaire, et qui est reliée à la portion palatine par des branches métalliques ou autres, formant ponts au travers du bord alvéolaire. Dans le bandeau postérieur et au niveau de la dent déviée, des chevilles ou petits coins de bois sont logés dans des cavités ménagées au sein de la substance du bandeau. Ces petits coins de bois fréquemment renouvelés exercent en avant ou en arrière, quelquefois simultanément en avant et en arrière, des pressions constantes qui déterminent le pivotement de la dent dans le sens de la réduction. Pendant la marche du traitement, il est nécessaire de modifier plus ou moins fréquemment l'appareil ou du moins les cavités recevant les chevilles de façon à augmenter le diamètre et la longueur de celles-ci et à entretenir la permanence et l'énergie de leur action.

A la place des chevilles, d'autres appareils agissent par un principe différent et portent par exemple des ressorts qui effectuent sur la dent des pressions dans le sens de la réduction. Langsdorff avait imaginé d'entourer la dent déviée d'un anneau métallique ou d'une sorte de bague soudée à l'extrémité d'une tige fixée à la plaque palatine d'un appareil construit comme le précédent. Cette plaque portait en outre des crans disposés en série pouvant arrêter et fixer ainsi l'extrémité du ressort, de telle sorte que la réduction devait être effectuée lorsque la série des crans aurait été parcourue (voy. pl. XIV, fig. 11). Nous ne saurions dire si ce mode de réduction a donné des résultats favorables, car l'auteur ne mentionne pas d'observation à l'appui de son procédé.

Dans tous les cas et quel que soit l'appareil appliqué, nous devons présenter ici une première remarque générale, c'est que la réduction d'une déviation par rotation au moyen des tractions ou des pressions lentes ne constitue qu'un premier terme du traitement, et nous ajoutons le moins difficile ; le second terme consiste à maintenir cette réduction une fois réalisée, et l'on doit recourir, pour répondre à ce nouveau point de vue, à un autre appareil destiné à fixer pendant un temps suffisant la dent guérie dans ses nouveaux rapports.

Disons en outre que cette méthode, en admettant qu'elle puisse fournir un résultat complet au point de vue de la guérison de la difformité, offre de nombreux inconvénients : Les appareils apportent une gêne considérable dans les fonctions de la bouche, et donnent à la physionomie un aspect très-disgracieux. En outre, il faut les modifier incessamment, et leur emploi doit être prolongé pendant un très-long espace de temps. La durée moyenne d'un traitement à l'aide des appareils orthopédiques est ordinairement de un à deux ans au moins, et encore, dans ces limites, n'est-on pas toujours à l'abri des récidives. Nous nous plaçons là en outre dans le cas le plus favorable, celui où l'on a affaire à un sujet docile qui ménage son appareil et le porte régulièrement et constamment, en dehors des repas toutefois.

Malgré ces considérations de nature à éloigner de l'emploi des appareils orthopédiques, nous citerons deux exemples de traitements entrepris par ce procédé : l'un d'eux est emprunté à la pratique de Tomes ; il est relatif à la rotation sur l'axe d'une incisive centrale supérieure droite. La déviation était d'un arc de cercle complet. Dans ce cas, l'insuffisance d'emplacement dans l'arcade supérieure paraît avoir produit la difformité ; aussi l'application du moyen redresseur a-t-elle dû être précédée de l'emploi d'un premier appareil composé de ressorts excentriques, formés de lames d'or et exerçant des tractions, en sens opposés, sur les dents contiguës à l'incisive déviée ; les tractions avaient pour but de produire un double interstice pouvant procurer à la dent déviée un emplacement suffisant pour permettre la rotation. (Voy. pl. XIV, fig. 5, où cet appareil à ressorts est en place.)

Ce premier résultat paraît avoir été réalisé en l'espace de quelques jours, car l'*appareil de réduction* a pu être ensuite appliqué.

Ce dernier se composait d'une plaque palatine fixée, comme la précédente, aux dents molaires par des agrafes en T et portant en avant une bande métallique. Sur le bandeau postérieur d'une part, au niveau de l'angle postérieur de l'incisive, et d'autre part sur le bandeau antérieur, au niveau du bord antérieur de la dent, on fit souder deux chambres métalliques destinées à recevoir des fragments de bois comprimé (1).

Ces pièces de bois constituèrent par leur gonflement les forces mises en jeu pour faire pivoter la dent dans le sens de la réduction.

Tomes affirme qu'un résultat complet aurait été ainsi réalisé ; mais il fallut, pour le maintenir, l'application d'un troisième appareil destiné à immobiliser la dent réduite dans sa nouvelle position.

L'auteur estimait la durée de cette dernière application à une année environ, mais il n'indique pas le résultat définitif.

Le second exemple que nous pouvons faire connaître nous est personnel : il a pour sujet une petite fille âgée de dix ans, chez laquelle l'incisive centrale supérieure gauche avait subi une rotation d'un quart de cercle. Les incisives latérales n'avaient point encore paru non plus que les canines, de sorte qu'un espace vide séparait de chaque côté les incisives centrales des prémolaires qui étaient en place. Un autre espace séparait aussi la seconde prémolaire de la première molaire. Ces diverses circonstances étaient des plus favorables non-seulement à l'application d'un appareil, mais aussi à la rotation de la dent déviée, dont le redressement ne devait être gêné par aucun obstacle.

Nous fîmes alors construire un appareil en caoutchouc vulcanisé embrassant régulièrement les molaires qui fournissaient des points d'appui excellents. L'appareil portait en outre antérieurement une bande métallique en or présentant, au niveau de l'angle antérieur de la dent déviée, une courbure formant cran et destinée à représenter le point de résistance et le centre fixe de la rotation à effectuer.

Quant à la force mise en action, elle consista dans une seule che-

(1) Voyez Tomes, *loc. cit.*, trad. française, p. 141, fig. 62.

ville de bois fixée sur un éperon à la plaque de caoutchouc au niveau de l'angle postérieur de la dent et agissant dans le sens de la réduction. Cette cheville est représentée avec l'appareil *in situ*, planche XIV, figure 15, *a*.

Une série de chevilles de bois appliquées ainsi dans la même cavité et de volume progressivement croissant amena la réduction complète.

Deux mois de traitement permirent ainsi de réaliser la réduction de la difformité ; mais ce n'était là que la première partie du problème, et nous ajouterons la plus facile, car il s'agissait ensuite de maintenir le résultat obtenu. Nous eûmes alors recours, dans ce but, à un appareil de *maintien*, exactement moulé sur la dent supérieure et immobilisant dans sa situation nouvelle la dent réduite. Cet appareil n'était porté que la nuit et laissait la bouche libre pendant le jour. Mais dès les premiers temps, nous pûmes reconnaître que l'abandon de l'appareil pendant la journée suffisait pour ramener un certain degré de la déviation. Ce retour était rendu appréciable par une notable difficulté qu'on éprouvait à réappliquer l'appareil le soir. Le phénomène de récidive partielle s'exagéra même notablement pendant une indisposition de l'enfant, qui pendant huit jours fut privé de son appareil : la dent avait alors repris une déviation assez marquée, et nous dûmes revenir, pendant quelques jours, au premier appareil et à l'emploi des chevilles.

Bref, au bout de dix-huit mois d'application de ce dernier appareil *de maintien*, nous crûmes pouvoir abandonner les choses à elles-mêmes, et encore dut-on, pendant cette longue période, modifier incessamment la forme de l'appareil en raison de l'éruption successive des diverses dents de seconde dentition qui manquaient au début du traitement.

Enfin, malgré les efforts continus et l'emploi successif de ces divers appareils, la déviation conservait une tendance pour ainsi dire invincible à se reproduire au moins dans une certaine étendue. C'est alors que nous résolûmes, afin de clore ce trop long traitement, de recourir à la luxation brusque et immédiate. Cette opération fut faite suivant les règles dont il sera question plus loin et deux années après le début du traitement total. Nous laissâmes d'abord pendant un mois l'enfant sans appareil, et l'opération porta sur une déviation mesurant environ 15 à 20 degrés. La réduction fut très-simple, et huit jours plus tard, sans qu'il se soit produit de réaction, sans le secours d'aucun moyen contentif, la dent fut abandonnée à elle-même. L'enfant a été revue quatre mois après la rotation brusque; la guérison est restée absolue.

Telle est la luxation lente et progressive. Nous ne connaissons que ces deux exemples, qui sont loin, comme on voit, d'être heureux. Dans le cas de Tomes, le maintien définitif de la réduction n'est pas établi par les documents de l'observation, et les circonstances vraiment défavorables du fait sont certainement de nature à laisser dans notre esprit des doutes sérieux. Dans notre exemple, qui était, à vrai dire, bien plus favorable, les difficultés se produisirent surtout à propos du maintien de la réduction, et c'est ainsi que, après deux années de traitement, la récidive s'opérait spontanément dans une étendue assez grande et d'une façon assez rapide pour nous obliger à recourir à la luxation immédiate.

2° De la luxation brusque ou immédiate.

La luxation brusque a pour effet de rétablir immédiatement la régularité de l'arcade dentaire en faisant effectuer à la dent frappée de rotation une réduction extemporanée. C'est de la sorte, qu'au prix d'une douleur très-supportable, d'une gêne légère de quelques jours, on obtient la guérison définitive de la difformité.

Cette opération assez délicate, bien que facile, donne à peine lieu à un léger écoulement de sang; jamais de complication, jamais de récidives, au moins n'en connaissons-nous pas. D'une innocuité presque absolue, elle offre de tels avantages sur l'emploi des appareils orthopédiques que nous n'hésitons pas à repousser définitivement ces derniers. Les seuls cas dans lesquels nous nous résignerions encore à recourir à leur emploi seraient ceux dans lesquels on aurait à lutter contre une anomalie complexe, soit, par exemple, un fait d'anomalies diverses par antéversion ou rétroversion simultanées compliquant une rotation sur l'axe. Dans ces circonstances, l'appareil à double bandeau nécessité par la première déviation serait utilisé pour agir en même temps sur la seconde; et encore pourrait-on se borner à réduire l'antéversion ou la rétroversion pour l'emploi d'un appareil, tout en réservant la luxation brusque par la dent en rotation. C'est précisément cette conduite que nous avons adoptée dans un cas récent.

Au point de vue de la médecine opératoire, la luxation brusque se fait à l'aide d'un davier droit dont il faut soigneusement garnir les mors pour ne pas léser les tissus; quelques praticiens conseillent, pour cet usage, le papier ordinaire. Tomes se sert de feuilles de plomb. Nous préférons la soie, qu'on enroule soigneusement autour des mors de l'instrument. On pourrait aussi utiliser à cet effet le caoutchouc sous forme de tubes dans lesquels pénétreraient les mors du davier.

La dent est alors solidement saisie au niveau de la gencive et on lui imprime lentement, mais avec fermeté, un mouvement dans le sens de la réduction. Il faut bien se garder de faire subir à la dent des mouvements de latéralité ou des torsions dans les deux sens. Ces manœuvres faciliteraient, il est vrai, l'opération, mais elles pourraient rompre, plus qu'il n'est besoin, les adhérences du faisceau vasculo-nerveux qui doit seulement être tordu. L'application des mors du davier se fait soit sur les faces, soit sur les bords de la dent déviée suivant le cas et le degré de torsion. Quelquefois, avant d'opérer la réduction complète, il faut changer le point d'application de l'instrument et saisir ainsi la dent par ses bords et appliquer ensuite le davier sur les faces. Dans d'autres circonstances enfin, on doit, pendant le mouvement de torsion, faire notablement dépasser à la dent la limite où on doit la fixer et revenir ensuite au point normal. Ce petit détail de médecine opératoire a pour résultat de rompre plus complétement les adhérences périostales et de mettre en garde contre toute récidive.

Lorsque le sujet est assez âgé ou que la rotation sur l'axe est très-prononcée, on éprouve quelquefois une grande résistance à la réduction. Tomes, qui paraît avoir plusieurs fois tenté cette opération, conseille d'opérer en deux temps plutôt que d'exagérer les efforts de réduction. Ainsi le redressement étant effectué à moitié, on abandonne le malade pendant huit ou quinze jours, et l'on ne continue que lorsque la dent est consolidée dans cette situation provisoire et que tous les phénomènes de réaction se sont dissipés. La seconde partie de la réduction se fait alors très-facilement et presque sans effort. On aurait donc tort d'exagérer, ainsi que nous venons de le dire, le mouvement de torsion au delà de la réduction, et lorsqu'on enlève le davier la dent pivotée revient en effet un peu sur elle-même, ramenée en ce sens par les fibres du périoste qui sont plutôt allongées que rompues en certains points.

La douleur n'est pas très-intense bien qu'elle rappelle les premiers temps de l'extraction ordinaire. Toutefois, il n'y a pas rupture du faisceau vasculo-nerveux qui représente le temps le plus douloureux de l'avulsion. La perte de sang est le plus souvent insignifiante. La dent placée dans sa position normale y est d'abord extrêmement mobile, aussi a-t-on conseillé de la maintenir soit à l'aide d'un bandage de soie cirée en 8 de chiffre, soit, suivant le conseil de Tomes, au moyen d'un petit morceau de gutta-percha ramollie et moulée sur l'arcade dentaire. Nous avons employé une fois avec succès une petite bande d'étain en feuille collée aux dents de la région opérée au moyen du collodion riciné. Dans les cas favorables, on peut se dispenser de tout appareil de contention, les tiraillements occasionnés par l'application du bandage ou les changements de position étant en effet plutôt nuisibles au résultat. Il suffit ordinairement de quelques précautions pendant les premiers jours pour voir le périoste contracter de nouvelles adhérences et la dent reprendre sa fixité.

Il va sans dire qu'avant d'opérer la luxation brusque d'une dent on doit s'assurer s'il y a une place suffisante pour le développement et le placement de sa couronne entre les dents voisines. Il faut aussi s'enquérir de la forme probable de la racine : il n'est point rare en effet, dans ces cas d'anomalies, que les racines subissent des déformations qui peuvent devenir un obstacle sérieux à la réduction. Pour les dents uniradiculaires, les seules d'ailleurs auxquelles convienne ce traitement, il est presque toujours assez facile de reconnaître la forme de la racine par le palper des gencives.

Il y a tout avantage à pratiquer cette opération chez des jeunes sujets avant que les arcades aient atteint leur hauteur et leur densité définitives. L'âge le plus convenable paraît être de huit à dix ans, et l'on ne doit pas se préoccuper de l'état plus ou moins complet de l'éruption. Nos opérations faites avant que les dents aient acquis leur longueur totale n'ont pas empêché celles-ci de compléter leur croissance. Tomes cependant dit avoir pratiqué cette opération sur des sujets de treize et seize ans, et nous verrons dans l'une de nos observations une réduction opérée avec succès sur une jeune fille de dix-sept ans.

Quelques précautions sont encore nécessaires pour assurer le résultat de cette opération : Il faut tout d'abord modérer la réaction inflammatoire par des lotions glacées en permanence, l'usage des aliments liquides et froids, le repos aussi complet que possible de l'organe opéré. L'emploi des dérivatifs, purgatifs, etc., doit être réservé aux cas où il se produirait quelques phénomènes généraux.

Les suites de l'opération sont ordinairement des plus simples, et au bout de huit à dix jours la dent est consolidée et apte à recouvrer ses usages.

Dans les cas d'anomalie par rotation sur l'axe, la luxation brusque de la dent déviée effectuée à l'aide d'un davier et par la torsion violente sur elle-même est donc une opération simple, facile, suivie d'un succès assuré et que nous ne saurions trop recommander à l'attention des chirurgiens. A l'appui de cette manière de voir, nous allons citer trois observations qui serviront à compléter cette description.

Observation I. — La petite M..., âgée de douze ans, est conduite à notre consultation en mai 1868. L'enfant est d'une bonne constitution, mais son développement général paraît avoir éprouvé un retard assez notable ; sa taille est moins élevée que n'est d'ordinaire celle des enfants de cet âge. Les maxillaires en particulier ont un développement insuffisant ; d'ailleurs les parents sont de petite taille, et leur dentition est fort irrégulière, circonstance qui, en raison des lois générales de l'hérédité en matière d'anomalies, nous sert d'explication probable pour les déviations du système dentaire de la petite fille.

La dentition de celle-ci est dans l'état le plus difforme. A la mâchoire inférieure, les quatre incisives sont irrégulièrement sorties et tendent à se placer sur deux plans. Nous ne faisons toutefois que mentionner cette disposition, qui n'a été pour le moment l'objet d'aucune tentative de réduction.

La mâchoire supérieure présente la disposition figurée planche XIV, figure 6. L'incisive centrale droite est normale ; l'incisive centrale gauche est tournée sur son axe dans l'étendue d'un quart de cercle, et son bord interne est devenu antérieur ; l'incisive latérale gauche est devenue ainsi contiguë par son bord interne au centre de la face convexe de la voisine. Ce bord présente une carie du second degré, qui a produit par contagion une carie superficielle (une simple tache jaunâtre) sur cette face convexe de la grande incisive. Nous insistons sur cette particularité, qui nous semble suffisamment justifier la conduite que nous avons cru devoir adopter, et qui a débuté, comme on le verra, par la suppression de cette incisive latérale.

L'incisive latérale du côté opposé est saine, mais offre, on peut le voir, de même que son homologue, une rétroversion notable sur la courbe de l'arcade inférieure. Le reste de l'arcade supérieure est normal ; la dentition secondaire est achevée, sauf les secondes et troisièmes molaires.

Il nous paraît de toute évidence que l'insuffisance d'emplacement dans la région antéro-supérieure a été la cause essentielle de la difformité à laquelle nous avons à remédier, difformité qui se résume par les termes suivants : *rotation sur l'axe* de l'incisive centrale gauche ; *rétroversion* des deux incisives latérales.

Nous proposons tout d'abord l'extraction des deux incisives latérales, pratique fondée sur les raisons de la situation vicieuse de ces dents et de la carie déjà avancée de l'une d'elles. Cette double opération donne pour résultat un espace à gauche, compris entre l'incisive centrale en rotation et la canine, et éminemment favorable à notre opération ; à droite, nous avons produit un espace semblable et symétrique, et nous espérons le voir combler ultérieurement par le rapprochement spontané des dents limitantes. La bouche est alors dans l'état pl. XIV, fig. 7.

Le 17 mai, huit jours après cette double extraction, nous pratiquons la luxation immédiate de l'incisive centrale déviée au moyen d'un davier droit à mors larges, mais soigneusement garnis de soie plate cirée. La dent saisie fortement est tournée d'un quart de cercle, et prend alors la situation représentée planche XIV, figure 8. Il s'écoule une certaine quantité de sang ; la dent est très-ébranlée, mais l'opération ne rencontre d'ailleurs pas de difficultés. Aucun bandage contentif n'est appliqué.

Traitement : lotions glacées dans la bouche, fréquemment renouvelées, de manière à maintenir en permanence une température basse dans la région opérée ; bains de pieds ; alimentation liquide.

Le 20, la dent conserve exactement la position qui lui a été donnée ; aucun symptôme d'inflammation ne s'est produit ; la dent a déjà repris une certaine solidité dans sa nouvelle position ; elle n'est nullement douloureuse au contact du doigt ou des instruments. Le bord libre de la gencive est seulement un peu rouge, mais il n'y a en somme aucune réaction inflammatoire, ni locale, ni de voisinage.

Le 29, la dent est parfaitement solide et tout à fait insensible.

Le 18 mars 1870, c'est-à-dire près de deux ans après l'opération, la jeune fille est revue, et un nouveau moulage de sa bouche est pris à ce moment ; il est représenté planche XIV, figure 9. L'arcade dentaire est régulière ; les dents sont très-légèrement espacées, mais il est dans tous les cas impossible d'admettre que la mâchoire ait pu recevoir régulièrement le nombre de dents qui s'y trouvaient avant l'opération. Ainsi se trouvent confirmées l'appréciation première et la nécessité du sacrifice préalable des deux incisives latérales. En outre, on observe que l'incisive qui a été luxée et qui, au moment de l'opération, n'avait pas encore sa longueur normale, a continué de croître et est arrivée ainsi à un niveau égal aux dents voisines. D'autre part, le rapprochement réciproque des canines et des incisives ne laisse qu'un vide insignifiant.

Le résultat est donc satisfaisant, et cependant nous prévoyons ici l'objection à laquelle nous avons déjà fait allusion : On demandera peut-être pourquoi ce sont les incisives latérales qui ont été sacrifiées et non les canines, ce qui eût permis de conserver à l'arcade supérieure une certaine régularité relative, plus grande que dans le résultat obtenu. Les raisons qui nous ont déterminé à agir ainsi sont, outre celles que nous avons données plus haut, la rétroversion des incisives latérales, la carie de l'une d'elles, et enfin la difficulté presque insurmontable, dans notre pensée, de réaliser par un système d'extension un agrandissement de l'arcade suffisant pour permettre la réduction des difformités multiples que présentait le sujet. Nous avons ainsi sacrifié les deux incisives rétroversées au succès de l'opération dirigée sur la rotation sur l'axe, laquelle nous a paru représenter la déviation fondamentale. Quant à la carie légère de la face antérieure de la grande incisive luxée et produite par contagion de l'incisive latérale, elle s'est spontanément arrêtéç par le seul fait du rétablissement dans sa direction, ce qui l'a soustraite à l'influence de la carie voisine.

Observation II. — Le jeune M..., élève d'un lycée de Paris et âgé de neuf ans, est d'une excellente santé ; ses quatre incisives supérieures sont sorties, mais offrent une disposition singulière : ainsi le bord interne des deux incisives gauches est devenu antérieur, et le bord externe des deux incisives droites a pris la même direction. Il résulte de cette disposition que les quatre incisives, par suite d'un mouvement de rotation sur leur axe, tournent leur face antérieure du côté gauche de l'enfant, et sont pour ainsi dire imbriquées de droite à gauche ; le développement de ces dents n'est pas encore tout à fait complet ; cependant les incisives centrales sont près de leur complète éruption.

Le 9 avril 1869, l'opération de la rotation décidée depuis quelques jours est effectuée par un davier à mors très-plats et entourés à leur extrémité d'un petit coussinet de soie devant protéger les dents contre le contact immédiat de l'acier ; puis l'instrument est ainsi appliqué sur l'incisive médiane droite, un peu haut, au voisinage du collet. Ainsi fixée solidement, la dent est entraînée alors de dedans en dehors et de gauche à droite par un mouvement de rotation qui équivaut à un peu moins d'un quart de cercle. La dent résiste d'abord à l'effort, puis un craquement se fait entendre, un léger écoulement de sang sort de l'alvéole, et la dent offre un ébranlement très-considérable ; elle est alors placée dans la position normale.

Le même instrument est appliqué ensuite à l'incisive médiane gauche, qui a besoin d'une rotation à peu près équivalente. Cette dent tourne un peu plus difficilement que la première, et au moment où, considérablement ébranlée, l'effort va la placer dans la position normale, l'enfant se débat violemment, et l'opération reste interrompue; elle est reprise quelques instants plus tard, et cette fois achevée d'une manière satisfaisante. Une faible hémorrhagie se produit par l'alvéole.

Traitement : Bains de pieds, lotions fréquentes dans la bouche avec de l'eau glacée; soupes et potages.

Quelques heures après l'opération, l'enfant, qui avait manifesté une assez vive douleur, ne se ressent de rien et reprend ses jeux. On continue fréquemment dans la bouche les lotions glacées.

Le 10 avril, les dents luxées la veille sont légèrement ébranlées et un peu douloureuses au contact; la gencive correspondante est un peu rouge, mais sans tuméfaction; aucune douleur spontanée. Continuation des lotions glacées.

12 avril. Les dents sont revenues presque complétement à leur solidité antérieure ; les mouvements qu'on leur imprime ne causent plus de douleur; la gencive ne presente pas de rougeur.

Cessation des lotions glacées; alimentation ordinaire. Au bout de six semaines, les dents sont entièrement consolidées.

Deuxième opération. — Le 3 mai 1869, rotation successive des deux incisives latérales droites tournées de dedans en dehors et de droite à gauche; les deux nouvelles rotations sont d'environ un cinquième de cercle.

Même traitement que pour la première opération : lotions glacées, etc.

Le 4 mai, les dents sont douloureuses au contact et encore ébranlées. Continuation du traitement.

6 mai. Consolidation complète des deux dents tournées.

Cessation du traitement.

La guérison est achevée, ainsi qu'on peut s'en convaincre par la figure 5, dessinée d'après un moulage pris après guérison.

L'opéré a été revu en mai 1873, c'est-à-dire quatre ans après l'opération : la bouche est dans un état excellent; les dents ont la longueur, la direction et la coloration normales.

Observation III. — Mademoiselle de F..., âgée de dix-sept ans, présente une anomalie dans la direction de l'incisive latérale supérieure droite, représentée planche XV, figure 7, c'est-dire que cette dent a éprouvé une déviation qui a porté simultanément sur la direction latérale et sur l'axe; elle est ainsi en même temps en rotation et en inclinaison en dedans, de sorte qu'elle recouvre le bord correspondant de l'incisive centrale. En outre de cette double déviation, la jeune personne présente une absence complète des canines supérieures, lesquelles sont sans doute restées incluses ou atrophiées au sein du bord alvéolaire; cette circonstance toutefois n'est pas défavorable au projet que nous concevons d'effectuer la luxation de cette incisive, et de la redresser ainsi dans le vide laissé à son côté extérieur par l'absence de sa voisine. Le reste de la dentition est normal.

Le 17 novembre 1872, l'incisive déviée est saisie dans les mors d'un davier droit garni d'une lame de plomb. Elle est alors ramenée brusquement à sa position régulière. (Voy. pl. XV, fig. 8.)

Cette opération rencontre des difficultés assez sérieuses, et au premier mouvement produit il y a une tendance inquiétante à la sortie de cette dent au dehors. Cette petite complication est due probablement à la direction en S de la racine; la manœuvre opérée en donne assez nettement conscience, et il s'ensuit un allongement notable qui fait craindre la rupture du pédicule. Nous réintégrons alors rapidement la dent dans sa position primitive, et nous répétons la rotation, mais cette fois avec une grande lenteur, de manière à produire l'allongement simple, par torsion progressive, des adhérences du sommet de la racine et en éviter la rupture. Le même allongement se reproduit, mais plus faiblement, et nous pouvons ainsi placer cette dent régulièrement à côté de l'incisive centrale, et de manière que les deux bords inférieurs soient absolument au même niveau.

La dent est maintenue en place au moyen d'un petit bandage formé de fil de soie plate soigneusement cirée, et fixée à l'incisive centrale.

Lotions glacées, alimentation liquide. Au bout de huit jours, et sans qu'aucun accident, aucune complication ne soient survenus, le bandage est retiré et la dent abandonnée à elle-même.

Deux années plus tard, le 2 octobre 1874, la jeune personne a été revue; la guérison ne s'est pas démentie, et la dent redressée présente le même aspect, la même coloration et la même solidité que ses voisines.

Nous nous bornerons à ces trois observations : elles sont caractéristiques, et la relation des autres que nous avons pu recueillir n'apprendrait rien de plus. Rappelons seulement que, dans notre pratique personnelle, le nombre des dents déviées sur l'axe, et qui ont été ainsi luxées par nous artificiellement, a été de onze, et que toutes ont été complétement et définitivement réduites sans le moindre accident (1).

§ V. — DES INCONVÉNIENTS ET DES ACCIDENTS DES APPAREILS DE RÉDUCTION.

Dans les différentes descriptions qui précèdent, et en particulier dans l'exposé des moyens orthopédiques applicables aux diverses catégories de déviation dans la direction, nous n'avons mentionné que les conditions de choix, d'installation des appareils, leur mécanisme particulier, leur valeur relative, et le résultat qu'on est autorisé à en attendre; mais nous n'avons dit que fort peu de chose touchant leurs inconvénients et leurs accidents, et c'est par ces considérations que nous voulons terminer cette longue étude des anomalies en question.

Nous parlerons d'abord des accidents communs à tous les appareils de réduction, puis nous envisagerons ensuite ceux qui pourraient être spéciaux à quelques-uns d'entre eux.

(1) Voyez *Bulletin de thérapeutique*, 1876, n^{os} des 15 juillet, 1er août et 15 août.

Considérés d'une manière générale, tous les appareils orthopédiques appliqués dans la bouche entraînent comme conséquence immédiate un certain trouble dans les fonctions, résultat qui est en proportion même avec le volume ou l'étendue de l'appareil employé. Cette gêne est toutefois ordinairement passagère, et l'on remarque le plus ordinairement que les enfants s'habituent à leur présence avec une merveilleuse rapidité. Ces petits inconvénients portent sur les gencives, au point de contact avec le corps étranger, sur les lèvres et parfois sur la langue elle-même, qui peuvent s'irriter à divers degrés sur une saillie ou une aspérité qu'elles rencontrent incessamment. Il est clair que le choix des substances employées peut, dans une certaine mesure, éviter ces inconvénients; ainsi l'on devra autant que possible rejeter les métaux dans leur fabrication. Le caoutchouc vulcanisé est à cet égard infiniment préférable, et il suffit d'ailleurs à toutes ou à presque toutes les indications. Il a toutefois cet inconvénient particulier qu'il donne aux appareils un volume relativement considérable ; aussi devra-t-on abréger, le plus qu'on pourra, le temps d'application. Certains appareils ne seront portés que la nuit: Tels seront, par exemple, ceux dont l'action est indépendante de la volonté des sujets. En outre, aucun d'eux ne sera maintenu dans la bouche pendant les repas, d'où cette indication formelle qu'un appareil devra toujours être mobile, et maniable très-aisément pour le sujet lui-même. C'est dans ces diverses conditions qu'on peut rendre un appareil absolument inoffensif sans nuire aucunement à son action.

A côté de la gêne plus ou moins marquée dans les fonctions et des blessures légères de la muqueuse, comme conséquence des traitements de déviation, nous devons mentionner la *stomatite*, soit localisée à la région occupée par l'appareil, soit même propagée par extension de proche en proche à toute la bouche. Si cet accident reste léger, une courte interruption dans l'application de l'appareil, l'emploi de divers moyens, collutoires de chlorate de potasse, etc., peuvent suffire ordinairement. S'il survient une stomatite générale, on peut être conduit à supprimer l'application de l'appareil et à renoncer au traitement; cela est rare, et nous n'avons pour notre compte observé que des phénomènes inflammatoires assez légers et assez peu étendus pour n'entraîner aucune perturbation sérieuse dans le traitement.

Une autre série d'inconvénients qu'il convient de signaler consiste dans les douleurs qui siégent sur les dents déviées. Il est évident qu'un traitement de ce genre ayant pour but un déplacement dans la direction d'une dent, il s'ensuit que les manœuvres exécutées dans ce but auront pour conséquence inévitable l'ébranlement notable de celle-ci, et le développement d'un certain degré de sensibilité causée par les influences de pression ou de traction. Ajoutons de suite que ces déplacements, dans le cas de traitement conduit méthodiquement, sont lents et progressifs, et ne produisent que des sensations douloureuses légères qu'il est d'ailleurs toujours facile de modérer en faisant varier, suivant les besoins, l'intensité d'action des appareils. Quoi qu'il en soit, ces derniers accidents consistent dans un certain degré de périostite alvéolo-dentaire dont le caractère, essentiellement traumatique, exclut d'ordinaire la gravité.

L'un des accidents les plus sérieux de l'application des appareils de redressement est celui qui consiste dans la perturbation des rapports réciproques des arcades dentaires. Voici en quoi consiste ce phénomène :

Un appareil a été appliqué, par exemple, sur l'arcade inférieure contre une rétroversion d'une incisive supérieure : Par le fait même de sa présence dans la bouche, il s'interpose entre les deux mâchoires, de manière à en supprimer la rencontre normale. La bouche ou plus exactement les deux mâchoires restent entr'ouvertes, et à une distance mesurée par la saillie même de l'appareil. Or, aussitôt que cette lacune entre les deux arcades dentaires est produite, on constate ce phénomène singulier et bien inattendu au premier abord, qui consiste dans l'allongement des dents, ou du moins dans un certain degré de soulèvement ou de luxation spontanée dans le sens vertical. Ce sont les molaires qui subissent cette déviation, et cela si rapidement parfois, que l'installation d'un appareil, pendant deux ou trois jours seulement, suffit à produire un trouble parfois considérable dans ces rapports. Il résulte de là que si, au bout de quelques jours ou quelques semaines de traitement, on vient à supprimer l'appareil, les dents antérieures restent sans contact, tandis que les molaires se rencontrent réciproquement par quelques tubercules ou saillies soulevées dans l'allongement de l'organe. Ces saillies et leurs rapports anormaux s'opposent à l'occlusion des mâchoires, bien que la région des dents occupée par l'appareil lui-même ait réellement échappé à ces perturbations.

L'accident dont nous parlons ici est constant, et peut se formuler dans une sorte de loi qui est celle-ci :

« Toutes les fois qu'un corps étranger introduit dans la bouche s'oppose à la rencontre régulière des arcades dentaires, les dents qui ne portent pas sur le corps étranger éprouvent une déviation qui a pour résultat leur allongement ou soulèvement hors des alvéoles, et une sorte de tendance à leur rencontre dans les conditions nouvelles et artificielles qu'elles présentent. »

L'importance et l'intensité de cet accident varient, comme on le pense bien, suivant la hauteur du corps étranger et la durée de son application dans la cavité buccale, de telle sorte que si un appareil n'est appliqué que pendant quelques jours, les dents reprendront très-vite leur position et leurs rapports, dès qu'on abandonnera le traitement. Si, au contraire, le traitement s'est prolongé pendant quelques mois ou même plusieurs années, la perturbation dans les rapports pourra devenir définitive, et la déviation, parfois simple au début, se transformera en une anomalie de disposition plus difforme encore que la première et aussi plus incurable.

L'accident que nous venons de signaler, et qui est l'un des plus sérieux, est la conséquence ordinaire de l'application de l'appareil dit *plan incliné;* mais il appartient d'ailleurs à tous ceux qui forment obstacle, à un degré quelconque, aux rapports réciproques des arcades dentaires. On devra donc, dans la pratique, soit employer des appareils qui n'aient pas cette influence, soit les faire porter pendant une partie de la journée seulement ou pendant la nuit, de manière que, pour le reste du temps, les dents puissent rentrer dans les conditions normales. Il existe en effet certains systèmes d'application qui ne présentent pas cet inconvénient ou ne le produisent qu'à un faible degré : tels sont les appareils à simple bandeau ou à bandeau double. L'action s'exerce alors en effet par l'un ou l'autre de ces bandeaux, qui sont situés non sur les points de rencontre réciproque des arcades dentaires, mais en avant ou en arrière d'elles. Tout au plus quelques brides de passage relient-elles l'une à l'autre la partie antérieure de l'appareil avec sa partie postérieure, et ces sortes de ponts traversant le bord dentaire peuvent encore, mais faiblement, s'opposer aux rapports des deux arcades et entraîner un certain degré d'écartement. C'est dans le but de réduire dans une certaine mesure, ou même d'éviter complétement cette complication, qu'on fabrique les travées ou les ponts de passage en fils ou en lames métalliques qui forment des épaisseurs insignifiantes.

Enfin nous allons indiquer un dernier inconvénient des appareils de réduction, et qui s'applique à la méthode elle-même plutôt qu'à tel ou tel appareil : nous voulons parler de la non-permanence des résultats réalisés par les appareils aussitôt qu'on en abandonne l'emploi.

On remarque en effet que lorsqu'une difformité a été réduite par une application orthopédique, elle a une tendance extrême à se reproduire, s'il ne se présente pas dans la disposition des arcades dentaires une condition qui empêche son retour. Cette condition se réalise ordinairement dans les cas de guérison des rétroversions supérieures, car la dent déviée en arrière des dents correspondantes inférieures, une fois revenue en avant de celle-ci, trouve dans l'arcade inférieure, qui s'opposait précisément à sa réduction spontanée, l'obstacle au retour de la difformité : la seule complication dans ces circonstances vient donc de ce phénomène que nous avons indiqué plus haut, c'est-à-dire le soulèvement partiel des dents et la disposition entr'ouverte de la bouche.

Il est loin d'en être de même lorsqu'il s'agit d'une déviation par rotation sur l'axe. Les appareils, nous l'avons vu, parviennent à en réaliser réellement la réduction ; mais, lorsqu'il faut maintenir celle-ci, les difficultés sont extrêmes ; cette tendance au retour est très-grande, et surtout très-durable. On a bien, il est vrai, la ressource de recommander l'application des appareils pendant la nuit, tandis que la bouche est livrée à elle-même dans la journée ; mais, outre que parfois on reconnaît chaque soir, au moment d'appliquer l'appareil, qu'il s'est produit une tentative de retour, on remarque bientôt qu'on ne saurait manquer un jour ou deux seulement à cette précaution, sous peine d'assister à une récidive complète. Cette tendance est donc le plus souvent presque invincible, ou du moins il faut lutter pendant des mois et même des années pour pouvoir impunément considérer le cas comme guéri.

C'est là l'inconvénient très-sérieux qui nous a fait, ainsi qu'on l'a vu, renoncer dans notre pratique à l'emploi des appareils à rotation lente, et leur préférer la luxation immédiate à laquelle nous n'avons reconnu, après tout, aucun inconvénient, puisque toutes nos tentatives ont été couronnées de succès.

Mais nous ne saurions en définitive faire le procès des appareils orthopédiques appliqués aux déviations dentaires que pour les cas de rotation, car, dans toutes les autres espèces d'anomalies de direction, le traitement par leur intervention méthodique procure des résultats excellents, et tels qu'aucun autre procédé d'ailleurs les pourrait réaliser.

CHAPITRE VI

ANOMALIES DE L'ÉRUPTION

Sous le nom d'*anomalies de l'éruption*, nous décrirons les troubles qui surviennent dans l'époque de *sortie* des dents.

Ces troubles peuvent se produire aux dentitions temporaire et définitive, et ils représentent essentiellement deux ordres de phénomènes qui sont :

L'éruption précoce ou anticipée ;

L'éruption tardive.

C'est à ce double point de vue que nous aurons à envisager la question ; mais, avant d'entrer dans les développements de cette étude, nous devons, afin de bien nettement déterminer notre sujet, donner un aperçu de l'éruption dentaire, considérée au point de vue des *époques* auxquelles elle s'effectue dans l'état physiologique.

L'éruption du système dentaire chez les vertébrés, et en particulier dans la série des mammifères, paraît soumise à une loi uniforme qui est celle des *deux dentitions :* l'une primitive et caduque, l'autre secondaire et définitive. La raison de ce double phénomène et de son évolution dans le temps réside dans le développement même de l'être dont la croissance implique la nécessité d'un système dentaire d'un volume et d'un nombre d'abord restreint dans le jeune âge, et qui fait place à une seconde série proportionnée aux nouvelles et définitives conditions de l'état adulte. Il résulte immédiatement de là que la succession même des deux phénomènes sera dans un rapport direct avec l'évolution générale de l'individu; c'est-à-dire que, chez les espèces qui parviennent rapidement à l'état adulte, la première phase sera courte, tandis qu'elle aura une durée considérable si l'état adulte est très-éloigné du moment de la naissance. Ces mêmes conditions seront également en rapport avec la durée générale de la vie pour chaque espèce animale.

Toutefois, la loi des deux dentitions subirait certaines exceptions : les poissons ne paraissent avoir qu'une seule dentition ; ils sont *monophyodontes*, suivant l'expression de M. Gervais. Les cétacés seraient dans le même cas, si l'on s'en rapporte aux assertions de quelques naturalistes modernes (1). Toutefois, les phoques auraient les deux dentitions : ils seraient *diphyodontes*, mais avec cette particularité que leur première dentition s'effectuerait pendant la vie fœtale, de sorte qu'il y a une véritable *mue* des dents dans la cavité utérine. Les dents de lait sont ainsi tombées bien avant l'époque de l'allaitement. Ce sont ces particularités de l'évolution dentaire chez les phoques qui ont permis d'établir la transition insensible des carnassiers terrestres aux carnassiers aquatiques et même aux cétacés. Le genre *otaria* se rapprocherait encore, à ce point de vue, du genre *phoca*, suivant Beneden et Reinhart (2).

Ce phénomène de chute des dents de lait avant la naissance a été signalé, pour la première fois, par Cuvier, chez certains rongeurs, et en particulier chez le cochon d'Inde (3). Aussi, ces animaux peuvent-ils manger dès les premiers jours de la naissance. Le lièvre perd ses dents temporaires peu de jours après la naissance, le lapin notablement plus tard.

(1) Voyez Van Beneden, in *Bulletin de l'Académie royale de médecine de Belgique*, 3e série, t. XXXI, mars 1871 ; et Flower, *Remarks on the homologies and notation of the teeth of mammalia*, in *Journal of anatom. and physiology*. London, vol. III.

(2) Van Beneden, *loc. cit.*; Reinhart, *Naturish. foren. Vidensk. meddelser*, 1864.

(3) Emmanuel Rousseau, art. COBAYE du *Dict. d'hist. naturelle*, 2e édit., t. IV, p. 38.

L'existence d'une seule dentition aurait été reconnue, en outre, chez certaines espèces de mammifères terrestres, ou, du moins, on n'aurait pas encore réussi à déterminer les deux dentitions successives. Il en est ainsi de l'éléphant. Chez les Chéiroptères et les insectivores, de Blainville ne serait parvenu à observer qu'une seule série de dents, dont les premières apparaîtraient soit avant, soit peu après la naissance, tandis que les autres viendraient se placer en série au delà des premières, sans que celles-ci effectuent leur chute. Les roussettes, les molosses et les vespertilions seraient dans ce cas. Les observations du même naturaliste, chez les taupes et les musaraignes, n'ont montré également qu'une seule éruption dentaire. Pour les musaraignes, toutefois, Duvernoy (1) aurait infirmé cette assertion, et décrit chez ces animaux une mue périodique, mais partielle, de dents qui s'effectuerait vers le mois de juillet de chaque année.

Les assertions de de Blainville sur l'existence d'une seule dentition chez un certain nombre d'espèces animales pourraient bien, du reste, être entachées d'erreur, par la raison précisément que l'on vient de voir, et qui établit l'existence d'une dentition caduque avant l'époque de la naissance; de sorte que la loi des deux dentitions serait bien plus générale et bien plus constante qu'on ne serait, par là, tenté de l'admettre.

D'ailleurs, certains arrêts de développements d'une pièce du système dentaire considérés comme anomalies accidentelles chez l'homme et les mammifères supérieurs constituent parfois dans la série animale un fait normal, une *anomalie constante*, suivant l'expression de de Blainville (2) : telles sont les dents abortives du narval, du Lamantin. Le musée Vrolik (d'Amsterdam) (3) renferme une tête de Lamantin, dans l'intermaxillaire duquel on voit incluse la dent abortive.

Chez d'autres espèces, les dents abortives peuvent accidentellement

(1) *Dents des musaraignes*, 1844, in-4° avec planches, p. 66.

(2) *Anomalies du système dentaire*, 1838, p. 18. Voyez aussi Étienne Geoffroy Saint-Hilaire, *Système dentaire des mammifères et des oiseaux*, 1824, p. 71

(3) N° 558-38 du catalogue.

prendre un développement plus prononcé : ainsi, chez la jeune baleine, on trouve des dents à la mâchoire supérieure, alors que dans l'âge adulte on n'en retrouve pas. Leydig cependant donne sous le nom de *squamodon* une variété de baleine qui a des dents développées à la mâchoire supérieure. De son côté, Van Beneden a rencontré une mâchoire inférieure de Dugong qui présentait huit paires d'incisives très-développées, alors que cet animal est considéré comme n'ayant point de dents inférieures.

Darwin qui a recueilli ces faits les rapproche de l'existence, admise par lui, des dents abortives dans la mâchoire supérieure des ruminants. Nous nous sommes élevé, dans un autre travail, contre l'interprétation erronée du grand naturaliste qui a considéré comme des follicules dentaires rudimentaires les débris de l'organe de Jacobson (1), ce qui tend à infirmer les conséquences qu'il dégage de ses considérations au profit de la théorie des affinités mutuelles des êtres organisés et de sa loi de descendance (2).

Quoi qu'il en soit, la grande loi de la double dentition, qui semblerait s'éteindre avec les cétacés s'affirme dans la série ascendante des mammifères.

Elle est en même temps invariable, c'est-à-dire que jamais les dentitions ne dépassent le nombre de *deux* : la première à caractère temporaire, la seconde persistant dans le reste de la vie. Nous établirons donc tout d'abord un point sur lequel nous reviendrons plus loin, c'est qu'il n'existe jamais dans aucun cas de dentition *tertiaire* ou *quaternaire*. Les exemples de cet ordre qu'on trouve mentionnés dans les auteurs doivent être considérés comme apocryphes ou résultant de l'interprétation erronée d'un simple fait de dentition tardive.

Une autre condition fondamentale dans les rapports des deux den-

(1) Voyez la note de M. le Dr Pietkiewicz *in* Legros et Magitot, *Origine et développement du follicule dentaire chez les mammifères* (*Journal d'anatomie* de Ch. Robin, 1873, p. 452).

(2) Darwin, *Origine des espèces*, 2e édit. française, 1866, p. 549.

titions consiste dans le nombre infiniment plus restreint des pièces de la première dentition relativement à celles de la seconde. Les deux dentitions présentent à cet égard des rapports numériques qui sont parfaitement fixes pour chaque espèce de mammifères. Ce rapport peut se chiffrer, c'est-à-dire se représenter par des formules : telles sont par exemple les formules chez l'homme :

Dentition temporaire.

$$\text{Inc. } \frac{2-2}{2-2} \text{ can. } \frac{1-1}{1-1} \text{ mol. } \frac{2-2}{2-2} = 20.$$

Dentition définitive.

$$\text{Inc. } \frac{2-2}{2-2} \text{ can. } \frac{1-1}{1-1} \text{ prém. } \frac{3-2}{2-2} \text{ mol. } \frac{3-3}{3-3} = 32.$$

En comparant ces deux formules, on voit de suite que les nombres des incisives et des canines sont identiques. C'est seulement aux molaires que se produit la différence, et ce fait est tout à fait en corrélation avec le développement postérieur des bords alvéolaires, phénomène sur lequel nous insisterons tout à l'heure.

Nous n'avons pas d'ailleurs à étudier ici les conditions numériques de ces rapports pour les différentes espèces animales, mais nous pouvons dire que les deux nombres sont entre eux dans une relation très-variable. Chez l'homme, ainsi qu'on le voit, le rapport est invariablement de 5 à 8.

Voici d'ailleurs quelques formules relatives aux animaux domestiques :

CHEVAL

Dentition temporaire.

$$\text{Inc. } \frac{3-3}{3-3} \text{ can. } \frac{0-0}{0-0} \text{ mol. } \frac{3-3}{3-3} = 24.$$

Dentition permanente.

$$\text{Inc. } \frac{3-3}{3-3} \text{ can. } \frac{1-1}{1-1} \text{ mol. } \frac{6-6}{6-6} = 40 \ (1).$$

Rapport 3 : 5.

(1) La jument manque ordinairement de canines, mais il existe quelquefois des avant-molaires (une de chaque côté) à la mâchoire supérieure.

BŒUF, MOUTON, CHÈVRE

Dentition temporaire.

$$\text{Inc. } \frac{0-0}{4-4} \text{ can. } \frac{0-0}{0-0} \text{ mol. } \frac{3-3}{3-3} = 20.$$

Dentition permanente.

$$\text{Inc. } \frac{0-0}{4-4} \text{ can. } \frac{0-0}{0-0} \text{ mol. } \frac{6-6}{6-6} = 32.$$

Rapport 5 : 8.

PORC

Dentition temporaire.

$$\text{Inc. } \frac{3-3}{3-3} \text{ can. } \frac{1-1}{1-1} \text{ prém. } \frac{1-1}{1-1} \text{ mol. } \frac{3-3}{3-3} = 32.$$

Dentition permanente.

$$\text{Inc. } \frac{3-3}{3-3} \text{ can. } \frac{1-1}{1-1} \text{ mol. } \frac{7-7}{7-7} = 44 \text{ (1)}.$$

Rapport 8 : 11.

CHIEN

Dentition temporaire.

$$\text{Inc. } \frac{3-3}{3-3} \text{ can. } \frac{1-1}{1-1} \text{ mol. } \frac{3-3}{3-3} = 28.$$

Dentition permanente.

$$\text{Inc. } \frac{3-3}{3-3} \text{ can. } \frac{1-1}{1-1} \text{ prém. } \frac{1-1}{1-1} \text{ mol. } \frac{6-6}{6-6} = 44.$$

Rapport 7 : 11.

Considérées dans une espèce animale isolément, les lois de l'éruption dentaire paraissent cependant être soumises à quelques variations qui sont toutefois très-secondaires, et ne consistent que dans certaines modifications d'époque. Ainsi de Blainville (2) avait déjà émis cette remarque que chez les peuples sauvages ou même dans les races inférieures, les dernières molaires apparaissent en général plus régulière-

(1) Ces deux formules présentent un rapport assez singulier : la dentition temporaire se composerait d'un nombre de pièces qui s'éloigne assez peu du nombre des permanentes. Ajoutons que les prémolaires de la première persistent souvent ; c'est pour cette raison que les auteurs ne sont pas d'accord sur le nombre des dents de l'adulte.

(2) *Anomalies du système dentaire*, 1838, p. 16.

ment à l'âge normal, circonstance qui est, ainsi que nous l'avons dit ailleurs, en relation avec le degré plus ou moins accusé du prognathisme. Simonds et Darwin (1) avaient de leur côté affirmé que, chez les animaux améliorés de tous genres, l'état de maturité serait plus précoce tant en ce qui concerne la croissance complète qu'à l'égard de l'époque de la reproduction et en corrélation avec ce fait, on observerait que les dents se développent beaucoup plus promptement, de sorte qu'à la grande surprise des éleveurs les anciennes règles établies pour la détermination de l'âge cesseraient d'être exactes. Nous sommes loin de partager l'opinion émise par les deux auteurs que nous venons de citer, et nous aurions, au contraire, tendance à admettre que les conditions de culture et de milieu ne sauraient influencer à un tel degré les phénomènes de l'éruption dentaire dont la fixité nous paraît être tout à fait remarquable. Chez l'homme, en tout cas, ces variations sont fort peu appréciables. Nous les avons recherchées dans leurs rapports avec les diverses conditions d'éducation et de société, et nous n'avons point réussi à les rencontrer.

Il est encore d'autres influences générales dont on a invoqué le rôle dans la précocité ou le retardement des phénomènes de l'éruption dentaire : on a recherché, par exemple, si l'éruption débutait dans un maxillaire déterminé, plutôt à gauche qu'à droite, et un élève de l'école de Paris, le docteur Delaunay (2), a cru pouvoir tirer d'un nombre de faits beaucoup trop restreint selon nous, cette conclusion que les dents se développaient en premier lieu à droite, à la mâchoire inférieure, et à gauche pour la mâchoire supérieure.

Les diathèses ont été aussi invoquées, et il est constant que sans produire, ainsi qu'on a voulu le prétendre, des lésions de formes plus ou moins caractéristiques, la syphilis héréditaire, la scrofule, le rachi-

(1) Simonds, *Gardener's Chron.*, 1854, p. 588. — Darwin, *De la variation des animaux et des plantes*, traduction française, 1868, t. II, p. 343.

(2) *Biologie comparée du côté droit et du côté gauche*. Thèse de Paris, 1874, p. 13 et 75.

tisme retardent l'évolution dentaire d'une manière notable. Il en est de même chez les crétins et les idiots. Suivant les remarques de Bourneville (1), des affections graves de la première enfance peuvent encore entraîner ultérieurement des troubles de cette évolution, et ceux-ci consistent invariablement en des retards plus ou moins considérables. Telle est l'observation que nous avons recueillie d'un enfant qui, comme conséquence d'une hémiplégie gauche datant de la quatrième année de la vie, éprouva un très-notable et très-évident retard dans l'apparition des dents définitives du côté paralysé. Ces exemples prouvent que l'évolution organique des organes et des appareils peut subir à un degré appréciable l'atteinte des affections générales de l'économie et des lésions des centres nerveux.

Sans nous étendre plus longuement sur ces considérations générales, et limitant notre sujet à l'étude de l'homme, nous serons conduit à examiner successivement :

1° Les phases de succession normale de l'éruption dentaire ;

2° L'éruption anticipée ;

3° L'éruption tardive ;

4° La chute prématurée et la chute tardive.

§ I. — DES PHASES DE SUCCESSION NORMALE DE L'ÉRUPTION.

Si l'éruption des dents chez l'homme est soumise à certaines lois fixes, la connaissance et la détermination de ces lois présentent un grand intérêt, aussi a-t-on cherché de tout temps à les établir.

Ce n'est que depuis un très-petit nombre d'années que l'étude du développement folliculaire a permis de fixer les époques d'apparition des divers organes formateurs des dents au sein des mâchoires, soit

(1) *De la condition de la bouche chez les idiots. Journal des connaissances médicales*, 1862 et 1863.

pendant la vie intra-utérine, soit dans les premiers temps de l'enfance. Les travaux de Kölliker, Waldeyer, Kollmann, etc. (1), ceux que nous avons entrepris nous-même avec Ch. Robin (2), et plus récemment encore avec un physiologiste regretté, notre ami Ch. Legros (3), nous semblent avoir établi les phénomènes de genèse et d'évolution d'une manière à peu près définitive.

Il n'en est pas de même des notions relatives aux phases et aux époques de l'éruption, bien qu'elles aient été recherchées depuis longtemps par beaucoup d'auteurs. On remarque, en effet, tout d'abord un désaccord très-marqué dans les résultats publiés.

Nous nous expliquons, jusqu'à un certain point, ces divergences, par cette raison qu'on n'a point éliminé des chiffres recueillis les faits dépendant soit des conditions de race auxquelles nous attribuons pour nous, il est vrai, un rôle assez restreint, mais surtout les influences générales, diathèses héréditaires ou acquises, arrêts de développement, rachitisme, idiotie, microcéphalie, etc., auxquels on ne saurait dénier une action très-marquée dans la production des troubles tératologiques de l'éruption dentaire.

Meckel, dès 1825 (4), avait tenté d'établir une loi d'après laquelle l'ordre dans lequel apparaissent les premiers rudiments des follicules serait aussi celui qui préside à l'éruption proprement dite. Cette assertion n'est pas absolument exacte, et il nous suffira de faire remarquer que, d'après les recherches physiologiques rappelées tout à l'heure,

(1) Voyez Kölliker, *Die Entwicklung der Zahnsäcskeu der Widerkaüer. Zeitschrift f. wissen. Zool.* 1863, Gewebelehre 4 Aufl. — Waldeyer, *Bau und Entwicklung der Zähne;* in *Stricker's Handbuch der Lehre von der Geweben.* Leipzig, 1871, p. 333 et suiv. — Kollmann, *Entwicklung der Milk-und Erzatähne bei Menschen. — Zeitschrift für Wissenschaftliche Zoologie von Siebold und Kölliker: zwanzigster Band, zweites Heft*, p. 145. Leipzig, 1870.

(2) *Genèse et évolution du follicule dentaire chez les mammifères*, in *Journal de physiologie* de Brown-Séquard, 1860-1861.

(3) *Origine et formation du follicule dentaire chez les mammifères*, in *Journal d'anatomie* de Ch. Robin, septembre-octobre 1873.

(4) *Anatomie générale*, 1835, t. III, p. 348.

les follicules des dents de première dentition apparaissent presque simultanément dans les mâchoires, tandis que l'éruption des mêmes dents s'effectue par séries successives parfaitement distinctes. A peine avons-nous pu constater un léger retard de quelques jours dans l'apparition des follicules supérieurs sur les inférieurs, mais l'époque de sortie n'a présenté aucun rapport exact avec les phénomènes de genèse primitive. La canine permanente, par exemple, dont le follicule apparaît en même temps que celui des incisives, n'effectue son éruption que longtemps après elles, tandis que les prémolaires qui se forment à une époque plus tardive sortent avant les canines.

Un grand nombre d'observateurs se sont efforcés, depuis Meckel, de fixer les époques normales de l'éruption dentaire. Mais, sans nous arrêter à les indiquer ici, nous nous bornerons à reproduire les documents les plus accrédités en cette matière. Ce sont les indications dues à Trousseau (1), et que la plupart des auteurs ont depuis lors reproduites de confiance.

Trousseau indique de la manière suivante l'ordre d'éruption des dents temporaires :

1er *groupe*, comprenant : les incisives médianes inférieures ;

2e *groupe :* les incisives supérieures, les médianes d'abord, les latérales ensuite ;

3e *groupe :* les incisives latérales inférieures et les premières molaires ;

4e *groupe :* les canines ;

5e *groupe :* les grosses molaires.

Trousseau ajoute que cet ordre de succession subit de nombreuses exceptions.

Les époques d'éruption ont été étudiées à leur tour. D'après les tableaux qui ont été dressés à cet égard, Trousseau fixe l'époque de

(1) *Journal des connaissances médico-chirurgicales*, septembre 1841.

sortie du premier groupe, *incisives médianes inférieures*, au septième mois. Mais cette date établie comme moyenne d'observations prouve précisément, suivant la remarque du grand clinicien, que cette première éruption n'a jamais lieu à cette date, mais tantôt avant, tantôt après.

Les autres groupes se suivraient à environ six mois d'intervalle.

Quant au temps que met à s'effectuer l'éruption de tel ou tel groupe, Trousseau affirme que les incisives médianes inférieures sortent dans un espace de un à dix jours, les correspondantes supérieures en quatre ou six semaines, les latérales inférieures et les premières molaires en un ou deux mois, etc.

Dans le même travail, on trouve une recherche relative aux diverses influences qui peuvent retarder ou avancer l'époque de l'éruption. Le sexe jouerait un certain rôle, et l'éruption serait plus précoce chez les filles que chez les garçons.

Toutes ces affirmations nous paraissent bien arbitraires ; elles ne portent d'ailleurs que sur les faits de la première dentition, et sont, en tout cas, fort incomplètes. Il n'est pas dit sur quel chiffre d'observations les moyennes ont été établies, et lorsqu'il nous a été donné de les contrôler, nous sommes parvenu à des résultats fort différents.

Les recherches auxquelles nous nous sommes livré comprennent une période d'une dizaine d'années, et elles portent sur un nombre considérable d'observations. Nous les avons résumées sous forme de tableau d'ensemble. C'est ainsi qu'on voit (tableau ci-après) placés par colonnes parallèles :

1° L'ordre de succession physiologique des dents pour les deux dentitions ;

2° L'époque d'apparition première du follicule, c'est-à-dire la genèse du cordon épithélial primitif ;

3° L'époque normale d'éruption. Cette dernière a été fixée en moyenne sur un minimum de *cinq cents* observations ;

4° L'époque de la chute spontanée.

	ORDRE DE SUCCESSION.	ÉPOQUE D'APPARITION du follicule.	ÉPOQUE D'ÉRUPTION.	ÉPOQUE de LA CHUTE spontanée.	DIVISION DE LA TOTALITÉ de LA DENTITION humaine en 5 périodes.
A. Tableau de l'évolution de la première phase (1re dentition). *Dents temporaires.*	Incisives centrales inférieures............	65e jour après la conception...	7e mois.	7e année.	1re période 20 dents.
	Incisives centrales supérieures............	70e jour........	10e mois.	7 ans 1/2.	
	Incisives latérales inférieures...........	80e jour........	16e mois.	8e année.	
	Incisives latérales supérieures...........	85e jour........	20e mois.		
	Prémolaires inférieures.	Du 85e au 100e jour.........	21e mois	10e année.	
	Prémolaires supérieures		26e mois.	10 ans 1/2.	
	Molaires inférieures...		28e mois.	10e année.	
	Molaires supérieures...		30e mois.	11 ans 1/2.	
	Canines inférieures....	....	Du 30e au 33e mois.	12e année.	
	Canines supérieures....	....			
	TOTAL......... 20 dents.				
B. Tableau de l'évolution de la seconde phase (2e dentition). *Dents permanentes.*	Premières molaires inférieures...........	Vers le 90e jour après la conception...	De 5 à 6 ans.	....	2e période 4 dents.
	Premières molaires supérieures...........	Vers le 100e jour après la conception......			
	Incisives centrales inférieures............	....	7e année.	.	3e période de 20 dents.
	Incisives centrales supérieures............	....			
	Incisives latérales inférieures............	....	8 ans 1/2.	.	
	Incisives latérales supérieures............				
	Premières prémolaires inférieures.........	Du 110e au 120e jour.	De 9 à 12 ans.	.	
	Premières prémolaires supérieures.........				
	Deuxièmes prémolaires inférieures.........	....	11e année.	.	
	Deuxièmes prémolaires supérieures.........	....			
	Canines inférieures....	....	De 11 à 12 ans.	.	
	Canines supérieures....	....			
	Deuxièmes molaires inférieures..........	Vers le 3e mois.	De 12 à 13 ans.	....	4e période 4 dents.
	Deuxièmes molaires supérieures..........				
	Troisièmes molaires inférieures..........	A la 3e année.	De 18 à 25 ans.	....	5e période 4 dents.
	Troisièmes molaires supérieures..........				
	TOTAL........	32 dents.		TOTAL.......	52 dents.

Ces derniers documents, relevés pour la première dentition, ne figurent pas à l'égard de la seconde. C'est qu'en effet il est impossible de fixer la date de la chute sénile des dents permanentes par des raisons que nous établirons plus loin.

5° Enfin dans une cinquième colonne nous avons établi une nouvelle division de la dentition humaine; elle comprend *cinq* phases parfaitement distinctes et successives, suivant un ordre rigoureusement physiologique. On pourrait dire ainsi qu'il y a en réalité *cinq* dentitions ou *cinq* périodes: la première seule caduque et les quatre autres définitives. Ces périodes comprennent des groupes de dents parfaitement définies et variables dans le nombre des pièces qui les composent. Ainsi, tandis que le premier groupe comprend *vingt* dents, le second se compose de *quatre* pièces seulement, lesquelles apparaissent au delà de la série des précédentes, et sans qu'aucune de celles-ci ait encore effectué sa chute.

C'est le troisième groupe qui est appelé à remplacer le premier, et cela par un nombre identique de dents.

Enfin, les deux dernières périodes appartiennent aux deuxièmes et troisièmes molaires permanentes.

Cet ensemble de documents relatifs aux époques de genèse, d'éruption et de chute physiologiques du système dentaire, devrait se compléter de données concernant les phases mêmes du développement folliculaire soit chez l'embryon, soit chez l'enfant.

Nous avons déjà publié à cet égard des considérations qui portent sur l'évolution fœtale (1). Nous les reproduisons ici tant à l'égard de la détermination des périodes du développement qu'au point de vue médico-légal pour la recherche de l'identité et pour celle de l'âge du produit expulsé dans le cas d'avortement ou de fœticide. (Voyez tableau, p. 202-203.)

Aux considérations relatives au mode d'éruption des dents, nous

(1) Voyez *Comptes rendus et Mém. de l'Acad. des sciences*, 1873, 27 avril.

ÉTAT de l'évolution folliculaire aux différents âges de la vie embryonnaire chez l'homme.

ÉTAT DE L'EMBRYON.			DÉSIGNATION DES FOLLICULES.										
			DENTITION TEMPORAIRE.					DENTITION PERMANENTE.					
Sa longueur du vertex aux talons.	Son poids total.	L'âge correspondant.	Incisive centrale.	Incisive latérale.	1re molaire.	2e molaire.	Canine.	Incisive centr.	Incisive latérale	Canine.	1re prémol.	2e prémol.	1re molaire.
3 centim.	3 à 3 gr. 1/2.	7e semaine.	A cette date on n'observe au bord des mâchoires de l'embryon que le bourrelet épithélial et la lame de Kölliker. Les bourgeons des os maxillaires supérieurs et incisifs ne sont pas soudés et l'arc maxillaire inférieur ne contient que le cartilage de Meckel sans aucune trace osseuse. C'est dans le cours de cette septième semaine que se forment successivement, et dans l'ordre de leur désignation, les cordons épithéliaux (organes de l'émail) de la dentition temporaire.					Aucune trace de ces follicules.					
3 à 4 cent.	10 à 12 gr.	9e semaine.	A cette date apparaît, en regard de l'extrémité plongeante du cordon épithélial, la première trace du *bulbe*. Cette genèse a lieu à peu près simultanément ou à un jour ou deux d'intervalle pour la même série des follicules temporaires.					Aucune trace de ces follicules.					
4 à 6 cent.	45 à 48 gr.	10e semaine.	A ce moment la paroi folliculaire se détache de la base du bulbe pour s'élever sur les côtés. Cette genèse s'effectue dans le même ordre que les précédentes.					Aucune trace de ces follicules.					
15 à 18 cent.	100 à 120 gr.	15e semaine.	La paroi folliculaire continue son évolution. Le bourgeon épithélial commence sa transformation en organe de l'émail.										Apparition du cordon épithélial descendant de la lame.
18 à 19 cent.	120 à 180 gr.	16e semaine.	La paroi folliculaire est close; le cordon épithélial est rompu et le follicule est dès lors indépendant de toute connexion avec la muqueuse.					Apparition du cordon épithélial par dérivation du cordon primitif de chacune des dents caduques correspondantes.					

20 à 21 cent.	180 à 220 gr.	17e semaine.	Incisive centrale. Apparit. du chapeau de dentine.	Incisive latérale. (Apparit. du chapeau de dentine.)			Canine. Apparition du chap. de dentine		Apparition du bulbe.
21 à 24 cent.	220 à 250 gr.	18e semaine (4 mois).			1re molaire. Apparit. du chapeau de dentine.	2e molaire. (Apparit. du chapeau de dentine.)			Apparition de la paroi folliculaire.
25 à 27 cent.	280 à 450 gr.	20e semaine.	DIMENSIONS EN HAUTEUR VERTICALE DU CHAPEAU DE DENTINE. $1^{mm},5$	$1^{mm},5$	1^{mm}	1^{mm}	$1^{mm},5$	Apparition du bulbe.	Clôture de la paroi et rupture du cordon.
32 à 35 cent.	1 kg. à 1 kg.,500	25e semaine. (6 mois.)	1^{mm}	$1^{mm},9$	$1^{mm},4$	$1^{mm},4$	$1^{mm},9$	La paroi folliculaire apparue après la vingt et unième semaine a déjà acquis un certain développement.	Apparition du chapeau de dentine.
37 à 39 cent.	1 kg.,500 à 2 kg.	28e semaine (6 m. 1/2.	$2^{mm},4$	$2^{mm},4$	2^{mm}	2^{mm}	$2^{mm},4$	La paroi folliculaire continue son évolution; le bourgeon épithélial commence sa transformation en organe de l'émail.	Le chapeau de dentine a $0^{mm},1$ à $0^{mm},2$ de hauteur verticale.
40 à 42 cent.	2 kg. à 2 kg. 500	32e semaine (7 m. 1/2.)	$2^{mm},9$	$2^{mm},9$	$2^{mm},4$	$2^{mm},4$	$2^{mm},9$	Continuation des mêmes phénomènes évolutifs.	Les chapeaux de dentine qui recouvrent les sommets bulbaires sont soudés.
44 à 47 cent.	2 kg., 500 à 3 kg.	36e semaine (8 m. 1/2.)	3^{mm}	3^{mm}	$2^{mm},8$	$2^{mm},8$	3^{mm}	Continuation des mêmes phénomènes évolutifs.	Le chapeau de dentine a $0^{mm},8$ à 1^{mm} de hauteur verticale.
45 à 52 cent.	3 kg. à 3 kg., 500	39e semaine (9 mois.)	$3^{mm},5$	$3^{mm},5$	3^{mm}	3^{mm}	$3^{mm},5$	Clôture de la paroi folliculaire. (Le chapeau de dentine n'est pas apparu; sa genèse n'a lieu que dans le premier mois qui suit la naissance.)	Le chapeau de dentine a 1^{mm} à 2^{mm} de hauteur verticale.

pourrions en ajouter d'autres non moins importantes au sujet des changements de forme que subissent les mâchoires pendant la double période d'évolution des dents temporaires et des définitives. Des recherches déjà anciennes de Miel (1) avaient établi que l'accroissement en longueur des maxillaires s'effectuait exclusivement aux dépens de la portion de l'os située au delà de la série des dents temporaires, c'est-à-dire dans la branche ascendante qui exécute en arrière un mouvement de retrait progressif et proportionnel aux phases mêmes de l'évolution dentaire. La simple observation de la dentition de l'enfant, dont les pièces conservent invariablement leur position et leurs rapports de contiguïté, sans présenter à aucune époque ni écartement, ni disjonction, en pouvait déjà fournir la preuve, mais, en outre, l'étude attentive d'une série de maxillaires aux différents âges, en prenant certains points de repère fixes, comme les trous mentonniers par exemple, permet de fixer mathématiquement ce mode d'accroissement. Quant au développement des mâchoires dans le sens de l'épaisseur, les études du même observateur, confirmées depuis lors par Tomes (2), Kölliker et Humphrey (3), ont établi que ces os augmentaient de volume aux dépens de la surface externe, tandis que l'interne restait invariable. Il résulte de là que la courbe des maxillaires, dès le moment où est achevée l'éruption des dents temporaires, est définitivement fixée. Il en est de même de l'axe de l'arcade dentaire, c'est-à-dire de la ligne fictive qui passerait par le centre des couronnes des dents ; de telle sorte qu'en prolongeant en arrière cette ligne, on détermine exactement aussi bien l'allongement de l'arcade dentaire que la situation et la direction des dents futures qui vont évoluer au delà de la série des dents temporaires.

Nous n'insistons pas davantage sur ces remarques qui appartiennent d'ailleurs aux phénomènes du développement des mâchoires, et

(1) *Recherches sur la seconde dentition*, 1826, Paris, p. 69 et pl. 1 et 2.
(2) *Chirurgie dentaire*, traduction française de Darin, 1873, p. 199.
(3) *British journal of dental science*, t. VI, p. 548.

sur lesquelles nous nous sommes déjà étendu dans un autre travail (1).

Quoi qu'il soit de toutes ces considérations touchant l'époque physiologique de l'éruption, il faut remarquer, ainsi que nous l'avons dit plus haut, que ces dates diverses sont soumises, dans l'état normal, à certaines variations. C'est surtout pour la première dentition que ces différences sont intéressantes à signaler.

Dans un relevé de naissances observées à la Maternité de Paris pendant une période de dix années, de 1858 à 1868, sur 17,578 nouveau-nés, trois seulement présentaient des dents : deux sont nés avec deux incisives centrales supérieures, le troisième avec les deux inférieures. Il y avait, en outre, treize becs-de-lièvre, une tumeur érectile de la gencive, une division du voile.

Dans un travail publié à Moscou par le docteur Bensengre (2), l'époque d'apparition de la première dent se décompose ainsi qu'il suit sur 525 enfants :

A la naissance	0
1er mois	0
2e —	1
3e —	3
4e —	8
5e —	35
6e —	43
7e —	104
8e —	88
9e —	43
10e —	80
11e —	33
12e —	63
2e année	22
3e —	2 (rachitiques).
Total	525

Nos observations personnelles, faites sur un nombre de 500 enfants nouveau-nés, dans les conditions de santé normales et dans notre race

(1) Voyez art. Bouche, in *Dictionnaire encyclopédique des sciences médicales*, 1869, 1re série, t. X, p. 196.

(2) *Bulletin de la Société des naturalistes de Moscou*, 1870.

française actuelle, nous ont fourni sur l'apparition de la première dent les résultats suivants :

A la naissance	1
1er mois	2
2e —	3
3e —	9
4e —	10
5e —	39
6e —	45
7e —	110
8e —	88
9e —	49
10e —	84
11e —	38
12e —	12
2e année	10
Total	500

Si nous passons maintenant à l'étude des anomalies proprement dites que présentent ces phénomènes de l'éruption, nous décrirons, ainsi que nous l'avons établi par la division de notre sujet :

1° L'éruption précoce;

2° L'éruption tardive.

Quant à la *chute* des dents temporaires, qui pourrait être aussi considérée tératologiquement sous les deux points de vue de *chute tardive* ou *chute précoce*, nous dirons que notre intention est de ne pas insister en particulier sur cet ordre de faits : car les conditions de chute des dents temporaires étant intimement, liées comme phénomènes conséquents, à l'éruption prématurée ou retardée des dents permanentes, ces considérations n'auraient aucune portée ni aucune valeur particulière.

Nous avons dit en effet, à plusieurs reprises, dans le cours de ce travail, que la raison physiologique de la chute d'une dent temporaire était l'évolution et la sortie de la dent permanente correspondante, et, en ce qu concerne la chute de celle-ci, l'époque à laquelle elle peut être fixée physiologiquement paraît bien difficile à préciser, car cela ne tendrait à rien moins qu'à résoudre cette question : les dents permanentes de l'homme tombent-elles avant la fin de la vie, à un âge déterminable, ou doivent-elles accompagner l'individu jusqu'à la mort sénile? Nous pouvons répondre, à cet égard, que la chute spontanée, même dans les conditions physiologiques, nous paraît être soumise à des variations bien grandes. S'il nous fallait ici fixer une date, nous dirions que la perte sénile des dents ne saurait être admise avant soixante-dix ans. Il est, toutefois, une remarque qui nous a frappé à ce point de vue, c'est que les crânes de vieillards qui figurent dans nos collections anthropologiques, ceux des races primitives et préhistoriques, par exemple, présentent très-rarement une absence complète de dents. Il suivrait de là que la disparition des dents avant le terme physiologique de la vie devrait être attribuée à un ensemble de circonstances pathologiques qui produisent soit la destruction progressive de ces organes, soit leur chute totale.

§ II. — ÉRUPTION PRÉCOCE.

L'éruption précoce des dents doit être envisagée successivement aux deux dentitions temporaire et définitive. A la première dentition, le phénomène a été de tout temps signalé. C'était un préjugé très-répandu chez les anciens que de grandes destinées attendaient les enfants mâles naissant avec des dents, tandis que chez les filles ce signe était au contraire néfaste. Deux Romains, Curius, surnommé Dentatus, et Papirius Carbon, étaient, suivant Pline, nés avec des dents (1).

Dans les temps modernes, on connaît les prétendus exemples de Louis XIV, de Mirabeau, et quelques autres encore.

Ces faits, d'ailleurs, sont très-réels ; nous en avons parlé déjà plus haut, et nous pouvons en citer un certain nombre parfaitement authen-

(1) *Histoire naturelle*, liv. VII, chap. 15.

tiques. Outre les cas de dents observées à la naissance par MM. Tarnier, Gueniot (1), Masse (2), Giraldès en a signalé un de son côté (3); MM. Sappey et Thore (4) rapportent aussi des faits d'apparition sinon à la naissance, du moins dans les premiers temps de la vie. M. André Sanson nous a signalé récemment un exemple d'éruption des deux incisives centrales inférieures à la naissance, observé sur son propre fils, et nous-même nous en avons rencontré un chez un enfant mâle bien développé et à terme. C'est en assistant, en 1860, un médecin d'une localité du Pas-de-Calais que nous avons rencontré ce fait : les parents, cultivateurs aisés, étaient d'une excellente santé et n'avaient, ni l'un ni l'autre, présenté rien d'analogue. Chez le sujet, le bord libre des incisives centrales inférieures était parfaitement visible hors de la muqueuse.

On voit donc qu'il ne faudrait pas, avec M. Blot (5), révoquer en doute les faits d'éruption dentaire à la naissance. Cet observateur assure, en effet, que, sur plus de 20,000 naissances, il n'a observé aucun cas d'éruption. On ne doit pas non plus les croire aussi communs que le voudraient MM. Besnier et Guéniot (6), qui prétendent que de tels exemples sont familiers aux matrones et aux sages-femmes, lesquelles auraient l'habitude de pratiquer l'ablation de ces dents dès le lendemain de la naissance. Un praticien anglais, M. Cartwright (7), conseille même formellement cette pratique, affirmant qu'elle n'est nullement nuisible, et que la perte de substance persiste sans rapprochement des dents voisines, et sans troubler l'évolution des dents permanentes qui apparaissent régulièrement à l'époque ordinaire.

(1) *Bulletin de thérapeutique*, 1875, p. 30.
(2) Même recueil, 1874, p. 500.
(3) *Comptes rendus et Mémoires de la Société de biologie*, 1860, p. 9.
(4) Même recueil, 1859, p. 41 et 55.
(5) Voyez *Bulletins de la Société de chirurgie de Paris*, 1868, p. 186, séance du 6 mai.
(6) *Eod. loco.*
(7) *Transactions of the odontological Society of London*, 1863, p. 132.

Nous comprenons toutefois fort bien les réserves qu'inspirent à M. Blot les récits si nombreux de ces cas d'éruption à la naissance; ils sont si rarement observés avec un soin et une rigueur suffisants : le plus souvent, ce sont des gens du monde, des parents qui se bornent à placer les doigts sur l'arcade dentaire d'un nouveau-né, et qui, sentant alors ce bord si dur que forme le bourrelet gingival à cette époque, en concluent parfois, sans plus ample examen, à l'existence de dents parues au dehors.

Un autre observateur qui, dans une pratique obstétricale déjà longue, n'avait pas encore recueilli de faits d'éruption à la naissance, M. Mattei (1) vient tout récemment d'en rencontrer un qu'il a pu observer directement, et qui offre, par conséquent, toute garantie : l'enfant était né à terme. C'était une fille qui présentait, visibles, les deux dents incisives centrales inférieures. M. Mattei parle encore, dans sa relation, d'autres cas analogues qui lui ont été rapportés ; mais, comme il n'a pu les constater directement, nous ne nous y arrêterons pas.

Ces faits restent, en définitive, en nombre assez restreint. Aussi sommes-nous pris de doute à notre tour, lorsque nous lisons, par exemple, le récit que M. l'abbé Petitot adresse à la Société d'anthropologie de Paris (2), et dans lequel il affirme que, chez les peuplades indiennes de l'Amérique arctique, les enfants naissent souvent avec des dents. Nous sommes également surpris des réflexions que M. Broca (3) a présentées à cette occasion, et où il assure que des éruptions de deux ou de quatre incisives ne sont pas rares chez les nouveau-nés de notre pays. Nous insisterons donc avec M. Blot sur la nécessité que de tels faits soient recueillis par des personnes compétentes, des médecins par exemple, qui, sans se borner à tâter du doigt le bord gingival, constatent *de visu* l'existence d'une dent, et donnent ainsi à ces exemples les garanties d'une observation rigoureuse.

(1) *Union médicale*, 1875, 12 juin, p. 870.

(2) Voyez *Bulletins de la Société d'anthropologie* 1875, p. 246.

(3) Voyez même recueil, *loc. cit.*, même page.

Dans tous les cas, ainsi qu'on le voit, l'éruption anticipée ne porte pas nécessairement sur l'ensemble de la dentition temporaire, mais le plus ordinairement sur une ou deux pièces du système dentaire, les autres restant incluses dans les maxillaires jusqu'à l'époque de sortie normale. Toutes les dents de la série n'éprouvent donc nullement la même précocité régulière et proportionnelle, et celles qui sont ainsi prématurément sorties ne sont pas suivies dans les délais ordinaires par les évolutions ultérieures.

Toutefois il faudrait bien se garder d'une erreur qui consisterait à considérer ces faits d'éruption précoce comme une dentition supplémentaire en même temps que prématurée. Car les dents, ainsi parues avant l'époque physiologique, continuent de faire partie de la série dentaire à laquelle elles appartiennent.

Il résulte de là que des dents sorties, par exemple, à la naissance, lorsqu'elles ne sont point enlevées avec l'ongle par les matrones ou les nourrices, ou qu'elles n'ont pas subi d'élimination par suite de circonstances pathologiques, conservent leur position normale, et n'effectuent pas nécessairement leur chute ultérieure à une époque plus précoce. Les cas de cet ordre ne représentent donc, en définitive, qu'une avance de quatre à huit mois environ sur la date normale de l'éruption, puisque c'est en moyenne vers le septième mois qu'apparaît la première dent.

Les causes de l'éruption anticipée d'une ou de plusieurs dents chez les nouveau-nés nous échappent entièrement, et nous ne croyons pas, comme le veulent certains auteurs, qu'elle s'observe particulièrement chez des sujets à organisation et constitution robuste, sous l'influence d'une sorte de suractivité vitale et fonctionnelle. Cela n'est pas absolu, et il existe un certain nombre de faits d'une notable précocité, même chez des enfants débiles ou affectés de diathèses comme la syphilis, par exemple. Toutefois il est généralement admis que l'éruption prématurée à la naissance peut devenir la cause des accidents dits de dentition à cette période. La raison anatomique serait la perturbation exercée sur les gencives, non préparées et encore dures et résistantes, par la couronne en voie d'éruption, d'où les actions réflexes soit sur le tube digestif (diarrhée, entérite), soit sur les centres nerveux (éclampsie, etc.), soit sur d'autres appareils, sans préjudice des lésions locales, stomatite, abcès, gangrène des follicules, etc.

D'autres fois, en effet, la sortie prématurée d'une dent entraîne, au sein des follicules, la production de désordres plus ou moins graves : phlegmon du sac et élimination de son contenu, comme dans les cas de MM. Masse et Guéniot (1). M. Fauvelle (de Laon) (2) a cité un exemple de projection hors des mâchoires de follicules prématurément développés. M. Périer en rapporte un autre avec hématocèle ou kyste folliculaire (3). Enfin, dans un fait d'éruption à la naissance, des accidents du côté de la langue, ulcération du frein et de la face inférieure, ont obligé à pratiquer l'extraction de deux incisives (4).

Nous avons dit tout à l'heure que la précocité dans l'éruption de la dentition temporaire n'exerce pas nécessairement une influence soit sur la chute normale, soit sur l'apparition de la seconde dentition. Cependant nous avons observé deux fois une relation dans la précocité des deux dentitions chez deux enfants, dont nous avons pu suivre l'ensemble de l'évolution dentaire. Tout l'ensemble du système dentaire était ainsi en avance et d'une manière régulière d'environ six mois sur les moyennes d'observation.

L'éruption anticipée d'une dent temporaire peut amener au dehors une dent de forme normale ; mais, dans un certain nombre de cas, la dent, prématurément sortie, présente des caractères anormaux comme une petite monstruosité ; parfois c'est une dent atrophique, conoïde, ayant l'aspect d'une dent surnuméraire.

(1) Voyez *Bulletin de thérapeutique*, 1874, p. 500, et 1875, p. 30

(2) *Bulletin de la Société médicale de l'Aisne*, 1874, p. 85.

(3) *Bulletin et Mémoire de la Société de chirurgie*, 1875, p. 133.

(4) Voir l'observation de M. le Dr A. Dumas (de Cette), in *Union médicale*, 1875, p. 117.

Pour la dentition permanente, l'éruption anticipée s'observe de la même manière à un intervalle de temps plus ou moins grand avant l'époque normale. Seulement cette anomalie présente alors une bien plus grande importance et des inconvénients beaucoup plus sérieux que dans la première dentition, attendu que l'éruption d'une dent permanente, survenant au milieu des dents temporaires, rencontre de la part de celles-ci des obstacles qui entraînent la production de désordres variés. C'est même dans ces circonstances que se produisent les *anomalies de direction* comme celles que nous avons décrites dans le chapitre précédent.

L'éruption précoce d'une dent permanente produit donc immédiatement, si elle n'est point précédée de la chute correspondante d'une dent de lait, une augmentation numérique du système dentaire relativement à l'âge du sujet qui présente ce phénomène. Elle peut porter sur diverses espèces de dents. Ainsi, suivant l'ordre de fréquence de cette anomalie, nous signalerons d'abord la première grosse molaire qui apparaît, comme on sait, normalement à la sixième année, et peut devancer cette époque d'une année et même de deux ans. Nous l'avons vue apparaître à quatre ans ; puis ce sont les incisives inférieures ou supérieures qui peuvent éprouver le même avancement d'un an ou deux, et qui alors se placeront le plus souvent en dedans de l'arcade, en arrière des dents temporaires correspondantes, et produiront ainsi une difformité qui a été souvent désignée sous le nom de *double rangée de dents.*

Les prémolaires présentent rarement une avance notable dans la sortie ; il en est de même de la canine qui, au contraire, tarde parfois si longtemps à paraître que les dents voisines peuvent effectuer un certain rapprochement l'une vers l'autre, et ne lui laisser dès lors qu'une place insuffisante. C'est à cette particularité qu'est ordinairement due cette déviation des canines consistant dans leur saillie extrême, soit au devant de l'arcade dans la fosse canine, soit en arrière dans la voûte palatine.

Quant à la conduite à tenir en pareille circonstance, elle varie suivant les indications des cas particuliers. Pour la dentition temporaire aucune intervention ne nous paraît autorisée, et nous blâmerions absolument la prétendue pratique des matrones, malgré les inconvénients que peut présenter pour la nourrice l'existence d'une ou de deux dents chez le nouveau-né.

Nous avons eu tout récemment connaissance d'un fait d'hémorrhagie incoercible consécutive à l'avulsion de deux incisives temporaires sorties à la naissance (1); l'enfant succomba, malgré tous les efforts tentés pour arrêter l'écoulement sanguin. Ce fait, véritablement tragique, nous a fourni l'occasion d'insister dans le sens de l'abstention absolue. Nous pouvons ajouter d'ailleurs que la méthode désastreuse de l'extraction des dents temporaires précoces a été indiquée empiriquement, bien plus que pratiquée réellement. Les inconvénients d'une telle anomalie sont dans tous les cas bien insignifiants à côté de ceux d'une opération, dont les moindres conséquences sont d'exposer un nouveau-né à tous les accidents de l'extraction, et de le priver, pendant toute la durée de la première dentition, des pièces qui peuvent être utiles au fonctionnement régulier de l'appareil dentaire.

Pour la seconde dentition, au contraire, l'intervention est souvent indiquée. Ainsi, lorsqu'une dent permanente, apparaissant avant la chute d'aucune des temporaires, éprouve des déviations de divers genres, il est nécessairement indiqué de faire le sacrifice d'une ou de plusieurs de ces dernières pour provoquer le redressement et le classement régulier de la dent déviée. Dans certains autres cas, il y a lieu d'appliquer des appareils variés, destinés à réduire les mêmes déviations. Ces faits appartiennent d'ailleurs à l'étude des *anomalies de direction*.

(1) Voyez *Gazette des hôpitaux*, 1876, numéros des 4 et 9 mai.

§ III. — L'ÉRUPTION TARDIVE.

L'éruption tardive des dents est bien plus commune que l'anomalie précédente, par cette raison générale que les retards ou ralentissements dans les phénomènes d'évolution des organes sont bien plus fréquents que les exemples de précocité et de suractivité physiologique.

En ce qui concerne la dentition temporaire, les retards dans l'évolution s'observent le plus communément chez les enfants qui apportent à la naissance un état maladif aigu ou chronique, et plus particulièrement une diathèse héréditaire. Nous avons déjà signalé plus haut l'influence qu'exercent à cet égard la scrofule, le rachitisme, le crétinisme, la microcéphalie et même la syphilis héréditaire. Dans un relevé dressé à l'hôpital de Manchester (1), on a constaté que sur soixante-douze enfants mal conformés, la plupart rachitiques, il y en avait vingt-quatre chez lesquels la dentition n'avait pas commencé au douzième et au treizième mois. Giraldès a montré à la Société de biologie (2) le crâne d'un enfant rachitique âgé de seize mois, chez lequel la dentition n'avait pas encore commencé, bien qu'on trouvât toutes les dents incluses dans la mâchoire.

Ces retards sont en général de plusieurs mois, souvent même de six mois, parfois même d'une ou de deux années, ce qui s'observe, par exemple, chez les syphilitiques, les idiots. Dans un cas que nous avons personnellement observé, deux enfants nés successivement d'une femme à antécédents scrofuleux n'ont eu leur première dent qu'au quatorzième mois. Nous ne parlons ici, comme on le pense bien, que des cas de retard dans l'éruption et non d'absence complète, ce qui s'est rencontré d'autre part assez fréquemment. Ces derniers faits appartiendraient d'ailleurs aux anomalies de *nombre* et ont été étudiés plus haut.

(1) *Whitehead Hind reports of clinical hospital*, 1859.

(2) *Comptes rendus et Mémoires de la Société de biologie*, 1860, p. 9.

L'éruption tardive de la dentition temporaire n'est pas exclusive aux incisives inférieures ou supérieures qui apparaissent les premières ; elle peut atteindre et atteint en effet le plus souvent toute la série, dont l'ensemble éprouve de la sorte un retard proportionnel et successif. C'est ainsi que les choses se passent sous l'influence des états généraux et des diathèses, tandis que le retard isolé d'une dent doit être attribué soit à une cause locale, soit à une perturbation tératologique, de nature saisissable ou non, dans l'évolution folliculaire.

Toutefois l'éruption tardive d'une ou de plusieurs dents temporaires ne réclame aucune intervention directe. La seule influence qui puisse s'exercer appartient aux traitements généraux dirigés vers un état général ou une diathèse. C'est ainsi qu'a été conseillé dans le cas de rachitisme l'admiuistration du phosphate de chaux uni à divers moyens. Les diathèses scrofuleuses et syphilitiques réclament aussi des traitements appropriés.

Dans la dentition permanente, les retards de l'éruption s'observent bien plus fréquemment que pour la dentition temporaire, et ils présentent en outre un plus grand intérêt, en raison des perturbations qu'ils peuvent apporter au système dentaire.

Ces faits sont depuis longtemps connus ; seulement ils étaient l'objet d'une interprétation erronée au sujet de laquelle nous devons surtout mettre en garde les observateurs. Ainsi les auteurs anciens jusqu'à Haller (1) et Gehler (2), et après eux bien des auteurs modernes, parlent de l'apparition chez certains sujets d'une *troisième dentition*. On connaît l'exemple cité par Pline d'un vieillard de cent quatre ans chez lequel des dents s'étaient reproduites. Nous ne saurions trop nous élever contre de pareilles assertions, et nous révoquons en doute d'une manière absolue tous les exemples signalés ainsi de troisième dentition. Nous n'en connaissons aucun fait observé rigoureusement, et c'est faute de s'être

(1) *Elementa physiologiæ*, t. VIII, p. 22. — *Encyclopédie anatomique*, art. DENT.
(2) *De dentitione tertia*. Lipsiæ, 1766.

livré à un examen attentif et à l'étude suffisante des antécédents qu'on a pu considérer un simple fait d'apparition tardive comme une éruption supplémentaire.

L'évolution du système dentaire comprend en effet chez l'homme, ainsi qu'on sait, deux séries successives de phénomènes désignés sous le nom de *première* et de *seconde dentition*. A l'une de ces deux périodes peut, il est vrai, s'ajouter une formation supplémentaire comprenant des dents dites *surnuméraires*, mais dont l'apparition est constamment *contemporaine* de la période à laquelle elle correspond. Les dents supplémentaires sont en outre le plus souvent reconnaissables à une forme spéciale sur laquelle nous avons insisté dans une autre division de ces études (1), et leur genèse est due à un processus physiologique particulier qui a été décrit. En dehors de ces anomalies numériques de physionomie et de caractère spéciaux, la loi des *deux* dentitions reste une et invariable. Il faut donc repousser comme apocryphes les récits de *troisième* et de *quatrième* dentition, en leur réservant l'interprétation d'éruptions tardives.

C'est ainsi qu'il faut considérer les faits d'Isabeau (2), qui mentionne des éruptions dentaires à quatre-vingts, quatre-vingt-douze et même cent vingt ans. Fauchard (3) en cite à quarante, cinquante-six et soixante-neuf ans. Hoffmann, Bartholin et d'autres encore, en rapportent également; mais ces relations, il faut le répéter, manquent d'ailleurs le plus ordinairement de rigueur suffisante (4). C'est surtout dans les exemples de longévité qu'on a signalé la production de nouvelles dents, caractère en quelque sorte d'un retour de jeunesse. Les centenaires ont toujours autour d'eux quelques légendes, et parmi celles-ci l'apparition

(1) Voyez plus haut, p. 92.

(2) *Journal de médecine*, 1766, t. XXV.

(3) *Le chirurgien-dentiste*, 1777, t. I, p. 328.

(4) Voir toutefois les faits signalés dans les recueils suivants : *Éphémérides des curieux de la nature*, deux exemples cités par Menzelius de vieillards, dont l'un de cent dix ans, à éruptions dentaires multiples. — *Archives générales de médecine*, 1840, un cas analogue. — *Transactions of the odontalgical Society of London*, 2e série, t III, p. 271, plusieurs exemples.

des dents est une des plus communes. Nous ne connaissons pour notre compte aucun fait de ce genre qui ait été scientifiquement observé, et, en outre, nous dirons qu'au point de vue physiologique une telle reproduction de dents est inadmissible chez les vieillards. On sait, en effet, aujourd'hui que la genèse du follicule dentaire a pour mécanisme une série d'actes évolutifs ayant pour point de départ soit un bourrelet épithélial embryonnaire (dents temporaires), soit une dérivation du cordon épithélial des dents caduques (dents permanentes) ; or, chez le vieillard, après la chute totale de toutes les dents, les bords alvéolaires sont entièrement dépourvus de toute condition d'une telle évolution. Rien dans la couche muqueuse qui revêt la mâchoire n'est semblable au bourrelet du nouveau-né, et la disparition de toutes les dents ne permet aucune dérivation d'un cordon folliculaire préexistant.

Si donc une éruption dentaire vient à apparaître chez un macrobite, le phénomène qui se borne, en général, à la production d'une dent ou de deux dents au plus, rentrera nécessairement et invariablement dans la catégorie des simples retards d'éruption.

Chez les auteurs modernes, du reste, nous trouvons à ce propos des exemples bien plus soigneusement observés. Ainsi M. Le Gendre (1) rapporte que chez un homme de trente-cinq ans, une première grosse molaire effectua son éruption à la place de la deuxième prémolaire tombée peu de temps auparavant. Les deux dents avaient pu être soumises l'une et l'autre à un examen minutieux, et il resta évident qu'elles appartenaient exactement à la seconde dentition. En outre, la première grosse molaire manquait à l'arcade, et bien qu'on pût croire tout d'abord à un exemple de troisième dentition, l'observation rigoureuse des faits démontra qu'il s'agissait de l'éruption tardive de cette grosse molaire, hétéropiquement sortie à la place de la prémolaire, laquelle fut repoussée et luxée par l'autre.

(1) *Comptes rendus et Mémoires de la Société de biologie*, 1859, p. 165.

Un autre exemple également très-bien observé est dû à un ancien interne des hôpitaux, M. Casse (1). Il est relatif à l'éruption d'une canine supérieure chez une femme de quatre-vingt-cinq ans, éruption suivie bientôt de la sortie de trois autres dents permanentes. Cette observation avait encore fait naître l'idée d'une dentition tertiaire que l'étude des antécédents a infirmée, car il fut reconnu que les dents apparues à cet âge n'avaient point fait leur éruption à l'époque normale.

En ce qui nous concerne personnellement, nous avons recueilli jusqu'à ce jour trois faits de cet ordre :

Le *premier* exemple est celui d'un vieillard de soixante-treize ans, chez lequel on avait signalé la sortie des deux canines supérieures. Leur éruption extrêmement lente avait commencé six années auparavant, et au moment où nous l'examinâmes, les deux dents ne faisaient saillie au dehors que du tiers environ de leur couronne. Leur sortie avait lieu au siége ordinaire qui, d'après les renseignements précis du sujet, était resté libre depuis la chute des canines temporaires effectuée dans la jeunesse. Nous prîmes le moulage de la mâchoire (pl. XVI, fig. 3). Quant à la mâchoire inférieure encore garnie de la plupart de ses dents, elle avait été tout à fait normale numériquement.

Un *second* exemple nous fut fourni par une malade du service de Velpeau à la Charité, en 1863. Elle était âgée de soixante-quatre ans, et était entrée à l'hôpital pour une affection utérine. Pendant son séjour, il lui survint à la mâchoire supérieure et au fond de la bouche une inflammation assez vive qui aboutit à la sortie simultanée de deux molaires d'un volume peu considérable, mais d'une forme régulière. L'éruption de ces deux dents s'acheva dans l'espace de deux mois. Dans ce nouveau fait qui fut d'abord considéré par l'illustre chirurgien comme un exemple de dentition tertiaire, il nous fut possible de démontrer par l'étude des antécédents que les dents de sagesse n'avaient

(1) *Comptes rendus et Mémoires de la Société de biologie*, 1869, p. 84.

jamais paru en ce point, et que, dès lors, il fallait considérer ce phénomène comme l'éruption tardive de celles-ci.

Le *troisième* exemple nous a été présenté tout récemment par un honorable médecin de Paris, le docteur N..., âgé actuellement de soixante-quatorze ans : les deux canines supérieures avaient éprouvé un même phénomène de retard considérable ; la canine droite était sortie à vingt-huit ans ; la gauche était apparue à soixante-douze ans, et pendant l'espace de deux années, celle-ci n'avait percé la muqueuse que de 2 millimètres environ de sa longueur. La sortie de cette dernière avait été précédée de quelques accidents : douleurs, hémorrhagie, etc., et elle avait eu pour conséquence la chute des deux incisives voisines (1).

A ces exemples de dentition tardive survenue chez des individus comme accident tératologique isolé et local, il faut ajouter les faits nombreux de même ordre qui se produisent consécutivement à des troubles généraux de l'organisation ; tel est le cas signalé par M. Trélat (2) chez un individu frappé de nanisme, âgé de dix-huit ans, et d'une taille de 104 centimètres, chez lequel les dents temporaires étaient toutes persistantes dans la bouche, sauf les deux incisives centrales supérieures et les quatre premières molaires. Cet état correspondait à la dentition d'un enfant de sept à huit ans. Ces phénomènes se retrouvent d'ailleurs à des degrés variables, mais d'une façon presque constante, chez les idiots, les microcéphales, les rachitiques, etc. Mais, dans ces circonstances, il faut remarquer que c'est généralement toute la dentition qui éprouve un retard proportionnel et non une ou plusieurs pièces isolées.

L'éruption tardive d'une ou de plusieurs dents, lorsqu'elle ne représente qu'un accident local, s'accompagne ordinairement de quelques troubles précurseurs ou concomitants. Ainsi, dans les deux cas de MM. Le Gendre et Casse, le phénomène avait été précédé de phlegmon

(1) Voyez pour les détails de ce fait : *Gazette des hôpitaux*, 1876, p. 266.

(2) *Bulletins de la Société d'anthropologie de Paris*, 1867, séance du 4 juillet.

et d'abcès, au milieu desquels la dent avait effectué son apparition. Il en avait été de même dans le fait observé chez Velpeau à la Charité.

Le mécanisme de ces retards dans l'évolution et l'apparition des dents est ordinairement insaisissable. Il résulte, ainsi que pour la plupart des anomalies du système dentaire, de troubles plus ou moins profonds dans la nutrition intra-folliculaire. Pour certains cas, cependant, une cause reste appréciable ; ainsi, on a remarqué que la deuxième prémolaire permanente, l'inférieure surtout, présentait souvent cette anomalie. Nous l'attribuons ici à ce que cette dent, apparaissant à la fin de la deuxième dentition, rencontre souvent une place assez restreinte entre la première prémolaire et la première grosse molaire, et cette circonstance qui parfois entraîne une déviation de direction peut aussi amener un notable retard, ou même la rétention et l'atrophie du follicule qui reste inclus dans le maxillaire. Cette explication s'applique avec plus de portée encore à la dent de sagesse inférieure, laquelle trouve souvent, comme on sait, entre la base de la branche montante et la deuxième molaire un emplacement insuffisant ou même nul.

C'est par suite de ces circonstances qu'on a pu reconnaître par hasard à la dissection des mâchoires l'inclusion de certaines dents qui n'avaient pas effectué leur sortie régulière. Souvent même, dans ces cas, on constate en même temps l'hétérotopie d'un follicule (1).

L'intervention de l'art dans les cas d'éruption tardive doit dépendre absolument des circonstances qui précèdent ou accompagnent le phénomène : ainsi, dans le fait observé par nous, chez le vieillard de soixante-treize ans, il n'y avait lieu à aucune pratique, puisque l'éruption ne produisait point de désordre ; dans d'autres faits, au contraire, il peut être formellement indiqué, à cause de la violence des accidents inflammatoires, d'effectuer l'extraction des dents anormales.

(1) Voyez, par exemple, Hunter, qui signale un fait de rétention d'une canine supérieure dans l'apophyse alvéolaire (*Traité des dents*, traduction Richelot, 1839, pl. VI, fig. 8). — Voyez aussi un exemple d'inclusion des dents de sagesse inférieures chez un sujet âgé (*Musée du Collège royal des chirurgiens d'Angleterre*. Londres, n° 392).

§ IV. — CHUTE PRÉMATURÉE ET CHUTE TARDIVE.

Les anomalies consistant dans la chute prématurée ou retardée des dents doivent être envisagées, de même que le phénomène inverse, aux deux dentitions.

En ce qui concerne la dentition temporaire, elles sont presque toujours en relation intime avec l'éruption tardive ou anticipée des permanentes. Nous avons déjà dit à plusieurs reprises que la raison physiologique de la chute d'une dent temporaire était l'éruption au-dessous de celle-ci de la permanente correspondante, et inversement la persistance d'une dent de première dentition correspond à l'atrophie, au déplacement ou au retard de cette même dent correspondante. Nous pourrions ainsi nous dispenser d'aucune description relative à ces faits de chute prématurée ou retardée des dents temporaires, puisqu'ils sont toujours corrélatifs d'autres anomalies déjà étudiées. C'est ainsi que certaines dents temporaires persistent à leur place régulière pendant une partie ou pendant toute la durée de la vie. Nous avons observé, par exemple, la permanence des incisives centrales temporaires chez un homme de cinquante-trois ans (pl. XVI, fig. 2).

La persistance des grosses molaires temporaires s'observe encore très-souvent concurremment avec l'absence congénitale ou l'atrophie des secondes prémolaires. Nous en connaissons de nombreux exemples. Des dispositions analogues peuvent s'observer chez les animaux domestiques : tel est le cas dont nous devons la communication à M. Sanson, et chez lequel un coin temporaire persistait chez un âne âgé de six ans (pl. XVI, fig. 4).

Dans ce cas, les dents de lait conservent invariablement leur physionomie et leur solidité ; seulement, comme elles sont d'un volume et d'une hauteur moindres que les dents permanentes voisines, elles apportent à la courbe et à la symétrie de l'arcade dentaire des irrégularités, des dépressions qui peuvent devenir la cause d'une certaine gêne dans les fonctions. En outre, il est remarquable qu'elles paraissent subir plus facilement les atteintes de certaines maladies et en particulier de la carie, et nous dirons ici en passant qu'à l'égard de la thérapeutique de ces affections, elles doivent être considérées et traitées au même titre que des dents permanentes.

Dans quelques circonstances toutefois, on observe une région de l'arcade dentaire privée chez l'adulte de dents définitives, bien que les dents temporaires correspondantes manquent également. Tel est un cas recueilli par nous, dans lequel, chez un sujet de quarante ans, la région des incisives au bord supérieur était absolument vide (pl. XVI, fig. 1). Les dents de lait avaient été extraites à tort et ne s'étaient point remplacées. On pouvait prévoir dans un cas de ce genre que les incisives centrales permanentes, vraisemblablement incluses dans l'arcade dentaire, pourraient encore évoluer tardivement, et donner lieu ainsi à l'interprétation d'une dentition tertiaire. Le sujet de cette observation n'a pas toutefois été suivi.

On voit, du reste, que, dans tous ces cas, soit de dents temporaires persistantes, soit d'absence congénitale, aucune intervention chirurgicale n'est admissible, et il faudrait bien se garder de conseiller dans ces conditions l'extraction d'une dent de lait, dans le but de provoquer l'apparition de la permanente correspondante, pratique absolument en opposition avec la loi que nous avons formulée.

En ce qui concerne la chute prématurée des dents permanentes, elle ne représente jamais, selon nous, un fait de tératologie, mais répond à des phénomènes morbides qui sont du domaine de la pathologie spéciale. D'autre part, leur persistance au delà de l'époque moyenne, loin d'être un fait anormal, serait, au contraire, l'indice d'une santé vigoureuse et d'une constitution robuste.

Quelques observations faites par nous, sur l'état physique des dents tombées spontanément dans une extrême vieillesse, peuvent mettre sur la voie du véritable mécanisme de la chute sénile : ainsi, on observe que les dents prennent, à la fin de la vie, un aspect vitreux et transparent qui s'accompagne d'une très-grande fragilité. En outre, le périoste dentaire paraît éprouver une résorption, et la couche de cément s'hypertrophie très-notablement. Enfin, si l'on pratique une coupe verticale de l'une de ces dents au travers de la cavité de la pulpe, on reconnaît que cette cavité est entièrement comblée par la dentine secondaire, qui a la couleur ambrée et la transparence du reste de l'organe. La pulpe n'existe plus ; elle a subi cette résorption qui a fait place à cette dentine secondaire. C'est dans l'achèvement du phénomène continu de production dentinaire, lequel ne cesse qu'après la réplétion de la cavité centrale, que nous verrions la limite de la chute sénile.

En dehors de ces conditions physiques appréciables à l'examen direct, toute chute de dent chez le vieillard doit être regardée comme due à des accidents de l'ordre pathologique. La chute sénile s'accompagne invariablement des phénomènes que nous venons d'indiquer, et que nous n'avons observés que dans un âge très-avancé.

CHAPITRE VII

ANOMALIES DE NUTRITION

Parmi les troubles de l'évolution qui donnent naissance aux anomalies si diverses du système dentaire, il est une classe comprenant les perturbations qui surviennent, soit dans le fonctionnement des organes formateurs de la dent, soit dans la constitution des éléments anatomiques des tissus dentaires *en voie de genèse*.

Ce sont ces perturbations qui portent invariablement sur le processus physiologique de l'une ou de l'ensemble des parties constituantes du follicule que nous désignons sous le nom d'*anomalies de nutrition*.

Ces anomalies se traduisent sous différents aspects qui varient essentiellement suivant l'organe intrafolliculaire qui est frappé ou selon l'époque de l'évolution correspondante à l'apparition des causes perturbatrices.

Les conséquences de cette espèce d'anomalie se présentent ainsi sous trois formes :

1° L'atrophie folliculaire;

2° L'odontôme ;

3° La transformation kystique.

La simple désignation de ces trois états semble indiquer au premier abord qu'il s'agit ici d'altérations pathologiques bien plus que de troubles tératologiques, et ainsi se présenterait une objection préalable. Nous devons donc nous arrêter tout d'abord à fixer le véritable caractère nosologique de ces lésions.

Les trois états qui comprennent les anomalies de nutrition appartiennent aux périodes de formation folliculaire : car, ainsi que nous l'avons dit plus haut, toute dent, arrivée à l'état adulte, n'y est plus exposée ; c'est donc une classe de troubles congénitaux, et par ce terme de congénital nous entendons ici considérer comme état fœtal l'existence de la dent pendant toute la durée de la période folliculaire, laquelle dépasse considérablement, comme on sait, la vie embryonnaire de l'individu. L'œuf est ici le follicule dentaire, et tant que le produit, c'est-à-dire la dent, n'est pas sortie pour occuper sa place à l'état adulte, toute déviation organique appartient à la tératologie et non à la pathologie. Ce sont en un mot des *maladies de l'évolution*, et conséquemment des anomalies.

Il est bon cependant de remarquer que ces trois formes *atrophie*, *odontôme* et *transformation kystique*, peuvent apparaître cliniquement à un âge avancé, aussi bien que pendant la période embryonnaire de la dent; mais ces variations dans l'époque de constatation de la lésion ne résultent que de la lenteur plus ou moins grande dans le processus des phénomènes. S'ils sont rapides, l'anomalie se reconnaît dès les premiers âges, dans l'enfance ou dans l'adolescence ; s'ils sont lents, la production ne se constate que beaucoup plus tard. Rien dans les altérations pathologiques de la dent adulte ne saurait être assimilé à des troubles nutritifs de l'évolution proprement dite. Les phénomènes, qui s'observent parfois, d'atrophie apparente d'une dent, sont dus à des faits de *résorption* qui portent sur un ou plusieurs tissus constituants, mais jamais sur l'organe total. L'odontôme est dans le même cas, et, bien que le résultat clinique d'un tel phénomène soit la production d'une tumeur qui semble appartenir au cadre pathologique, il convient de faire encore à cet égard une différence essentielle entre ces productions qui résultent d'une maladie de la période de formation, c'est-à-dire de l'appareil folliculaire, et celles qu'on est convenu de désigner sous le nom de *tumeurs des dents;* ces dernières surviennent sur l'un des tissus adultes d'une dent parvenue à sa période d'état. Broca a insisté longuement sur cette distinction dans la remarquable étude qu'il a consacré à cette question (1).

Nous pouvons poursuivre cette étude comparative au sujet des kystes, et cela avec plus de raison encore; car, tandis que les kystes que nous faisons figurer ici dans les anomalies de nutrition, sont exclusivement les *kystes du follicule*, il en est une autre espèce, les *kystes du périoste*, qui appartiennent à l'état adulte, et sont du domaine de la pathologie pure. Il y a donc ici des kystes tératologiques et des kystes pathologiques. Il est encore vrai que, cliniquement, les deux espèces peuvent être utilement décrites simultanément, et comparées entre elles à l'égard de leur nature et de leur traitement. C'est précisément le point de vue auquel nous nous sommes placé dans un travail spécial que nous avons déjà plusieurs fois rappelé, et qui a été consacré à l'étude nosographique des *kystes des mâchoires* (2). Mais, traitant ici des *anomalies*, nous avons été contraint de scinder cette description, et d'en faire rentrer une partie dans le présent travail, tandis que l'autre continuera nécessairement de garder sa place dans la nosographie chirurgicale.

Après ces quelques considérations consacrées à la justification de notre programme relatif aux anomalies de nutrition, nous allons étudier isolément les trois états que nous avons indiqués. Nous le ferons brièvement, car si, d'une part, l'atrophie ne saurait nous arrêter longtemps, d'un autre côté les *odontômes* ont été si complétement et si magistralement décrits par Broca, que nous ne saurions mieux faire que

(1) *Traité des tumeurs*, Paris, 1869, t. II, p. 275.
(2) *Archives générales de médecine*, 1872-1873.

de renvoyer le lecteur à son livre. Enfin, les kystes ayant été antérieurement aussi l'objet d'une description fort longue, nous avons pour devoir, afin d'éviter un double emploi, d'en présenter ici un simple résumé appliqué à notre sujet, et de renvoyer à notre travail pour les autres développements.

§ I. — DE L'ATROPHIE FOLLICULAIRE.

Le phénomène de l'atrophie, considéré au point de vue tératologique, c'est-à-dire comme fait de disparition d'un follicule, consiste essentiellement en une résorption pure et simple du sac folliculaire et de son contenu.

Ce phénomène de résorption est tantôt complet, et l'on ne retrouve à l'ouverture du maxillaire, sur le point correspondant à une dent manquante, aucune trace de follicule; ou bien, on constate que celui-ci a éprouvé une réduction de volume et une sorte de transformation fibreuse de ses parties.

Dans le premier cas, la disparition complète d'un follicule peut être confondue avec l'absence congénitale de la dent correspondante, et ici l'anomalie de *nutrition* deviendrait plus exactement anomalie de l'*éruption*. Aussi est-ce surtout dans le second cas, lorsqu'on retrouve un débris plus ou moins réduit de follicule, qu'on peut affirmer soit un phénomène d'atrophie complet, soit un simple arrêt de développement.

La résorption d'un follicule peut en outre survenir à toutes les époques de l'évolution, tantôt pendant les phases embryoplastiques, tantôt durant la formation de la couronne. Elle est, il est vrai, plus commune à la première période; mais la présence d'une couronne plus ou moins développée n'exclut pas la possibilité d'une résorption même complète. Nous en avons eu la preuve lorsque nous avons entrepris, avec Ch. Legros, une série d'expériences sur les *greffes des follicules dentaires*. Nous avons ainsi plusieurs fois assisté à la disparition, par résorption pure et simple, de follicules entiers, contenant des parties dures d'émail et d'ivoire déjà fort développées (1).

Parmi les parties qui constituaient nos greffes figuraient en effet des follicules soit isolés, soit même réunis en groupes, et au sein desquels se trouvaient des chapeaux de dentine très-avancés. Or dans ces expériences, quelques-unes ayant été négatives au point de vue spécial de nos expériences, c'est à un phénomène de résorption que nous avons dû attribuer la disparition de la greffe. Il résulte de là que lorsqu'un follicule dentaire se trouve dans des conditions anormales soit de siége, soit de nutrition, il peut s'atrophier, et disparaître sans laisser de trace, et cela quelle que soit d'ailleurs l'époque d'évolution à laquelle il soit parvenu.

Certaines conditions particulières semblent prédisposer des follicules dentaires à éprouver la résorption et l'atrophie. L'une des plus importantes à signaler est l'*hérédité*, bien qu'elle soit insaisissable dans son mécanisme intime. On sait en effet que l'absence de certaines dents peut devenir un caractère transmissible pendant deux ou plusieurs générations, et ici le phénomène de l'atrophie peut porter soit sur la même région d'un maxillaire, soit sur deux dents opposées et homologues, soit encore sur une dent quelconque et différente. Dans ces deux derniers cas, l'hérédité a porté sur le principe de la *prédisposition tératologique* proprement dite à une atrophie folliculaire, sans spécification de siége.

Une autre cause, mais cette fois parfaitement saisissable, est la *compression* d'un follicule qui en amène la fonte véritable ; c'est là un phénomène trop connu en physiologie pathologique pour qu'il soit nécessaire d'y insister :

On comprend facilement en effet que, lorsqu'un follicule de dent

(1) *Comptes rendus de l'Académie des sciences*, 1874, séance du 2 février.

permanente, par exemple, se trouve compris entre deux dents temporaires, au voisinage desquelles il doit effectuer son évolution, il peut arriver que, comprimé contre l'un de ces obstacles ou simultanément contre les deux à la fois, il se résorbe et disparaît.

C'est particulièrement pour les dents de sagesse inférieures qui manquent si souvent, comme on sait, que ce mécanisme doit être invoqué, et lorsqu'on reconnaît chez un individu l'insuffisance absolue de place dans la région qui répond à la dent de sagesse inférieure, on peut conclure, *a priori*, qu'il surviendra, dans un temps donné, soit l'atrophie du follicule et l'absence définitive de cette dent, soit une éruption vicieuse, et toutes les conséquences connues sous le nom d'*accidents de la dent de sagesse*. La première issue est de beaucoup préférable à la seconde; elle prive, il est vrai, le sujet d'une dent qui fait défaut sur l'arcade dentaire; mais elle lui épargne des complications parfois redoutables. Cette atrophie est d'ailleurs fréquente, et c'est à elle qu'on doit cette modification de la formule dentaire, qui, de 32, chiffre normal, tombe à 30, lorsque les dents de sagesse inférieures manquent, et un peu plus rarement à 28 lorsque les supérieures viennent à subir le même phénomène.

Quant au fait intime de l'atrophie proprement dite, nous n'avons pas à le décrire. Les éléments constituants d'un follicule, quelle que soit sa période d'évolution, sont résorbés par le système vasculaire périphérique, de la même manière que tant d'autres tissus, ou éléments normaux, ou pathologiques, disparaissent sur d'autres points du corps, par la mise en jeu de certains mécanismes de compression ou d'envahissement.

§ II. — DE L'ODONTOME.

L'odontôme est, parmi les anomalies de nutrition, celle qui consiste dans une tumeur développée aux dépens tantôt d'un ou de plusieurs des organes constituants du follicule, tantôt des tissus dentaires eux-mêmes au moment de leur genèse.

Notre définition ne diffère pas sensiblement de celle de Broca, qui désigne sous le nom d'*odontôme* « les tumeurs constituées par l'hypergenèse des tissus dentaires transitoires ou définitifs. » Il faut cependant signaler que cet auteur considère, comme tissus dentaires *transitoires*, le bulbe, l'organe de l'émail et l'organe du cément. Or il est à remarquer que le premier de ceux-ci, le *bulbe*, est non pas transitoire, mais définitif, car il devient, sans modification de structure, la *pulpe dentaire* de l'adulte. Cette définition de Broca nous paraîtrait donc prêter à une certaine confusion. On désigne en effet exclusivement sous le nom de *tissus dentaires* ceux qui constituent la dent proprement dite, c'est-à-dire l'*ivoire*, l'*émail,* le *cément.* Or, il est des odontômes de la période antérieure à la formation de ces *tissus dentaires*, c'est-à-dire correspondant à la phase d'*évolution pré-dentinaire* des organes formateurs du follicule.

Broca semble, en outre, n'invoquer dans la formation d'un odontôme que le seul phénomène de l'*hypergenèse*, c'est-à-dire la multiplication des éléments anatomiques d'un tissu déterminé. Nous pensons qu'il existe certains odontômes caractérisés par l'*hypertrophie*, en même temps que par l'hypergenèse des éléments primitifs. Il en est ainsi de certains odontômes cémentaires.

Dans tous les cas, Broca insiste longuement pour distinguer les *odontômes*, maladies de l'évolution, des *tumeurs des dents,* affections de l'état adulte. Il refuse toutefois aux premiers le caractère congénital. Au point de vue chirurgical, cette interprétation peut paraître juste ; mais à l'égard de l'origine, de la nature et du mécanisme de la lésion, ne serait-on pas fondé, ainsi que nous l'avons déjà dit, à considérer toute l'étendue de la période folliculaire d'une dent comme l'*état congénital* de l'organe? Cette manière de voir, sur laquelle nous avons plusieurs fois insisté, fait abstraction de l'individu porteur de l'odontôme, pour ne considérer que l'organe frappé de perturbation tératologique, lequel persiste en réalité, dans son état embryonnaire, pendant une durée plus ou moins longue de l'enfance ou de l'adolescence. Cette idée est en tous cas conforme à l'esprit de l'école anatomo-pathologique moderne, et c'est d'ailleurs sur elle, ainsi qu'on a pu le voir, que reposent toutes les considérations tératogéniques de ce livre.

Broca affirme d'ailleurs lui-même que toute dent complétement développée ne saurait se prêter à la formation d'un odontôme, bien que cependant la période de dentification ne soit pas parvenue à son terme, puisque l'ivoire continue de se déposer, molécule à molécule, à la surface de la cavité de la pulpe, et cela pendant toute la vie. Mais lorsque le follicule est ouvert, dès que la couronne a effectué son ascension, la vie embryonnaire de l'organe peut être regardée comme achevée. La dent apparaît dans ses caractères normaux ou anormaux, indélébiles, et ce qui est précisément propre aux odontômes, c'est que, lorsqu'un follicule devient le siége d'une tumeur de ce genre, il arrive très-souvent que la dent, au lieu d'effectuer son éruption, reste incluse, et plus ou moins méconnaissable au sein de la paroi folliculaire qui persiste après la transformation organique, et devient l'enveloppe de la tumeur.

En outre des deux phénomènes principaux auxquels sont dus les odontômes, c'est-à-dire l'*hypergenèse* et l'*hypertrophie*, il en est un autre qui joue un rôle important dans la production de beaucoup de tumeurs : c'est l'*hétéradénie*, ou développement avec *erreur de lieu*. Nous verrons, en décrivant les diverses variétés d'odontômes, la part qui revient à tel ou tel de ces phénomènes ; mais on comprend tout d'abord que certains odontômes adamantins, par exemple, développés à la surface du cément radiculaire, ne peuvent être dus qu'à l'intervention de ce dernier mécanisme.

Broca, dans son *Étude des odontômes*, introduit une première division de ces tumeurs en trois groupes : 1° les *odontômes simples* ou ordinaires, ceux qui affectent un follicule isolément ; 2° les *odontômes composés*, c'est-à-dire ceux qui ont envahi simultanément plusieurs follicules ; 3° les *odontômes hétérotopiques*, c'est-à-dire ceux qui ont affecté un follicule préalablement frappé d'anomalie de siége ou d'hétérotopie.

Ces trois espèces d'odontômes peuvent toutefois, au point de vue anatomo-pathologique, se résumer en un seul, l'*odontôme simple;* c'est de celui-ci que nous allons tracer une description, en empruntant à Broca le plus grand nombre des considérations sur lesquelles s'appuie son remarquable travail.

L'odontôme, ainsi que nous l'avons dit plus haut, peut apparaître à diverses phases de l'évolution folliculaire ; c'est ainsi que Broca en a tracé une division, au point de vue de la nature de la lésion, en quatre groupes :

1er groupe : *Odontômes embryoplastiques* correspondant à la première période du follicule, antérieurement à l'apparition de l'ivoire et de l'émail. Les tumeurs qui naissent ainsi sont désignées sous le nom d'*odontômes embryoplastiques* ou *odontômes fibreux.*

2e groupe : *Odontômes odontoplastiques* nés pendant la seconde période de l'évolution, alors que se produisent les éléments propres de l'ivoire et de l'émail. Ils se divisent, suivant l'organe où ils ont pris naissance, en *bulbaires* et *cémentaires*, ce dernier n'appartenant qu'aux espèces animales à cément coronaire. En outre, les odontômes bulbaires se subdivisent en *odontômes non dentifiés* (avec ou sans grains dentinaires), en *odontômes en voie de dentification* et en *odontômes dentifiés.* C'est chez ces derniers seulement qu'on rencontre parfois la présence de l'émail, ce qui permet de faire intervenir l'organe de l'émail dans la production de certaines tumeurs de ce genre.

3e groupe : *Odontômes coronaires.* Ceux-ci, nés pendant la période de formation de la couronne, sont toujours plus ou moins dentifiés, car leur début répond toujours à un moment où la dentification est déjà commencée. On reconnaît en outre, dans cette espèce de tumeur, que la partie de la couronne dentaire, formée avant le début de la maladie, se retrouve ordinairement intacte au sein du tissu pathologique, lequel résulte de l'hypertrophie, avec ou sans hypergenèse, soit du bulbe dentaire, soit de l'organe du cément (herbivores). Ces tumeurs se subdivisent, en outre, en *odontômes diffus* et en *odontômes circonscrits*.

4e groupe : *Odontômes radiculaires;* ceux-ci débutent pendant la formation de la racine. Ils peuvent être dentinaires ou cémentaires, et cette dernière variété est même possible chez l'homme, dont les dents présentent, comme on sait, à la surface de leur racine une couche de cément.

Broca résume d'ailleurs sa classification des odontômes dans un tableau auquel nous renvoyons le lecteur (1).

Nous croyons devoir faire, pour ce qui nous concerne, quelques objections à la classification de Broca. Ainsi les odontômes dits composés rentrent exactement dans le cadre des odontômes ordinaires, devenus doubles ou triples par la combinaison des lésions simultanées de deux ou des trois organes folliculaires ; ce sont des odontômes multiples, réductibles par l'analyse anatomique en plusienrs odontômes primitifs. La description des odontômes composés porte d'ailleurs dans le travail de Broca sur un seul fait dû à MM. Letenneur et Forget, et qui, malgré les explorations attentives auxquelles il a donné lieu, reste encore assez obscur comme signification exacte. Quant aux odontômes hétérotopiques, ils sont en tous points identiques aux odontômes simples, dont ils ne diffèrent que par le lieu de leur évolution ; et il est à cet égard un fait des plus remarquables, c'est que l'hétérotopie du follicule représente une anomalie primordiale qui prend part singulièrement à un certain nombre d'autres perturbations. Nous avons vu que les anomalies de direction et de l'éruption, se rattachent souvent à cette cause première. Les anomalies de nutrition sont dans le même cas, et l'on sait que l'atrophie et la formation kystique, aussi bien que les odontômes, en sont la conséquence fréquente.

Ces remarques nous conduisent à donner des odontômes une clas-

(1) *Traité des tumeurs, loc. cit.*, p. 300.

sification un peu plus simple, et qui nous semble cependant assez complète, au point de vue tératologique du moins. C'est ainsi que nous comprendrons dans cette étude une seule division : celle des odontômes proprement dits.

En outre, au lieu des quatre classes de Broca, nous en désignerons trois seulement, qui sont :

1° Les odontômes bulbaires ;

2° Les odontômes odontoplastiques ;

3° Les odontômes radiculaires.

On voit de suite en quoi notre classification diffère de celle de Broca. Notre première division, les *odontômes bulbaires*, comprend à la fois les odontômes *embryoplastiques* de Broca et une partie des odontômes *odontoplastiques*. C'est qu'en effet, à l'époque dite embryoplastique, le seul organe folliculaire, susceptible de devenir le siége d'un odontôme, est le *bulbe*, dont l'évolution comprend deux périodes : la période primitive embryoplastique et une période secondaire, à laquelle correspond la production d'éléments fibreux : corps fusiformes et fibres cellulaires proprement dites. L'organe de l'émail n'est susceptible d'aucune production de ce genre, et quant à l'organe du cément chez les herbivores, lorsqu'il devient le siége d'une altération de cet ordre, celle-ci se produit non à la période fibro-cartilagineuse de l'organe, mais à la période de formation osseuse, c'est-à-dire à la phase odontoplastique.

Nous ajouterons encore que les odontômes ondotoplastiques et les odontômes coronaires décrits isolément par Broca nous paraissent se confondre entre eux, car ils correspondent l'un et l'autre à la période de formation des lames dentaires destinées à constituer la couronne.

Nous conserverons cependant la classe des odontômes radiculaires, qui nous paraît également spéciale dans son caractère anatomique, et par les lésions auxquelles ils donnent lieu. (Voyez d'ailleurs le tableau ci-dessus, page 10.)

Ces explications étant données, nous allons maintenant reprendre, au point de vue de la détermination tératologique, la description résumée et rapide des trois groupes d'odontômes, en donnant de chacun d'eux quelques exemples, parmi ceux qui figurent dans la science.

A. Des odontomes bulbaires.

Cette espèce de tumeur est depuis longtemps désignée cliniquement sous des noms divers : tumeurs fibreuses, fibrômes des mâchoires; tumeurs fibro-plastiques, corps fibro-cellulaires, etc. Les seuls points qui nous intéressent ici sont la composition, la nature et le mode d'origine de ces altérations.

L'examen microscopique a pu établir la composition intime des odontômes bulbaires, qui sont le plus souvent constitués par les éléments du bulbe lui-même : corps fibro-plastiques nucléaires ou fusiformes, fibres lamineuses plus ou moins serrées, comme dans les fibrômes des autres régions de l'économie.

C'est qu'en effet ce sont, comme nous l'avons dit, exclusivement les éléments du bulbe dentaire, aux dépens desquels se développent ces tumeurs. L'organe de l'émail non vasculaire, et éminemment fragile, disparaît par résorption dès le début du processus morbide. La paroi folliculaire n'intervient dans la tumeur que pour lui constituer une enveloppe, car ces odontômes sont ordinairement enkystés. C'est même à la présence de la membrane enveloppante que Broca distingue ces productions des fibrômes proprement dits des mâchoires.

En outre, dans certaines de ces tumeurs, on observe, ainsi que le fait encore remarquer Broca, une cavité remplie de liquide, et qui se trouve comprise entre la paroi et la masse de la tumeur. Il est vraisemblable que, dans ce cas, un épanchement se sera produit dans la cavité folliculaire, soit aux dépens de l'organe de l'émail, soit spontanément par exsudation du bulbe ou de la paroi elle-même : c'est alors un odontôme compliqué d'un kyste. Le liquide peut être séreux ou séro-sanguinolent;

quelquefois formé d'une sorte de mucus filant, contenant de la cholestérine, des cellules épithéliales et des matières grasses. Parmi les odontômes bulbaires, il est une variété fort importante, dont l'époque de production correspond à la période extrême de l'évolution du bulbe, c'est-à-dire au moment où l'organe est déjà recouvert de la couche de cellules dentinaires, et où va débuter la formation du chapeau de dentine. C'est cette circonstance qui a engagé Broca à classer ces productions dans les odontômes odontoplastiques ; mais leur caractère particulier, consistant dans des lésions de nutrition du bulbe lui-même, nous avons cru devoir, ainsi qu'on l'a vu, les faire rentrer dans la première classe. Ces odontômes sont constitués par l'hypergenèse ou l'hypertrophie du bulbe dentaire, ou simultanément par l'hypergenèse et l'hypertrophie.

Il résulte de là que tantôt le bulbe est augmenté de volume dans des proportions parfois considérables ; tantôt il y a réellement simplement hypergenèse, de sorte que la tumeur se compose d'une multitude de bulbes agglomérés. Une autre circonstance caractérise encore ces tumeurs, c'est la présence, au sein de la masse fibroïde, de corps durs, qui sont, dans certains cas, des *grains phosphatiques*, dont la tumeur est parsemée, et, dans certains autres cas, des *chapeaux de dentine*, ou fragments de couronne dentaire en nombre égal aux saillies bulbaires qui composent certaines tumeurs.

Ces variétés de composition autoriseraient donc, jusqu'à un certain point, à classer plusieurs de ces productions dans les odontômes bulbaires, tandis que certaines autres seraient en réalité mixtes, c'est-à-dire à la fois bulbaires et odontoplastiques.

La présence de *grains phosphatiques* au sein d'un odontôme caractérisé par l'hypertrophie simple d'un bulbe, résulte de la suractivité fonctionnelle, dont l'organe, frappé de troubles de nutrition, devient parfois le siége. Ce sont de petites masses sphéroïdales ou irrégulières, composées principalement de phosphate de chaux, et qui rappellent parfaitement les grains phosphatiques observés normalement au sein du bulbe dentaire peu avant le début de la dentification (1) ; ceux-ci ont éprouvé de la sorte le même phénomène d'hypergenèse qui a frappé les éléments bulbaires. Robin a étudié et décrit avec le plus grand soin deux tumeurs de ce genre enlevées par Nélaton (2).

Dans d'autres cas, relativement plus simples, c'est un seul bulbe qui a subi une hypertrophie avec ou sans transformation fibreuse, et l'on trouve alors, au milieu de la tumeur, des corps durs, qui n'ont plus la constitution des grains phosphatiques, sphériques ou ellipsoïdes, amorphes et transparents, mais la composition exacte de l'ivoire. On y reconnaît ainsi des bouquets de canalicules inclus dans une masse assez irrégulière et difforme. Ce sont des *grains dentinaires*, c'est-à-dire de la dentine organisée autour de quelques groupes de cellules dentaires détachées de la surface bulbaire et dissociées par la production pathologique. Elles ont été ainsi portées sur divers points de la masse, et y ont continué leur évolution qui, bien que troublée, reste reconnaissable. C'est à cette variété qu'appartient l'odontôme de M. Panas, présenté dernièrement à la Société de chirurgie (3).

Lorsqu'au lieu de grains phosphatiques ou dentinaires, on observe des chapeaux de dentine ou des couronnes incomplètes correspondant à une multiplication des bulbes, ces parties dures peuvent être tantôt parsemées sur divers points de la tumeur, comme dans la pièce figurée par Broca, et que nous reproduisons (pl. XVII, fig. 2) ; tantôt elles sont agglomérées, et donnent naissance à un groupe de saillies, une sorte de bouquet de couronnes, dont la pièce représentée planche XVII, figure 4, donne une idée assez juste. Cette pièce, bien des fois citée déjà,

(1) Voyez Ch. Robin et E. Magitot, *Genèse et évolution des follicules dentaires* (*Journal de physiologie* de Brown Sequard, 1860, t. III, p. 312.

(2) Voyez Broca, *Traité des tumeurs, loc. cit*,, p. 326.

(3) Voyez *Bulletins et Mémoires de la Société de chirurgie*, 1876, p. 347.

avait été observée par Oudet, dans le service de Pelletan, en 1809. Ét. Geoffroy Saint-Hilaire (1) et M. Forget (2) l'ont reproduite, et nous la figurons nous-même comme le plus remarquable exemple de *coalescence* de productions bulbaires.

Dans ce dernier cas, la production ne semble plus appartenir réellement à la catégorie des odontômes bulbaires, puisqu'il y a production de couronnes multiples; c'est un fait d'odontôme mixte, bulbaire et coronaire.

Nous ne nous arrêterons pas à mentionner ici tous les exemples d'odontômes bulbaires ; ils sont nombreux. Broca, outre les faits qu'il décrit, rappelle ceux que Dupuytren et Duval ont signalés, sans avoir toutefois conscience de leur nature exacte (3); puis il se livre à une étude clinique de ces tumeurs que nous ne reproduirons pas, bien qu'elle ait un grand intérêt, car nous ne faisons pas ici une description chirurgicale des odontômes, mais une étude tératologique.

Le siége presque exclusif des odontômes bulbaires chez l'homme est le follicule de la dent de sagesse. Celui-ci faisant, en effet, son apparition première vers la douzième année, et son follicule se développant avec une grande lenteur, il se trouve dans les conditions les plus favorables à la production d'une lésion de nutrition pendant sa longue période embryoplastique. C'est encore plus particulièrement à la mâchoire inférieure qu'on les observe, en raison des perturbaions qui y sont plus fréquentes qu'à la mâchoire opposée. Son point de début est donc ordinairement la région de l'angle du maxillaire, d'où elle peut envahir les parties voisines.

(1) *Système dentaire des mammifères et des oiseaux*. Paris, 1834, in-8, pl. 1, fig. 8.

(2) *Loc. cit.*, pl. 2, fig.3.

(3) Dupuytren, *Leçons orales*, 2e édit., 1839, t. II, p. 135. — Duval, *Bulletin de la Faculté de médecine*, 1811, n° 8, p. 168.

B. Odontomes odontoplastiques.

Les odontômes odontoplastiques comprennent les altérations de nutrition qui surviennent au sein du follicule, après le début de formation des éléments constitutifs de la dent : *ivoire*, *émail* ou *cément ;* c'est ce qu'on appelle précisément la *période odontoplastique* du follicule. Le chapeau de dentine est commencé et en voie de développement ; les organes formateurs sont en pleine activité physiologique, et c'est par la perturbation même de leur fonction que se traduisent ces odontômes.

Ils se subdivisent naturellement en quatre catégories ou odontômes odontoplastiques *cémentaires, dentinaires, cémento-dentinaires adamantins ;* ils peuvent aussi être mixtes lorsque les troubles, au lieu de porter sur un des organes isolément, étendent leur influence à deux organes à la fois, comme dans certaines tumeurs composées d'ivoire et de cément.

1° Les *odontômes odontoplastiques cémentaires* appartiennent aux herbivores, les seules espèces animales dont les dents présentent une couche de cément coronaire, résultat de la transformation osseuse de l'organe propre du cément, partie intégrante de leur follicule. Broca en rapporte trois faits, deux qui figurent dans le musée d'Alfort et le troisième provenant de la collection de M. Leblanc. Ce sont jusqu'à présent les seuls connus.

Nous reproduisons (planche XVII, figure 1), le dessin de l'une de ces tumeurs, que Broca a étudiée avec le plus grand soin. Elle était développée aux dépens du follicule de la quatrième molaire inférieure d'un cheval. On y retrouvait, au sein d'une masse informe de cément, ou matière osseuse, des groupes d'émail ou d'ivoire, sans ordre, sans rapport même entre eux, ce qui a permis d'établir que la production avait pris naissance, alors que la période embryoplastique était achevée et que la couronne dentaire était encore à son début, bien qu'on ne retrouve sur aucun point les superpositions régulières de l'émail et de l'ivoire qui caractérisent le chapeau de dentine.

Quant à la pièce de M. Leblanc, elle était aussi exclusivement cémentaire, ainsi qu'il résulte de l'examen microscopique de Ch. Robin ; elle figure dans le travail de M. Forget (1), et nous la reproduisons d'après lui (pl. XVII, fig. 3). La masse occupait un kyste formé par la paroi folliculaire elle-même, et siégeant dans la région canine supérieure chez le cheval. Au fond de ce kyste était fixée la masse cémentaire, sur un côté de laquelle s'apercevait un certain rudiment de couronne, comprenant de l'ivoire et de l'émail. Toutefois, cette dernière partie de la tumeur n'ayant pas été étudiée, nous devons nous associer aux réserves qu'a faites Broca sur la véritable signification de l'odontôme en question.

Un autre fait rappelé par Broca est relatif à une pièce du musée d'Alfort, qu'il nous a été donné d'étudier nous-même avec Ch. Robin, et qui est décrite par MM. Bouley et Reynal dans un article de leur dictionnaire (2). L'examen auquel nous nous étions livrés nous avait fait soupçonner que l'altération avait eu pour point de départ une distension de la cavité centrale d'une molaire de cheval, distension due à l'hypertrophie de la pulpe et suivie de troubles divers dans la production de l'ivoire et du cément. Broca n'a pas partagé notre opinion, et a rangé ce fait dans la catégorie des odontômes cémentaires purs.

Sans abandonner entièrement notre première interprétation, nous sommes porté à penser, après l'examen anatomique auquel s'est livré Broca, qu'il s'agit ici d'un odontôme, compliquant une lésion préalable hypertrophique de la pulpe dentaire. Nous reproduisons d'ailleurs le dessin de cette pièce, planche XVII, figure 13.

(1) *Des anomalies dentaires et de leur influence sur la production des maladies des os maxillaires*, 1859, p. 28, et pl. 2, fig. 5 et 6.

(2) *Dictionnaire pratique de médecine, de chirurgie et d'hygiène vétérinaires*. Paris 1858, in-8, t. IV. p. 638.

Un autre fait d'odontôme cémentaire figure au musée d'Alfort sous le n° 163, B ; il a été donné par M. Bouley. Broca le désigne sous le nom d'*odontôme mixte*. Il s'est développé chez une molaire de cheval, et il occupe en même temps l'épaisseur de la couronne, au milieu des cornets qu'il a déplacés, et le centre de la dent qu'il a transformé en une masse irrégulière.

2° Les *odontômes odontoplastiques dentinaires* sont ceux dans lesquels un chapeau de dentine a subi non une division ou une dispersion de fragments de sa substance, mais une altération de nutrition sur place ; ce sont ceux que Broca désigne, à tort selon nous, sous le nom d'*ondontômes pulpaires*. Nous sommes plutôt tenté de leur donner le nom d'*odontôme coronaire* qui serait assurément plus exact.

Un groupe considérable de ces odontômes appartient exclusivement aux espèces animales, dont les dents sont dépourvues de cément coronaire. Ils se subdivisent en deux variétés très-nettement indiquées par Broca : les odontômes coronaires *diffus* et les odontômes coronaires *circonscrits*.

a. Les *odontômes coronaires diffus* sont ceux dans lesquels le mécanisme de production a eu pour point de départ simultanément une hypertrophie avec altération de substance de la pulpe, et des irrégularités dans la formation de l'ivoire ; de son côté, l'organe de l'émail peut être frappé de troubles concomitants qui entraînent des perturbations dans la formation des prismes. Il peut résulter de là que, si une portion de la couronne, développée antérieurement à l'apparition des troubles fonctionnels, a pu conserver la physionomie normale, toute l'étendue correspondante à ces troubles constitue une tumeur plus ou moins volumineuse.

Un type de cette variété d'odontôme est une pièce de la collection d'Oudet reproduite par Broca (1), et dans laquelle une canine, dont le

(1) *Traité des tumeurs*, loc., cit., p. 358, et fig. 19.

sommet est régulier, a une base élargie en forme de coque, et sur laquelle l'émail semble manquer, ou du moins ne représente que des groupes irréguliers de prismes (pl. XVII, fig. 10 et 11). L'histoire pathologique de ce cas manque malheureusement, mais sa nature n'est pas douteuse.

Deux autres faits d'odontômes coronaires proprement dits appartiennent à une incisive et à une défense d'hippopotame, et paraissent avoir intéressé simultanément l'ivoire et l'émail, les seuls tissus qui composent, comme on sait, cette espèce de dent, laquelle est dépourvue de cément coronaire. Ils sont dus tous deux à M. Emmanuel Rousseau (1), et nous les reproduisons planche XVII, figures 12 et 13.

Il existe encore à notre connaissance deux autres faits d'odontômes coronaires diffus ; ils appartiennent l'un à Tomes (2), l'autre à M. Forget (3) :

Le premier est pour ainsi dire double, car il résulte de la fusion en une seule masse de la deuxième molaire inférieure gauche avec la dent de sagesse. Le tissu est composé d'ivoire affectant une disposition rayonnée (voyez pl. XVIII, fig. 2) ; le second a une structure assez analogue (voyez pl. XVIII, fig. 3).

b. Les *odontômes coronaires circonscrits* consistent dans la production, sur un point isolé de la couronne, d'une tumeur dure, formée d'ivoire et d'émail, tantôt globuleuse et assez lisse, tantôt couverte de végétations multiples.

Broca leur attribue pour causes des divisions ou ramifications de la pulpe dentaire, dont une portion ainsi déplacée est devenue le centre anormal de production dentinaire.

Ce sont ces anomalies que Salter a décrites sous le nom de *dents verru-*

(1) *Loc. cit.*, pl. XIX, fig. 1 et 4.
(2) *Loc. cit.*, p. 225.
(3) *Anomalies dentaires*, pl. I, fig. 3.

queuses (1), et il insiste également sur le mode de formation, qui ne peut s'expliquer qu'en admettant l'existence d'une pulpe dentaire aussi verruqueuse que la couronne qui lui a succédé. D'après ces deux opinions, l'odontôme coronaire circonscrit devrait toujours être précédé par un odontôme pulpaire, et Salter (2) rapproche très-judicieusement ces espèces de déviations des dispositions qui se rencontrent normalement pour les plis villeux latéraux des dents du *labyrinthodon*, et les papilles verticales des galéopithèques. Peut-être, dès lors, cette variété d'anomalie pourrait-elle être regardée comme un fait de réversion au même titre que bien d'autres anomalies dentaires, ainsi que nous l'avons plusieurs fois signalé dans le cours de ces études.

On aura d'ailleurs une idée de la constitution de ces odontômes circonscrits par l'exemple que nous représentons planche XVIII, figure 6, d'après Salter.

3° Les odontômes coronaires de la variété *cémento-dentinaire* appartiennent exclusivement aux herbivores. Ils représentent des tumeurs dures irrégulières mamelonnées, et dans lesquelles l'examen anatomique permet de reconnaître la présence dans des proportions variables des deux tissus de l'ivoire et du cément, tantôt conservant leurs rapports normaux, tantôt mêlés et enchevêtrés sans ordre.

Ces tumeurs ont été observés depuis longtemps. M. E. Rousseau, en 1827, publiait le cas, chez le cheval, d'une masse irrégulière développée aux dépens d'une molaire chez le cheval (3). Nous le reproduisons planche XVIII, figure 7. C'est un exemple très-évident d'odontôme coronaire cémento-dentinaire diffus. Nous en devons un autre exemple à M. le professeur Goubaux; il était développé aux dépens d'une

(1) Warty Teeth, in *Contribution to dental pathology; Guy's Hospital reports*, 3e ser. vol. IV, p. 276. London, 1858. — Voyez aussi : *Transact. of the pathological Society*, 1855, p. 173, et pl. IX.

(2) Salter, *Guy's Hospital reports*, 3e série, vol. IV, p. 280.

(3) *Loc. cit.*, pl. 26, fig. 7.

dernière molaire supérieure droite chez un taureau Durham jeune. Elle figure au musée d'Alfort, et nous l'avons représentée planche XVIII, figure 5. Les deux cornets externes ont subi une transformation en une masse mamelonnée composée d'ivoire et de cément.

Ch. Tomes en a décrit un autre exemple appartenant encore à une molaire de cheval (1) (voyez pl. XVIII, fig. 8).

Enfin le plus curieux exemple que nous connaissions est celui qui nous a été donné par le professeur Lorain : c'est une défense d'éléphant, organe composé normalement, comme on sait, d'ivoire et de cément. Cette défense présente sur le côté et vers le milieu de sa hauteur une énorme masse ovoïde, mamelonnée de 20 *centimètres* de diamètre vertical et de 9 *centimètres* de diamètre transverse, se détachant du point d'adhérence par une portion rétrécie ou col, sorte de pédicule. Cet odontôme serait en quelque sorte un polype cémento-dentinaire. Nous en avons donné déjà une description en présentant la pièce à la Société de biologie (2). Nous en reproduisons le dessin avec une réduction au tiers de son volume naturel (pl. XVIII, fig. 4).

C'est encore à un processus tératologique de ce genre qu'il convient de rattacher le cas curieux cité par Aldrovande d'une défense d'éléphant couverte de productions mamelonnées (3). Il en est de même d'un cas de tumeur d'une molaire de cheval transformée en une masse volumineuse pesant près de 1000 grammes, et observée dernièrement par un praticien de Gerona (Espagne) qui a bien voulu nous en communiquer la photographie.

Les odontômes de la variété *cémento-dentinaire* paraissent être d'ailleurs particulièrement fréquents chez l'éléphant. Les collections d'anatomie et d'histoire naturelle en contiennent en effet de nombreux spécimens. Le musée du Collége des chirurgiens de Londres en possède au

(1) Voyez *Transactions of odontological Society of great britain*, 1872-1873, p. 1.

(2) Voyez *Comptes rendus et Mémoires de la Société de biologie*, 1868, p. 183.

(3) Voyez Aldrovande, *De quadrupedibus*; Bononia, 1616, p. 495.

moins quatre exemples (1). Le premier d'entre eux paraît avoir eu pour cause l'entrée d'une balle dans le follicule. On sait en effet que, dans la chasse acharnée qu'on fait de ces animaux, des balles de fer pénètrent souvent soit au sein même d'un follicule, soit même au travers de la défense en voie de formation. Il résulte de la présence de ce corps étranger la production de diverses lésions, parmi lesquelles l'odontôme cémento-dentinaire est une des plus fréquentes ; cependant plusieurs de ces tumeurs ne semblent pas avoir eu pour cause première une circonstance traumatique, soit que le projectile ait traversé de part en part la région folliculaire sans laisser de trace, soit que réellement l'altération ait une origine spontanée.

Ainsi qu'on le voit par ce qui précède, nous avons été conduit, à propos des *odontômes odontoplastiques dentinaires*, à décrire non-seulement ceux qui sont composés de dentine exclusivement, mais ceux qui participent à la fois de la dentine et du cément, ou bien de la dentine et de l'émail. Ces considérations justifieraient le terme d'odontôme coronaire donné par Broca, et si nous avons maintenu dans cette étude le terme de dentinaire, c'est que nous sommes fondé à croire que la perturbation tératologique qui entraîne le processus a le plus souvent pour début et pour siége primitif le chapeau de dentine, dont l'évolution précède notablement, comme on sait, celle des autres parties composantes de la couronne. Les troubles de ces dernières seraient ainsi consécutifs et secondaires.

4° Les *odontômes odontoplastiques adamantins* consistent dans des perturbations de nutrition de l'organe de l'émail isolément. Ils se présentent ordinairement sous l'aspect de petites tumeurs d'émail du volume d'une tête d'épingle ou d'un petit pois, ovoïdes ou sphériques, parfois mamelonnées, et fixées soit au collet, soit plus fréquemment au-dessous de ce point.

(1) Voyez nos 3140, 3141, 3142, 3143 du Catalogue.

Ces productions sont donc ordinairement hétérotopiques, c'est-à-dire siégeant en un point de la dent dépourvue ordinairement d'émail, sur le collet d'une dent ou dans l'angle d'intersection des racines d'une molaire, etc. Il y a ici un phénomène *hétéradénique*, bien que, dans notre pensée, l'émail ne se développe pas de toute pièce et spontanément sur un point quelconque, ainsi que cela se produit dans l'hétéradénie en général (1).

En effet, dans le cas de tumeur hétérotopique d'émail, c'est à une déviation, à un déplacement d'une portion de l'organe de l'émail qu'est dû, selon nous, le phénomène :

Au sein du follicule, et au moment où commence la production de l'émail, l'organe producteur qui recouvre, comme on sait, à la manière d'un capuchon, le chapeau de dentine, pousse un prolongement, ou diverticulum, qui s'isole bientôt de la masse principale, et vient au delà de la base du bulbe, au fond du cul-de-sac folliculaire, produire une masse isolée de prismes.

Dans certaines circonstances, il paraît évident que le diverticulum de l'organe adamantin s'en détache seul pour aller ainsi effectuer son rôle sur un point des racines, et l'odontôme, caractérisé par un nodule d'émail, est adhérent à la couche cémentaire directement : Tels semblent être les exemples cités par Tomes (2), et que nous reproduisons planche XVII, figures 5, 6 et 7. Mais dans d'autres cas, la portion de l'organe de l'émail a entraîné, en se détachant, un fragment de bulbe, qui a produit au-dessous de la masse d'émail une base de dentine servant d'intermédiaire entre le cément radiculaire et le tissu d'émail. Ce détail de composition des odontômes adamantins résulte d'une étude microscopique qui a été entreprise par Wedl sur un nodule qui siégeait

(1) Littré et Ch. Robin, *Dictionnaire de médecine et de chirurgie*, art. HÉTÉRADÉNIQUE (tissus), 12ᵉ édit., 1865, p. 713.

(2) Voyez Tomes, *System of dental surgery*, p. 235, fig. 102 et 103. London, 1859.

au-dessous du collet d'une grosse molaire (1). L'examen à un grossissement de 50 diamètres a montré très-nettement cette double composition (voyez pl. XVII, fig. 8 et 9).

Nous n'insisterons pas davantage sur les considérations relatives aux odontômes adamantins, qui représentent en réalité bien plus une curiosité tératologique, qu'une lésion susceptible d'intervention chirurgicale quelconque.

C. Odontômes radiculaires.

Les odontômes radiculaires sont ceux qui se forment au sein du follicule, à l'époque où la couronne dentaire ayant achevé son développement, les racines commencent à effectuer leur formation. Or la constitution normale des racines chez l'homme, ainsi que chez tous les mammifères, comprenant deux tissus fondamentaux, l'ivoire et le cément, les odontômes participeront nécessairement de cette composition, et seront tantôt purement *cémentaires*, tantôt *cémento-dentinaires*.

On ne connaît pas encore d'exemples d'odontômes radiculaires purement dentinaires, et sans pouvoir nier absolument l'existence de cette variété, il est peu probable qu'elle puisse se produire. En effet, un trouble dans la formation de l'ivoire des racines pouvant former une tumeur, ne saurait s'effectuer sans entraîner immédiatement des phénomènes de même ordre dans la couche de cément qui le recouvre, et aussitôt l'odontôme deviendrait mixte. Il n'en est pas de même de l'odontôme cémentaire, qui peut, on le comprend, se produire seul aux dépens des éléments osseux qui composent le cément, et dont la formation est en quelque sorte indépendante de celle de l'ivoire.

On sait aujourd'hui de quelle manière se forme le cément. Chez

(1) Wedl, *Atlas zur Pathologie der Zähne*. Leipzig, 1869, pl. II, fig. 23 et 24.

les mammifères à cément à la fois coronaire et radiculaire, c'est aux dépens d'un organe particulier, l'*organe du cément*, dont les auteurs allemands ont nié l'existence, mais qui a été plusieurs fois décrit en France, et demeure aujourd'hui un fait anatomique incontestable (1).

Chez l'homme toutefois, l'existence d'un organe spécial du cément, qui s'ossifierait directement, n'a pas encore été établie. Dans nos recherches avec Ch. Robin, nous avons cherché à démontrer que la formation du cément des racines de l'homme est due à l'ossification directe d'une partie de la paroi folliculaire dans sa couche profonde, tandis que la couche superficielle restant fibreuse constitue ultérieurement le périoste proprement dit.

On connaît toutefois les vues fort ingénieuses de Ch. Tomes, d'après lesquelles la cuticule de l'émail serait la trace de l'existence d'un organe de cément coronaire et radiculaire, qui figurerait dans la composition du follicule dentaire humain (2).

Quoi qu'il en soit, les odontômes radiculaires cémentaires apparaissent à l'observation sous l'aspect d'une tumeur du volume variable, mamelonnée et inégale, dans laquelle l'examen histologique ne permet de reconnaître que les éléments du tissu osseux irrégulièrement groupés, comme cela se produit, par exemple, dans l'exostose, soit osseuse, soit cémentaire proprement dite. Cette analogie de composition entre les odontômes et les exostoses ne permet pas cependant d'assimiler les premiers aux secondes, et nous avons suffisamment insisté plus haut sur cette distinction.

Les odontômes radiculaires cémentaires paraissent extrêmement rares. Nous n'en connaissons qu'un exemple; il a été observé chez

(1) Voyez notre Thèse inaugurale, *Du développement et de la structure des dents humaines*, in-4 avec 2 planches, 1858, p. 80. — Voyez aussi Robin et Magitot, *Genèse et évolution du follicule dentaire* (*Journal de physiologie* de Brown-Séquard, 1861, p. 148). — Et enfin Legros et Magitot, in *Journal d'anatomie* de Robin, 1873, p. 466.

(2) Quarterly, *Journal of microscopical science*, nouv. série, vol. XII, p. 321, et pl. XVII.

l'homme par M. Ch. Tomes, qui en a fait une excellente description (1). La pièce dont nous reproduisons le dessin (pl. XIX, fig. 17) représente une tumeur volumineuse mamelonnée, et du volume triple environ de la molaire qui en est le siége. L'examen microscopique fit reconnaître que toute la masse se composait exclusivement de cément.

A l'examen d'une pareille tumeur, on pourrait être tenté de lui donner une interprétation différente de celle de M. Ch. Tomes, et supposer qu'elle représente, par exemple, une tumeur du cément, une exostose de nature pathologique; mais l'étude des antécédents, la recherche du mode de développement, ont permis à l'auteur de la rattacher très-nettement à la période d'évolution folliculaire, et de la classer dans les anomalies de nutrition ou les odontômes.

Si les odontômes radiculaires cémentaires sont très-rares, il n'en paraît pas être de même des odontômes *cémento-dentinaires*, dont nous connaissons plusieurs exemples. Nous en citerons deux des plus remarquables :

Le premier est représenté par une pièce du musée Dupuytren, où elle figure sous le n° 384, B. Elle a été donnée par M. Maisonneuve, et son étude a été successivement entreprise par MM. Forget, Broca et par nous-même. M. Forget, qui la figure dans son travail (2), la désigne sous le nom de *tumeur intra-maxillaire soudée à une dent molaire voisine.* Cette interprétation n'est pas précise, et il s'agit ici bien évidemment d'une tumeur de nature et d'origine dentaire et non maxillaire. M. Broca (3) n'a pas adopté d'ailleurs cette manière de voir, et a considéré la masse morbide comme dépendant de la racine de la molaire. Il lui donne en conséquence le nom d'*odontôme radiculaire*, désignation, du reste, complétement juste.

En ce qui nous concerne, l'étude que nous avons faite sur une

(1) *Trans. of odontological Society of Great Britain*, 1872, p. 81.
(2) *Loc. cit.*, pl. 2, fig. 1 et 2.
(3) *Loc. cit.*, p. 364.

coupe microscopique, comprenant à la fois la tumeur et la dent elle-même, nous a révélé certaines particularités dignes d'être notées avec soin.

La dent primitivement affectée, et à l'extraction de laquelle est due la découverte de la tumeur, était une seconde molaire inférieure gauche profondément cariée chez un *jeune homme*. Une tuméfaction volumineuse de l'os s'était produite au delà de cette dent à la place correspondante à la dent de sagesse, laquelle manquait de ce côté. L'opération de l'avulsion, qui fut très-laborieuse, amena en même temps au dehors la masse morbide adhérente à la face postérieure de cette seconde molaire (voyez pl. XIX, fig. 1).

Or, la coupe nous a révélé, ainsi qu'on peut s'en convaincre par le dessin que nous publions (pl. XIX, fig. 2), que la seconde molaire, bien que profondément cariée, présente ses racines saines en avant et sur les côtés, tandis que la face postérieure donne attache à la tumeur. Celle-ci se compose d'une certaine quantité de dentine sous forme de deux prolongements, l'un dirigé en haut, l'autre en bas et en arrière, au-dessous de la masse. Cette portion dentinaire est composée de faisceaux de tubes qui ont l'aspect normal, et au milieu d'eux on observe une lacune assez vaste qui, nous n'en doutons pas, doit être regardée comme la trace d'une cavité de la pulpe. C'est qu'en effet nous pensons que cette portion d'ivoire répond à une couronne entière, qui n'est autre que celle de la dernière molaire, ou dent de sagesse, désorganisée par la tumeur et comprise au milieu d'elle. Tout le reste de la pièce est exclusivement constitué par du cément, c'est-à-dire par des ostéoplastes tantôt réguliers comme dans l'os normal, tantôt irrégulièrement groupés ; de grandes lacunes se présentent aussi au centre de la tumeur.

De ces remarques, nous nous croyons autorisé à conclure que si l'on peut légitimement considérer cet odontôme comme appartenant à la variété radiculaire, relativement à la deuxième molaire à laquelle elle adhère, on pourrait aussi justement le faire dériver du follicule de la dent de sagesse, et alors ce serait, par rapport à cette dernière, un odontôme coronaire, mixte, cémento-dentinaire. La présence, au sein de la masse, d'une couronne, assez facilement reconnaissable, et pourvue d'une cavité centrale déformée, donnerait une certaine valeur à cette manière de voir.

Nous conserverons toutefois le terme d'odontôme radiculaire donné par Broca à cette pièce, et nous en rapprocherons un autre exemple décrit et figuré par Wedl (1). Il est reproduit planche XIX, figures 10 et 3. Dans ce cas, il s'agit bien nettement d'une tumeur adhérente à la racine d'une molaire, et sans assimilation possible de la masse à la participation d'une dent voisine. Cette tumeur était double, bien moins volumineuse que celle de M. Maisonneuve, mais sa composition était bien évidemment mixte de cément et d'ivoire. La dentine, irrégulièrement comprimée et globuleuse par place, occupait le centre; tandis que le cément formait un revêtement continu.

Nous terminerons ici l'étude des odontômes, car toutes les variétés existantes ont été passées en revue. Il est pourtant quelques remarques supplémentaires qui peuvent trouver place à la fin de notre description. Ainsi nous n'avons pas parlé de ces faits que Broca désigne sous le nom d'*odontômes composés*, dans lesquels plusieurs follicules dentaires ont été envahis par le même processus tératologique. Le plus ordinairement, l'examen d'une tumeur de ce genre permet de voir que les follicules multiples qui sont compris dans sa masse n'y figurent pas à un degré égal de l'évolution, et tandis que l'un est parvenu à la période coronaire, les autres sont encore à la période embryoplastique. Il en résulte des odontômes très-variables de forme et de composition.

Nous n'insisterons donc pas sur la description de ces odontômes qui rentrent dans les divisions de la précédente étude. Signalons seulement le fait le plus remarquable, et qui est dû à Letenneur (de Nantes).

(1) *Atlas zur Pathologie der Zähne*, Taf. 11, fig. 28 et 29.

La tumeur opérée par lui fut envoyée à M. Forget, qui la présenta à la Société de chirurgie (1). L'examen microscopique fait par Ch. Robin montra qu'il s'agissait d'une production ayant envahi le follicule des molaires situées au delà de la première molaire temporaire chez un enfant de douze ans. On y reconnaît la trace de cinq couronnes dentaires, ce qui, relativement aux nombres des follicules pouvant exister dans la mâchoire, permit de supposer qu'il s'était formé au moins *un* follicule surnuméraire. La tumeur comprenait aussi un certain nombre de masses fibroïdes, coniques, ayant toute l'apparence de saillies bulbaires. Il y avait donc dans cette tumeur un double phénomène d'hypertrophie bulbaire et d'hypergenèse dentinaire : c'était donc un *odontôme odontoplastique composé.*

Une dernière variété d'odontômes a été enfin signalée par Broca : ce sont les *odontômes hétérotopiques.* Ces productions ne diffèrent en rien des variétés précédemment étudiées, si ce n'est en ce qu'elles sont développées au sein d'un follicule frappé préalablement d'hétérotopie. On les a observés assez fréquemment chez les herbivores dans la région temporale, qui est en quelque sorte un lieu d'élection de ces dents hétérotopiques. Il en existe plusieurs relations chez le cheval : tel est le cas cité par MM. Robin et Felizet (2); tel est aussi celui de Mage Grouillé (3), et celui de Berger Pessière observé chez l'agneau (4).

Chez l'homme, nous connaissons le fait rapporté par J. Salter (5). Chez un homme de trente-cinq ans, qui présenta une tumeur volumineuse au niveau de l'angle de la mâchoire à droite, au delà de la dent de

(1) Voy. Am. Forget, *Étude histologique d'une tumeur fibreuse non décrite de la mâchoire inférieure.* Paris, 1861, avec 1 planche, et *Bulletin de la Société de chirurgie*, 2e série, t. X, p. 60. — Voyez aussi Robin, *Bulletin de l'Académie de médecine*, t. XXIV, p. 1205, et *Mémoire de la Société de biologie*, 1862, 3e série, p. 216. — Broca, *Traité des tumeurs*, 1869, t. II, p. 365.

(2) *Comptes rendus et Mémoires de la Société de biologie*, 1863, p. 167, 3e série, t. V, 167.

(3) Fromage de Feugré, *Correspondance sur les animaux domestiques*, 1811, t. IV, p. 267, cité par Goubaux. *Recueil de médecine vétérinaire*, t. XXXI, p. 73; 1854.

(4) *Recueil de médecine vétérinaire*, 1835, t. XII, 586.

(5) *Guy's Hospital reports*, ser. III, vol. IV, 1858, p. 229.

sagesse : c'était un *odontôme coronaire partiel*, avec une masse irrégulière d'apparence osseuse.

Quelques autres exemples analogues sont dus l'un à M. Martins qui l'observa dans la région temporale d'une pouliche (1) : c'était encore un odontôme coronaire ; l'autre est dû à M. Justl (de Berlin) (2) : c'était un odontôme coronaire adhérant au pariétal gauche chez un cheval adulte.

§ III. — DU KYSTE FOLLICULAIRE.

La transformation kystique d'un follicule est l'une des formes des anomalies de nutrition. Le phénomène consiste ici en ce que les troubles fonctionnels du follicule ont eu pour objet non plus les organes producteurs du tissu dentaire, *ivoire*, *émail* ou *cément*, mais bien la paroi folliculaire elle-même. Celle-ci, sous une influence perturbatrice, a sécrété un liquide séreux ou visqueux, dont l'accumulation, refoulant à la partie profonde du sac les organes formateurs de la dent, a distendu sa paroi, et a transformé le follicule en un véritable kyste.

La transformation kystique pouvant atteindre un follicule à l'une quelconque des trois phases principales de son évolution, la division que nous avons indiquée pour les odontômes est à peu près également applicable aux kystes folliculaires. C'est ainsi que nous pourrions décrire des kystes folliculaires de la période *embryoplastique*, de la période *odontoplastique*, de la période *coronaire*.

Nous ne ferons pas toutefois ici cette description que nous avons tracée longuement dans un travail récent déjà cité (3) ; nous y renverrons donc le lecteur, afin de ne pas reproduire une monographie sur laquelle nous n'avons aujourd'hui aucune idée nouvelle à exprimer.

(1) Voyez Raynal, *Recueil de médecine vétérinaire*, mars 1853, p. 366.

(2) *Recueil de médecine vétérinaire*, 1854, p. 76. — Voyez aussi Goubaux, même recueil, 1854, t. XXXI, p. 71.

(3) *Des kystes des mâchoires* in *Archives générales de médecine*, 1872-1873.

Ces kystes folliculaires comprennent en effet la première partie de notre travail général sur les kystes des mâchoires ; ainsi ont été étudiés le mode de production, les conditions anatomo-pathologiques et l'ensemble des caractères cliniques. Nous avons aussi longuement insisté sur la nature purement tératologique de cette lésion qui est spéciale à la période folliculaire de la dent, c'est-à-dire à l'état d'évolution.

Nous leur avons opposé en outre, au point de vue clinique, une autre catégorie de kystes, les kystes périostiques, particuliers à l'époque adulte, nés aux dépens d'un décollement du périoste dentaire, et par une distension progressive de celui-ci. Ces derniers sont du domaine pathologique, et ils sont ordinairement l'une des conséquences d'une affection spéciale de l'organe adulte, la *périostite*.

Ajoutons que non-seulement les causes d'un kyste folliculaire se confondent absolument avec celles des odontômes, de sorte qu'à un trouble primordial unique peut succéder presque indifféremment tantôt l'un, tantôt l'autre des deux processus, mais notons encore qu'il peut se produire une sorte de confusion ou de combinaison des deux lésions. Il suit de là que certains odontômes arrivent à s'enkyster, et certains kystes folliculaires peuvent présenter sur un point de leur contenu un véritable odontôme.

Cette variété mixte a été très-bien reconnue par Broca, et elle est de nature à confirmer de la manière la plus péremptoire la nature tératologique de l'une et de l'autre des deux altérations.

CHAPITRE VIII

ANOMALIES DE STRUCTURE

La constitution intime ou structure des tissus qui composent l'organe dentaire présente dans l'état physiologique un ensemble de caractères dont nous n'avons pas à faire ici la description. Ces caractères offrent en outre un certain nombre de variations, soit chez les individus, soit d'une race à l'autre, mais qui sont jusqu'à présent fort peu connues. Nous avons plus haut essayé de déterminer l'influence que peut exercer la race sur les conditions de forme, de volume et de nombre des dents. Il est certain que des diversités dans la composition anatomique, dans la densité, la constitution chimique des tissus, doivent être en corrélation avec les variations morphologiques elles-mêmes. Ces relations n'ont pas encore été étudiées et seraient à coup sûr très-intéressantes à connaître. A peine possédons-nous quelques documents relatifs aux différences d'aspect extérieur que présentent certains tissus suivant les races et certains rapports des dents comparées entre elles (1).

Quoi qu'il en soit, ces variations, dès lors qu'elles ne produisent aucune altération appréciable aux moyens ordinaires d'investigation, et qu'elles ne compromettent pas les conditions d'intégrité ultérieure

(1) Voyez Coudereau, in *Bull. de la Soc. d'anthropologie*, 1875, p. 86.

des dents, ne sauraient constituer des anomalies. Mais si elles causent des troubles plus ou moins profonds dans la constitution des tissus, apportant comme conséquence des prédispositions à diverses maladies, elles doivent être considérées comme des déviations de structure.

Nous devons étudier ces déviations soit dans l'organe dentaire en totalité, c'est-à-dire lorsqu'elles intéressent à la fois l'émail et l'ivoire, soit si elles affectent isolément un tissu particulier. Dans ce dernier cas, c'est encore plus spécialement l'émail et l'ivoire qui sont frappés. Quant au cément, ses anomalies de structure, au moins dans l'espèce humaine, ne sauraient avoir une importance suffisante pour motiver une description en raison du faible développement et du rôle restreint que présente ce tissu. Il n'en est pas de même toutefois chez certains animaux domestiques, les herbivores par exemple. Mais il est utile d'ajouter que les déviations de structure sont ici en corrélation intime avec d'autres anomalies, celles de *nutrition* qui appartiennent à la description des odontômes, c'est-à-dire à la division précédente de ces études.

§ I. — ANOMALIES DE STRUCTURE DANS LA TOTALITÉ DE L'ORGANE.

Ces anomalies sont sous la dépendance tantôt de conditions particulières et isolées chez un sujet déterminé, tantôt de l'hérédité, c'est-à-dire des dispositions ou des diathèses congénitales.

Chez l'individu, on peut dire d'une manière générale qu'une constitution robuste implique la perfection de toutes les parties de l'économie et par conséquent celle des dents. Par contre, une constitution faible produit un résultat inverse, indépendamment d'ailleurs de toutes autres considérations de forme, de direction et de disposition de ces organes. Les tempéraments ont un effet analogue. Ainsi les individus à tempérament sanguin ou nerveux paraissent avoir des dents plus robustes, tandis que les sujets lymphatiques les ont relativement moins résistantes. Les maladies chroniques et les diathèses ont une influence analogue. Nous savons déjà, par exemple, que, dans le rachitisme, les dents sont plus petites et en quelque sorte atrophiées. On observe en outre qu'elles sont plus pâles, plus transparentes, plus faibles. Les tuberculeux, les syphilitiques, sont dans le même cas, bien que nous ne considérions point comme pathognomoniques de la syphilis, ainsi qu'on a tenté de le faire, certaines altérations extérieures sur lesquelles nous reviendrons à propos de l'*érosion*.

Les imperfections de structure totales dont nous parlons ici se traduisent quelquefois extérieurement par la coloration générale de l'organe, la présence de certaines taches, des zones alternantes de couleur différente, etc., mais le plus souvent elles ne sont appréciables qu'à l'investigation microscopique.

Si l'on examine dans ce cas la coupe d'une dent ainsi altérée à un grossissement de 200 diamètres environ, on reconnaît que l'émail et l'ivoire ont subi simultanément des troubles plus ou moins marqués dans l'homogénéité et la disposition réciproque de leurs éléments. Les prismes de l'émail n'ont point cette transparence vitreuse qui les caractérise et qui réfracte fortement la lumière. Ils sont plus ou moins opaques, quelquefois granuleux. Leurs inflexions, très-faibles dans l'état normal, sont plus fréquentes et plus accusées ; leur parallélisme et leur mode d'adhésion sont moins parfaits ; on rencontre parfois, au milieu des prismes, quelques lacunes. Ceux-ci peuvent présenter aussi, soit diverses inclinaisons en masse, soit des vermiculations ou tourbillons autour d'un point souvent occupé par une de ces lacunes.

De son côté l'ivoire présente dans ses canalicules et dans sa substance fondamentale des modifications reconnaissables : ces canalicules sont plus larges, parfois dilatés par place sous forme d'ampoules ou de varicosités.

Sur certains points de la substance de l'ivoire, on reconnaît la présence de lignes qui se rencontrent, il est vrai, dans l'état normal, et qui, depuis Owen, ont reçu le nom de lignes de contour (*contour lines*). Ce sont des bandes ombrées, concentriques, qui, dans les cas d'imperfection de structure générale de l'ivoire, sont plus accusées en même temps qu'on y remarque quelques traces de cette formation irrégulière connue sous le nom de *globules dentinaires*. Ces globules présentent à la coupe une forme particulière que nous étudierons encore à propos de l'érosion, car ils ont alors une importance et une physionomie toute spéciales. Nous dirons tout d'abord au sujet de ces formations de *dentine globulaire* que nous ne saurions, avec Czermak (1) et divers autres auteurs, la considérer comme normale. Elle doit être regardée certainement, selon nous, comme représentant la trace de troubles de nutrition infra-folliculaire, soit légers lorsque les formations globulaires sont faibles, soit graves si elles sont plus prononcées, et occupent ainsi des régions plus étendues du tissu dentinaire. Nous avons d'ailleurs insisté depuis longtemps sur l'interprétation purement tératologique qu'il convient de donner à ces particularités (2).

Dans les imperfections de structure d'un ordre plus général encore, comme celles qui dépendent de la race, l'examen microscopique révèle des particularités de même ordre ; mais comme elles sont moins nettes que dans le cas de diathèses, il faut, pour les bien apprécier, examiner comparativement des préparations faites sur des dents d'individus de races très-opposées, comme par exemple une coupe prise sur un nègre et une autre empruntée à une dent d'Européen parmi les populations les plus prédisposées à la carie. On voit alors que, tandis que chez les premiers les conditions de transparence et d'homogénéité

(1) *Zeitschrift für wissenchaftliche Zoologie von Siebold und Kölliker*, 1850, t. II.

(2) Voyez nos *Études sur le développement et la structure des dents humaines*. Thèse de Paris, 1857, p. 35.

sont parfaites, les secondes présentent ces irrégularités de coloration et de disposition qui ont été indiquées.

Nous devons ajouter toutefois que l'examen microscopique n'est pas toujours indispensable pour apprécier les anomalies de structure générale que présentent les dents. Elles sont quelquefois déterminables à l'œil nu. C'est ainsi qu'un observateur exercé pourra établir, d'après le simple examen de l'état physique extérieur du système dentaire, les conditions de résistance ou d'altérabilité de ces organes. Les dents à coloration blanc bleuâtre doivent ce caractère à la présence de lacunes ou d'imperfections de structure dans les deux tissus de l'ivoire et de l'émail, à la calcification imparfaite de leurs éléments. Il en sera de même de celles qui offrent ces sillons blanchâtres transversaux s'interposant avec des zones plus transparentes, ce qui indique également des irrégularités dans la composition des couches successives. La coloration blanc laiteux de certaines dents est l'indice de modifications dans les rapports de composition entre les éléments terreux et les éléments organiques des dents, c'est-à-dire de perturbations dans les combinaisons organo-minérales qui les constituent. L'analyse chimique comparée ferait sans doute connaître ces différences, mais c'est là un sujet d'étude qui n'a point encore été abordé.

Il résulte de ces remarques que les caractères extérieurs des dents robustes et résistantes consisteront dans la teinte régulière, grisâtre ou blanc nacré, homogène, qui répond à la conformation régulière de l'organe.

Nous bornerons là ces considérations sur les anomalies générales de structure des dents, et, abordant un point spécial de cette étude, nous décrirons une lésion beaucoup plus importante de cet ordre. Nous voulons parler de l'*érosion*.

L'*érosion* est caractérisée par une altération de la couronne des dents qui, au moment de l'éruption, apparaissent comme usées ou rongées sur un certain point de leur hauteur. Cette usure affecte une forme si spéciale, qu'il n'est pas possible de la confondre avec aucune autre lésion. Ce sont tantôt des échancrures toujours courbes qui occupent le bord libre des dents, tantôt des sillons horizontaux qui partagent en plusieurs divisions la hauteur de la couronne. Un premier caractère fondamental de cette altération consiste en ce qu'elle n'est jamais isolée à une seule dent, mais qu'elle affecte constamment sur le même point, à un égal degré et sous une forme identique, les dents homologues d'une même mâchoire ou des deux mâchoires.

Les deux dentitions n'y sont pas également sujettes, et bien que les dents temporaires puissent présenter certaines altérations de forme qui paraissent se rattacher à l'érosion, on peut dire toutefois que cette lésion est particulière aux dents permanentes.

En effet, les dents de la première dentition, dont la formation intra-folliculaire commence, comme on sait, dans les premiers mois de la vie intra-utérine, ne sont pas soumises, comme les permanentes, à des troubles de nutrition de nature à amener des modifications de structure saisissables à l'œil nu. Elles peuvent, il est vrai, sous l'influence de certains états pathologiques de la mère, éprouver à un notable degré des perturbations dans les phénomènes d'évolution ; mais ces perturbations n'ont point le caractère d'accidents brusques, et ne se traduisent pas ordinairement par les dispositions vicieuses de forme et d'aspect extérieurs. Elles consistent simplement en des changements uniformes dans la composition anatomique des tissus, ce qui donne à l'organe une porosité et une friabilité qui le prédisposent aux altérations ultérieures, à la carie par exemple, si fréquente, comme on sait, pendant l'enfance.

Toutes les dents permanentes peuvent être exposées à l'érosion, mais il est rare qu'elles soient toutes frappées à un degré égal. La première molaire est la plus fréquemment atteinte. Viennent ensuite les incisives inférieures et supérieures, la canine, puis les prémolaires. La seconde molaire et la dent de sagesse sont rarement affectées.

Les caractères que présente l'érosion doivent nous arrêter un instant.

Dans une première forme, l'altération occupant la partie la plus élevée de la couronne, c'est-à-dire le bord libre d'une incisive ou la face triturante d'une molaire, elle revêt une physionomie spéciale : c'est une échancrure semi-circulaire ou ellipsoïde, qui occupe le bord libre d'une incisive, et change en une dépression courbe la ligne festonnée normale (pl. XVI, fig. 8, 9 et 10). Pour les molaires, elle a pour résultat de transformer la surface triturante et les saillies tuberculeuses de celles-ci en une série de petits mamelons irréguliers, de pointes plus ou moins aiguës séparées par des sillons ou anfractuosités parfois assez profonds pour traverser la couche d'émail tout entière, de sorte que, dans les interstices, le tissu adamantin se trouve réduit à une minceur extrême ou manque complétement (pl. XVI, fig. 11). L'ivoire se trouve ainsi tout à fait à nu, et l'une des premières conséquences de ces altérations est la prédisposition toute particulière qui en résulte au point de vue de certaines maladies de l'organe dentaire, et en particulier de la carie. Nous avons insisté ailleurs sur cette question d'étiologie (1), nous n'y reviendrons pas ici.

Dans tous les cas, ces lésions congénitales de structure, toujours paires et symétriques aux dents homologues, présentent quelques particularités sur lesquelles il convient d'insister. On remarque facilement en effet que l'échancrure semi-circulaire du bord libre des incisives est toujours limitée, non par un bord net et tranchant comme dans le cas d'une fracture simple, mais par un bourrelet, irrégulier il est vrai, mais toujours appréciable. Ce bourrelet est composé d'émail, qui présente en ce point une plus grande épaisseur de tissu, et recouvre un ivoire également normal.

Ce bourrelet, qui se retrouve aussi à la limite de la région érodée aux

(1) Voyez *Traité de la carie dentaire*, 1872, p. 15.

dents molaires, a une grande importance au point de vue de l'étiologie et du mécanisme de production de la lésion, et, si nous insistons particulièrement sur ce point, c'est que, dans un travail qui a eu un certain retentissement, un observateur anglais, Hutchinson (1), a fait de cette échancrure des incisives un signe pathognomonique de syphilis héréditaire. Il explique, à cet égard, que les dents, subissant, pendant leur évolution intra-folliculaire, l'influence de la cachexie syphilitique, effectuent leur éruption dans des conditions telles de structure qu'elles se briseraient à leur bord libre aussitôt après leur sortie, et que le résultat de cette fracture serait l'érosion en échancrure. Un autre observateur plus récent, M. Berkeley Hill, s'est efforcé de confirmer les vues d'Hutchinson (2). Nous nous sommes déjà élevé, dans un travail récemment lu à la Société de chirurgie de Paris (3), contre cette interprétation. Nous avons fait remarquer tout d'abord que le prétendu signe d'Hutchinson siégerait, suivant cet auteur, sur les incisives permanentes et non aux temporaires : nous ne comprenons pas cette distinction, car il s'agit ici de syphilis héréditaire, et l'érosion, si elle était douée d'une valeur sémiologique réelle, devrait se rencontrer aussi bien aux dents de la première dentition qu'à celles de la seconde.

C'est qu'en effet ce signe, appliqué à la syphilis héréditaire ou acquise, n'a aucune valeur, et nous verrons tout à l'heure, quand nous chercherons à établir le mécanisme de sa production, qu'il est dû à une tout autre espèce de phénomènes.

Une seconde variété de l'érosion consiste non plus dans une échancrure de forme quelconque, mais dans un aspect particulier de la couronne qui apparaît comme rongée par l'action d'un acide dans une certaine étendue de sa hauteur, laquelle est presque complétement ou

(1) *Transaction of the pathological Society*, vol. IX, p. 449, et vol. X, p. 287.
(2) *Monthly review of dental science*. Juin 1872.
(3) *Bulletin et Mém. de la Soc. de chirurgie*, 1875, p. 139.

complétement privée de sa couche d'émail : c'est l'*érosion en nappe* (pl. XVI, fig. 6 et 7). Dans ce cas, on reconnaît encore une particularité signalée déjà dans l'érosion en échancrure, c'est que l'altération est limitée par un bourrelet d'émail arrondi, et qu'elle occupe un niveau toujours identique pour les dents simultanément affectées. Lorsque la portion, ainsi rongée en apparence, siége au bord libre de la couronne, celui-ci est aminci, irrégulier, couvert de pointes ou d'aspérités, plus ou moins coloré en jaune ou en brun, et prend l'aspect d'une sorte de petit moignon d'ivoire émergeant pour ainsi dire d'une couronne qui peut être normale sur le reste de son étendue. Si, au contraire, l'altération, au lieu de se présenter au bord libre, occupe un autre point de la couronne, ce n'est plus un bourrelet limitant l'érosion, mais deux bourrelets parallèles plus ou moins distants l'un de l'autre, suivant la largeur de la zone altérée.

Dans des circonstances plus simples, l'érosion apparaît sous forme d'un simple trait ou sillon léger, granuleux ou pointillé, mais n'atteignant jamais en profondeur la totalité de l'épaisseur de l'émail. Il n'y a pas alors de changement sérieux de coloration, ni d'aspect ; une ligne transversale la représente essentiellement.

Dans tous les cas, qu'il s'agisse d'une échancrure au bord libre, ou qu'on observe une zone d'usure, soit enfin qu'il y ait une raie ou un sillon, la lésion peut être simple, c'est-à-dire unique pour chaque dent affectée, ou multiple, c'est-à-dire se reproduisant en même temps sur plusieurs points de la même dent. Ainsi, par exemple, l'existence d'une échancrure n'exclut pas la présence au-dessous d'elle, soit d'une zone étroite ou large, soit d'un ou plusieurs sillons parallèles : ce sont les dents dites *en étages* ou *en escaliers* (pl. XVI, fig. 5). Il peut même arriver qu'une dent, présentant simultanément plusieurs formes d'érosion, devienne morphologiquement méconnaissable, et arrive à constituer un tronçon tout à fait difforme à la place de la couronne. C'est cette lésion que Tomes a désignée sous le nom de *dents en gâteau de miel*. Les dents ainsi parvenues à ce degré extrême d'érosion ne sont pas viables, car elles donnent prise, aussitôt parues à l'extérieur, à une série de causes d'altération, dont la plus fréquente et la plus grave est encore la carie. L'absence d'émail sur beaucoup de points de leur étendue, l'état anfractueux, irrégulier et déchiqueté de leur surface, constituent autant de portes ouvertes aux agents destructeurs.

En outre, l'érosion qui peut n'atteindre que deux dents symétriques, les incisives centrales par exemple, ou à la fois un groupe de dents homologues, comme les premières molaires, peut se produire sur un plus grand nombre de dents et même sur la presque totalité d'entre elles, sauf toutefois, ainsi que nous l'avons déjà dit, sur les secondes et troisièmes molaires permanentes. L'altération se retrouve alors aux huit incisives, aux quatre premières molaires, aux huit prémolaires et aux quatre canines, c'est-à-dire à tout le système dentaire correspondant, par exemple, à la onzième ou à la douzième année. Mais, dans ce cas, l'érosion affecte une forme, une étendue, et surtout des niveaux très-différents. C'est ainsi que la même bouche peut présenter une simple échancrure au bord libre des incisives centrales supérieures, une zone jaunâtre aux quatre inférieures et une altération analogue aux premières molaires, tandis que les autres dents n'offriront qu'un simple sillon plus ou moins accentué. Toutes ces altérations seront, dans tous les cas, parallèles entre elles, bien que siégeant sur un point et à une hauteur très-distincts de la couronne.

Telle est l'érosion dans sa physionomie extérieure, c'est-à-dire à la surface de la couronne. Ajoutons qu'elle est toujours, comme on le pense bien, de forme circulaire, c'est-à-dire qu'elle représente un anneau tracé tout autour de la dent. C'est une sorte d'étranglement. Si maintenant nous poussons plus loin l'investigation, et si, à la coupe microscopique de l'une de ces dents, on examine le tissu de l'ivoire dans sa profondeur, on reconnaît que, tandis que la couche d'émail paraît seule atteinte, la dentine présente simultanément une lésion sur laquelle il est intéressant et utile d'insister. C'est ce que nous appellerons l'*érosion de l'ivoire*, altération exactement corollaire de celle de l'émail.

L'érosion de l'ivoire apparaît, à l'observation microscopique, par un grossissement de 200 diamètres environ, sous l'aspect d'une ou plusieurs couches composées de ces *globules* et de ces *espaces interglobulaires* dont nous avons déjà signalé l'existence dans un grand nombre de dents affectées de troubles de structure même légers (pl. XVI, fig. 11 et 12, *abc*). C'est la *dentine globulaire* de Czermak et Owen ; seulement la lésion, au lieu de se présenter par petits groupes espacés et peu prononcés, affecte dans l'érosion le caractère d'une bande altérée, dans laquelle les globules sont abondants et pressés, tandis que les espaces qu'ils interceptent sont larges, prolongés dans différents sens, et remplis d'une matière noirâtre granuleuse. Ce sont ces espaces interglobulaires auxquels Kölliker attribue à tort une ressemblance avec les cavités osseuses (1), erreur que Czermak et Wedl se sont efforcés de relever (2). Les globules, qui sont d'un volume très-variable, tantôt régulièrement sphériques, tantôt ovoïdes, ont, sous le microscope, des caractères de composition et une réfringence qui ne permettent pas de les confondre avec l'ivoire normal : c'est qu'en effet ce tissu, au lieu de se déposer en couches régulières, s'est constitué en masses arrondies, homogènes, et conservant entre elles des points de tangence par lesquels elles se soudent entre elles. Ces masses globulaires ont une ressemblance frappante avec les granulations sphéroïdales, qu'on rencontre au sein même du tissu du bulbe à l'époque initiale du développement de la couronne, et c'est sans doute à un phénomène de ce genre effectué à la surface du bulbe qu'est due la présence des globules au sein de l'ivoire.

(1) *Éléments d'histologie*, 2e édit. franç. Paris, 1856, in-8, p. 424.

(2) Voyez Wedl, *Histologische Pathologie*, trad. anglaise. Londres, 1855, p. 511.

Les limites de la couche globulaire sont ordinairement très-nettes, et le reste du tissu offre, au-dessous et au-dessus d'elles, la composition normale. Il est même remarquable de voir que les canalicules ne sont pas sensiblement troublés dans leur trajet. Si l'un d'eux rencontre plusieurs globules tangents, il conserve régulièrement son trajet au travers de leur substance. Si, au contraire, il aboutit à un espace interglobulaire, il interrompt sur ce point sa marche pour la reprendre au delà, suivant sa direction primitive.

Quant à la longueur de la couche globulaire, elle correspond assez exactement à l'étendue même de la couche de dentine qu'elle occupe elle commence ainsi sur un côté de la couronne par une extrémité amincie, puis se contourne en arc de cercle vers le point le plus élevé de la couche, pour se diriger de là, en s'amincissant, jusqu'au côté opposé où elle se termine par une autre extrémité amincie (voy. pl. XVI, fig. 11, *abc*).

Considérée ainsi dans son ensemble, elle affecte la forme d'une calotte parallèle aussi bien à la surface extérieure de la couronne qu'à la paroi même de la cavité de la pulpe centrale; c'est, en un mot, l'une des couches concentriques de la dentine qui a pris la structure globulaire.

Si l'ivoire ainsi étudié à l'observation microscopique ne présente qu'une seule couche de dentine globulaire, on peut affirmer que l'altération profonde correspond à une érosion unique de l'émail, échancrure ou sillon simple. Il y a, en effet, corrélation intime entre les deux phénomènes, aussi bien au point de vue du niveau qu'ils occupent tous les deux, qu'à celui de leur nombre, et dès lors que la couche extérieure d'émail présente plusieurs traces d'érosion, on retrouvera dans l'ivoire un nombre égal de couches globulaires. C'est ainsi que nous avons pu observer jusqu'à trois couches superposées dans une dent molaire qui présentait manifestement trois étages d'érosion extérieure (voy. même figure). Dans le cas de multiplicité de ces couches, celles-ci sont régulièrement concentriques, séparées par des zones plus ou moins étendues de dentine normale, et, en outre, on remarque que la couche la plus élevée, c'est-à-dire la plus voisine de la limite extérieure de l'ivoire, est de beaucoup la plus marquée. Les couches sous-jacentes deviennent de moins en moins accusées, et ces dernières ne semblent pas obéir aussi complétement que les autres à la loi de corrélation avec l'érosion de l'émail. Cette particularité est due peut-être à ce que les couches globulaires les plus centrales éprouvent l'influence du voisinage de la pulpe qui, fournissant incessamment des matériaux d'ivoire, amènerait un certain travail de réparation des espaces interglobulaires et l'effacement partiel de la lésion, tandis que la couche la plus excentrique serait trop éloignée pour éprouver la même influence. D'après cette explication que nous donnons ici sous toutes réserves, les efforts de réparation effectués par la pulpe centrale, et se traduisant par la production de dentine secondaire, permettraient ainsi à l'érosion de l'ivoire de s'effacer dans une notable mesure, tandis que les lésions correspondantes de l'émail, siégeant au sein d'un tissu sans rénovation possible, restent absolument fixes et indélébiles.

Nous venons d'étudier les caractères anatomiques de l'érosion dans l'émail et l'ivoire, c'est-à-dire dans la couronne, et l'on pourrait se demander, avec raison, si des phénomènes analogues peuvent s'observer dans la racine, soit dans la dentine, soit solidairement dans le cément. Nous répondrons à cet égard qu'on observe souvent dans les couches d'ivoire de la racine des zones globulaires, mais elles sont ordinairement beaucoup moins nettes; les globules sont moins volumineux, leurs espaces plus petits, la lésion est, en quelque sorte, vague et effacée, et en ce qui concerne le cément, nous n'avons jusqu'à présent reconnu dans son tissu aucun phénomène analogue. Cette circonstance s'explique d'ailleurs, parce que la couche cémentaire ne représente, chez l'homme, qu'une épaisseur faible. Mais il serait sans doute intéressant de retrouver dans les dents des herbivores à cément coronaire l'altération correspondante de l'érosion. Nous n'en avons pas eu pour notre compte l'occasion jusqu'à présent, car nos observations chez les animaux domestiques se sont bornées à un seul fait d'érosion des incisives centrales chez le bœuf, et l'on sait que ces dents n'ont pas de cément coronaire (voy. pl. XVI, fig. 13). C'est aux molaires qu'il faudrait la rechercher, et l'érosion paraît être si rare chez les animaux qu'on tardera sans doute longtemps à la rencontrer, à moins qu'on n'en tente artificiellement la production. C'est là un problème intéressant de pathologie expérimentale que nous nous réservons d'aborder dans une autre occasion, et dont nous rapprocherons les résultats d'autres expériences que nous avons tentées avec Ch. Legros, dans la voie de la production artificielle des lésions de nutrition de l'organe dentaire ou des *odontômes*.

Maintenant que nous avons étudié les caractères extérieurs et la composition intime de l'érosion, il nous reste à envisager un point du problème, le plus intéressant peut-être, c'est-à-dire la cause et le mécanisme de production de cette lésion.

Nous avons, ainsi qu'on l'a vu plus haut, éliminé tout d'abord de l'étiologie de l'érosion le rôle des diathèses en général et de la syphilis héréditaire en particulier. Il n'est pas, en effet, difficile de prouver que de telles influences, dont les caractères particuliers sont la lenteur et la persistance extrêmes de leur action, ne sont nullement susceptibles de produire une lésion d'un caractère si net et si tranché. L'observation permet de constater qu'il existe un grand nombre de sujets affectés de diathèses héréditaires ou acquises, et qui ne présentent nullement, à un degré quelconque, l'altération caractéristique de l'érosion, tandis que, d'autre part, des individus dépourvus de toute diathèse quelconque peuvent en être affectés d'une façon très-marquée. Les diathèses, en effet, la syphilis, le rachitisme, etc., ont pour effet, ainsi que nous l'avons dit, de produire, soit des retards dans l'évolution ou des atrophies de certains follicules, soit des perturbations fonctionnelles, permanentes et uniformes dans l'organisation des tissus dentaires, de sorte que les dents apparaissent tantôt petites, atrophiées, tantôt vicieusement constituées, fragiles, friables, composées de parties dépourvues d'homogénéité et d'équilibre dans les proportions de leurs éléments anatomiques et chimiques, mais sans offrir à l'observateur ces dépressions, ces sillons, ces échancrures que nous avons décrits. Ce sont des troubles de structure dont la physionomie spéciale est l'uniformité.

L'érosion, au contraire, a un caractère brusque. Si elle occupe le bord libre d'une incisive, c'est, nous le répétons, ou bien cette échancrure centrale en forme de coup d'ongle ou la déformation transversale du sommet de la couronne. Si elle siége sur un autre niveau, c'est la zone circulaire plus ou moins large, l'étranglement annulaire ou le simple sillon. Mais, dans tous les cas, la région de la couronne qui n'est pas le siége de la lésion a conservé sa forme et sa constitution normales. Il est évident que la cause qui a produit une telle altération a eu une durée limitée et proportionnelle à l'étendue et à la profondeur de l'érosion elle-même. La formation des tissus de l'émail et de l'ivoire a été momentanément suspendue, et comme les dents apparaissent toujours, ainsi frappées, au moment de l'éruption hors des mâchoires, il est clair que le trouble qui en a été la cause a exercé son influence sur l'organisation de l'organe pendant sa vie intra-folliculaire, c'est-à-dire durant la période pour ainsi dire fœtale de la dent. C'est donc dans les troubles qui viennent atteindre un sujet pendant cette période même qu'il faut chercher l'explication de l'érosion. Or, d'après un grand nombre d'observations auxquelles nous nous sommes livré en remontant d'un fait d'érosion à l'étude des antécédents, nous sommes parvenu, croyons-nous, à fixer le véritable mécanisme du phénomène.

Nous allons rapporter plusieurs de ces observations, et nous en déduirons des conséquences qui serviront de conclusions à ces considérations.

Observation I (1). — Une petite fille de neuf ans se présente à notre examen avec une érosion des plus prononcées, occupant les dents incisives des deux mâchoires et les quatre premières grosses molaires permanentes Ces dents sont d'ailleurs les seules sorties de la deuxième dentition. Les dents temporaires restantes sont normales. L'érosion occupe, aux incisives centrales des deux mâchoires, les deux tiers de la hauteur de la couronne. A partir du bord libre, toute la partie lésée est considérablement amincie, privée absolument d'émail, ramollie et sensible à la pression d'un instrument. Les incisives latérales offrent cette altération à un degré moindre et limitée seulement au bord libre, qui présente quelques bosselures et quelques bourrelets d'émail. Les quatre grosses molaires permanentes sont absolument déformées par la même altération qui les rend presque méconnaissables, et l'on n'y retrouve plus que quelques saillies indiquant la trace des tubercules au milieu du ramollissement d'une carie généralisée à toute la couronne.

En remontant aux antécédents, on apprend que cette enfant, depuis sa deuxième année, n'a jamais éprouvé la moindre affection, n'a jamais été alitée pour aucune indisposition, mais qu'à l'âge d'un an elle fut prise d'attaques d'éclampsie fort graves qui pendant quinze jours mirent sa vie en danger. Or cette époque répond précisément à la période de dentification des dents érodées, ce travail étant alors achevé pour les dents temporaires et non encore commencé pour le reste de la dentition permanente.

Observation II (2). — Mademoiselle V..., âgée de vingt ans, offre l'érosion suivante.

Les incisives supérieures et inférieures présentent leur bord libre intact et régulier; mais à 1 ou 2 millimètres au delà de ce bord, on voit un sillon large de 2 à 3 millimètres, occupant à peu près la partie moyenne de la hauteur de la couronne, à laquelle il donne sur ce point l'aspect d'un étranglement circulaire. Ce sillon est devenu, aux incisives supérieures, le siége de caries multiples occupant les bords latéraux, caries qui permettent peu d'en apprécier exactement le caractère; mais aux incisives inférieures la dépression circulaire offre des rayures transversales très-manifestes, dont le nombre, assez difficile à préciser exactement, est cependant, sur l'une d'elles, de *quatre*, ayant la forme de sillons superposés. Les canines des deux mâchoires présentent un sillon de 2 à 4 millimètres qui commence à environ 1 millimètre et demi du sommet, et s'étend à un tiers de la hauteur de la couronne. Il s'arrête vers la partie la plus large de la canine, à une distance de quelques millimètres du collet. L'altération siége ici, très-manifestement, beaucoup plus près du bord libre que pour les incisives.

Les prémolaires inférieures et supérieures sont affectées d'érosions profondes, qui offrent des particularités remarquables : la surface triturante est toute bouleversée et est devenue le siége de caries multiples. Un sillon inégal, rugueux et profond, occupe circulairement la presque totalité de la hauteur de la couronne, sauf toutefois au voisinage du collet, où l'on voit une bande arrondie d'émail normal. Le reste de la couronne est jaunâtre, anfractueux. L'érosion occupe donc sur ces dents l'espace qui s'étend, depuis et y compris la face triturante, jusqu'à 1 ou 2 millimètres du collet; on n'y peut distinguer la présence d'un sillon. Les secondes molaires sont parfaitement saines.

(1) Extraite de notre *Traité de la carie dentaire*, 1872, p. 45.

(2) Cette observation ainsi que la suivante sont extraites de nos notes personnelles, et ont été publiées dans la thèse d'un élève de Paris, le docteur Castanié, de l'*Érosion des dents permanentes*, 1874, p. 50.

Mademoiselle V..., bien conformée, d'une excellente constitution, sans aucun antécédent syphilitique appréciable, fut prise, à l'âge de dix-huit mois, d'une première attaque d'éclampsie qui fut violente, mais passagère. Deux mois plus tard, une deuxième attaque survint, et, après cette seconde, trois ou quatre autres, variant de deux à trois mois. La mère de la jeune fille ne peut se rappeler exactement le nombre et la date des dernières attaques.

La jeune fille eut donc, de dix-huit mois à deux ans et demi environ, une série de cinq ou six crises. En dehors de ces accidents, elle n'éprouva, bien qu'étant d'une santé délicate, aucune autre maladie jusqu'à l'époque de l'éruption de ses dents permanentes, à sept ans. Les dents temporaires, au dire de la mère, étaient parfaitement conformées et régulièrement placées.

Observation III. — Mademoiselle C..., âgée de seize ans, présente les dents dans l'état suivant :

Les incisives centrales supérieures ont, vers leur bord libre, une érosion consistant en une simple dépression ou échancrure de ce bord libre, allant d'un angle à l'autre.

Les latérales n'offrent aucune altération.

Les quatre incisives inférieures portent une échancrure analogue, mais beaucoup moins prononcée et plus difficile à constater. Les quatre premières molaires ont une érosion de la face triturante, seule altérée, mais irrégulière, mamelonnée, parsemée de pointes plus ou moins saillantes. Le reste de la surface est parfaitement sain, de même que les prémolaires et les deuxièmes molaires.

Cette jeune fille a été prise, à l'âge de neuf mois, d'une attaque d'éclampsie; son état a été très-grave pendant plusieurs jours. C'est là la seule affection qu'elle ait eue dans son enfance. Elle n'a été malade ni avant, ni après.

Observation IV. — Un jeune garçon de quatorze ans présente une érosion de l'ensemble des incisives, des canines et des premières molaires permanentes. Les huit prémolaires sont intactes, ainsi que les secondes molaires.

Aux incisives centrales supérieures et inférieures, l'érosion consiste en un simple sillon d'un millimètre à peine de largeur, et situé environ au milieu de la hauteur de la couronne. Pour les latérales supérieures, elle siége presque au bord libre; aux inférieures, à quelques millimètres au-dessous. Aux canines, elle occupe le point immédiatement au-dessous du sommet, et, pour les quatre premières molaires, elle affecte, au niveau des sommets tuberculeux de la face triturante, la forme d'un sillon horizontal d'une égale largeur à celui des autres dents, et séparant pour ainsi dire la région des tubercules du reste de la couronne, parfaitement intacte d'ailleurs.

L'étude des antécédents, très-nettement rapportés par la mère, établit qu'à l'âge de quinze mois l'enfant fut pris subitement d'une série de cinq attaques d'éclampsie à un jour ou deux d'intervalle. Avant ce moment comme depuis, sa santé fut absolument irréprochable.

Cette observation a un caractère de grande netteté :

Au milieu de l'état le plus satisfaisant, des attaques convulsives apparaissent brusquement pendant une semaine et demie environ, et l'époque d'invasion correspondait à la période où les chapeaux de dentine de toutes les dents affectées étaient formés; seulement ces chapeaux étaient parvenus à un degré différent de développement, et le niveau même où se constate le sillon de l'érosion correspond exactement à la base de chacun d'eux au sein du follicule.

Observation V. — M. B..., âgé de vingt ans, présente une érosion caractérisée par un sillon très-peu marqué, sans profondeur, et assez difficile même à apercevoir. Il occupe circulairement la partie moyenne de la hauteur de la couronne des quatre canines. Toutes les autres dents sont absolument intactes.

Ce jeune homme, qui nous affirme n'avoir jamais été malade dans sa première enfance, a été pris à l'âge de huit ans d'accidents graves de méningite qui mirent sa vie en danger. Les accidents durèrent une quinzaine de jours, et, bien qu'ils laissèrent dans sa santé quelques traces, ce jeune homme n'a présenté depuis lors aucune maladie sérieuse.

Or l'époque d'invasion des accidents cérébraux est précisément celle qui correspond à cette phase d'évolution des dents permanentes dans laquelle les couronnes des incisives, des premières molaires et des prémolaires sont achevées, tandis que les chapeaux de dentine des canines étaient parvenus seulement à la moitié environ de leur hauteur.

Nous avons voulu compléter cette observation par l'examen des secondes molaires, dont l'éruption s'effectue à une époque voisine de celle des canines, et qui devaient, à priori, présenter des signes analogues d'altération. Ces quatre dents étaient à peu près également affectées d'une carie profonde ayant détruit environ les deux tiers de la couronne, et ne permettant pas de retrouver aucune trace de sillon ou de lésion congénitale quelconque. Toutefois nous devons dire que l'existence même de ces caries constituait pour nous une preuve manifeste que ces dents avaient subi des troubles profonds de constitution sous l'influence de la même cause qui avait produit les sillons des canines, et l'on a vu que l'une des conséquences les plus ordinaires de l'érosion est précisément la prédisposition à la carie dentaire.

Quant aux dents de sagesse, elles n'étaient point parues chez notre sujet.

Nous nous bornerons à ces cinq observations d'érosion remarquables par leur caractère particulier de précision. Elles établissent de la manière la plus irréfutable la relation de causalité entre cette lésion congénitale de structure des dents, et certaines affections de l'enfance auxquelles nous sommes nécessairement contraint de les rattacher. Nous insisterons encore toutefois sur la physionomie particulière de ces affections, toujours à invasion brusque, subite, et produisant dans la nutrition un trouble immédiat et profond. Si cette affection est d'une durée courte, elle se traduira par un sillon unique plus ou moins marqué, et dont le siége sera invariablement la base du chapeau de dentine des dents en voie d'évolution. Si l'affection consiste en plusieurs accès consécutifs, le nombre des sillons de l'érosion sera égal à celui des crises. Si enfin l'affection susceptible de produire une telle altération survient après l'achèvement de la dentification, elle ne fera éprouver au système dentaire aucune lésion appréciable de structure, puisque la dent, aussitôt que sont achevées sa formation et son éruption, n'est plus désormais susceptible d'éprouver aucune lésion de nature tératologique.

Les observations qu'on vient de lire nous indiquent déjà la classe des affections de l'enfance auxquelles il faut rattacher presque invariablement l'érosion. Sur les cinq cas, quatre sont relatifs à l'éclampsie infantile ; le cinquième, d'après les renseignements recueillis, aurait été une méningite, c'est-à-dire une affection qui peut prendre encore la forme convulsive. C'est en effet dans cet ordre de phénomènes qu'on rencontre les caractères d'invasion brusque, avec durée courte, suivie ou non de plusieurs accès ultérieurs, et qui, prenant leur origine dans le système nerveux central, sont éminemment susceptibles de produire des perturbations assez profondes pour arrêter la nutrition et suspendre les phénomènes de formation au sein d'organes en voie d'évolution.

Il ne faudrait pas croire, par conséquent, que toutes les affections de l'enfance, si communes et si variées, puissent entraîner les mêmes résultats. Tomes (1) affirme cependant qu'une affection, même légère, comme une rougeole, peut produire l'érosion ; et M. Castanié (2) rapporte, de son côté, plusieurs cas d'érosion très-manifeste chez des sujets qui n'auraient pas présenté d'attaques d'éclampsie ou d'affections analogues, tandis qu'on y aurait retrouvé des traces de rachitisme ou de scrofule ; mais ces relations ne sont pas, de l'aveu même de l'auteur, assez nettes pour en tirer une conclusion rigoureuse. Les renseignements obtenus des individus ou de leurs parents étaient loin d'offrir toute la rigueur désirable. D'autre part, le nombre des cas d'érosion, dus incontestablement à l'éclampsie, est si considérable, que, lorsqu'un sujet a présenté dans son enfance et pendant la période d'évolution dentaire une affection de ce genre, on pourra presque sûrement, suivant

(1) *Traité de chirurgie dentaire*, trad. Darin, 1872, p. 188.

(2) Thèse citée, p. 52.

nous, retrouver les traces d'une érosion proportionnelle à la gravité de la crise. On sera dès lors aussi en droit de la pronostiquer chez un sujet qu'on observe au moment des attaques. En opposition à ce fait, nous ajouterons que la grande majorité des maladies de l'enfance, fièvres éruptives, lésions intestinales, etc., loin d'être dépourvues d'influence sur la constitution du système dentaire, ne lui font pas éprouver cette anomalie spéciale de l'érosion. La simple observation le démontre surabondamment.

On peut donc conclure de ces considérations étiologiques que l'érosion dentaire est la trace indélébile et permanente d'une affection infantile à invasion brusque, de *forme convulsive*, et tout spécialement de l'*éclampsie*.

Des altérations spéciales de l'érosion et des conditions pathologiques de l'enfance qui en sont les causes, nous devons rapprocher une lésion particulière bien connue des cliniciens, et qui consiste dans ce sillon particulier qui se produit à la base de l'ongle au début de certaines maladies. C'est un signe sur lequel a particulièrement insisté un médecin regretté, Beau. Il se produit alors pour l'ongle, aussi bien que pour la dent, une interruption de formation qui est caractérisée par une lésion analogue, avec cette différence fondamentale toutefois que le sillon de Beau disparaît par suite du renouvellement continu de l'ongle, tandis que le sillon de la couronne dentaire est indélébile. Il convient de remarquer, en outre, que l'on ne peut constater en même temps les deux lésions ; car, tandis que le sillon unguéal est perceptible à sa base, presque en même temps que la cause productrice, le sillon dentaire, bien qu'exactement contemporain du premier, reste invisible, caché qu'il est au sein de la cavité close du follicule, qui ne livre qu'ultérieurement l'organe et la lésion congénitale qu'il présente. Il serait toutefois possible, dans une observation suivie, de rechercher et de constater l'érosion dentaire au moment de l'éruption chez un sujet qui aurait présenté le signe unguéal. Nous n'avons pas fait personnellement cette étude, mais nous la recommandons tout particulièrement avec la conviction que cette relation ne saurait échapper à un examen attentif.

Il est une autre différence très-notable entre le sillon ou l'*érosion unguéale* et l'*érosion dentaire*, car, tandis que celle-ci reconnaît pour cause une affection ordinairement subite, mais toujours d'une certaine gravité, le sillon unguéal apparaîtrait sous la moindre influence : la plus légère entérite, une maladie éruptive peuvent le produire, mais nous devons ajouter qu'il faut encore, pour le provoquer, une invasion brusque et une forme fébrile des accidents. Les perturbations dans le phénomène de production de l'ongle sont donc bien plus faciles à saisir que dans l'organe dentaire, et cependant nous ne serions pas éloigné de penser que ces petits groupes isolés de globules de dentine, qu'on trouve espacés de proche en proche au sein de l'ivoire, puissent être rattachés à des interventions morbides, même faibles, dans le cours de l'enfance. Il est dès lors probable que, dans les cas où l'on ne rencontrerait que des lésions légères de l'ivoire, un examen microscopique permettrait de retrouver dans la constitution de l'émail quelques défectuosités correspondantes, trop faibles pour frapper l'attention, et qui pourraient être regardées comme un degré léger, une sorte d'état rudimentaire de l'érosion.

La question de l'*érosion dentaire* dans les termes où nous venons de l'établir a été soulevée par nous tout récemment à la Société d'anthropologie de Paris. C'est à l'occasion d'une communication des plus intéressantes de M. Broca qu'elle prit naissance. Le savant anthropologiste avait entrepris, comme on sait, une étude des *trépanations préhistoriques*, c'est-à-dire de ces perforations pratiquées pendant la vie sur le crâne des enfants, perforations qui parvenaient ultérieurement à se cicatriser.

Poursuivant alors le problème du but que devaient se proposer dans une telle opération les chirurgiens de l'âge de la pierre polie, il émit l'hypothèse que peut-être on cherchait, en ouvrant ainsi le crâne, à provoquer, dans une idée mystique ou religieuse, la sortie d'un malin esprit ou d'une possession des démons de la tête des enfants affectés de convulsions, soit de l'épilepsie, soit de l'éclampsie; or c'était là précisément que se rencontrait notre explication de l'érosion. Nous proposâmes alors un contrôle et une confirmation d'une semblable hypothèse, en recherchant sur les crânes ainsi trépanés la présence de l'érosion dentaire (1); mais l'attention n'ayant pas été encore éveillée sur ce point, on n'avait pas songé à recueillir dans les dolmens à crânes trépanés les dents qui devaient appartenir à ces crânes mêmes. Depuis lors toutefois, M. Broca a fait quelques découvertes très-précieuses dans ce sens : ce sont des dents qui, bien que détachées des têtes auxquelles elles avaient appartenu, présentaient des traces incontestables d'érosion. C'est ainsi que trois dents sur cent dix, provenant de gisements à crânes perforés, étaient frappées de sillons ou d'échancrures évidemment congénitales (2). Il y a donc lieu d'espérer que de nouvelles découvertes plus complètes, exhumant des crânes perforés, munis de dents *érodées* en place, viendront à se produire, et apporteront en même temps la démonstration de l'hypothèse de M. Broca et la confirmation du mécanisme que nous avons proposé.

Nous devons dire toutefois que M. Broca professe sur la nature et le mécanisme de l'érosion dentaire des idées un peu différentes des nôtres : c'est ainsi que, se ralliant à l'opinion de Tomes, il attribuerait cette lésion à des circonstances très-diverses de l'enfance, à des maladies plus ou moins longues, fébriles, graves, et il se refuserait à penser qu'une attaque d'éclampsie passagère pût produire un sillon indélébile. M. Lunier, dans le cours de la discussion, s'est rapproché de cette manière de voir.

Pour nous cependant, et nous avons insisté sur ce point, nous continuerons de croire qu'une seule attaque de convulsion peut donner lieu à un sillon, faible il est vrai, mais assurément reconnaissable. Nos

(1) Voyez *Bull. de la Soc. d'anthropologie*, 1876, p. 236 et 251

(2) *Eod. loco*, p. 426.

observations personnelles en fournissent la preuve, et nous pouvons encore invoquer à cet égard une circonstance bien connue de tous les physiologistes : on sait, en effet, avec quelle rapidité s'effectue, par exemple, l'éruption d'une dent au dehors de la mâchoire, et l'on a pu certainement reconnaître que, parfois dans l'espace de vingt-quatre heures, une dent qui était invisible la veille faisait le lendemain une saillie d'un quart ou d'un cinquième de millimètre. Or, cette ascension d'une couronne au dehors suppose immédiatement la formation au sein du follicule d'une zone de dentine et d'émail d'une hauteur équivalente à la distance parcourue. Admettons maintenant qu'une attaque d'éclampsie vienne brusquement arrêter le travail de dentification, la formation de la zone en question sera suspendue ou profondément troublée, et la dent apparaîtra ultérieurement au dehors avec son sillon caractéristique.

Toutes ces considérations nous conduisent ainsi à persister dans l'interprétation que nous avons émise au sujet de l'étiologie de l'érosion dentaire.

Si de l'étude des causes ordinaires de l'érosion nous passons à celle du mécanisme de sa production, nous verrons qu'il consiste essentiellement dans une simple interruption ou une suspension du travail physiologique de formation des tissus de l'émail et de l'ivoire, interruption qui est toujours, nous le répétons, contemporaine de la lésion anatomique.

M. Castanié s'est efforcé, dans son travail sur l'*Érosion dentaire* (1), de pousser plus loin l'étude de ce mécanisme. Il insiste très-fortement sur le véritable caractère général du phénomène, qui consiste essentiellement en un arrêt du travail de dentification à la base du chapeau de dentine.

« Supposons, dit-il, que le chapeau d'émail soit parvenu à un certain degré de développement au moment où apparaissent les perturba-

(1) Thèse citée, p. 30.

tions fonctionnelles de nature à produire la lésion : les matériaux calcaires venus du sang ne se déposent plus dans les cellules de l'émail, qui, par leur *transformation*, devaient prolonger et épaissir le chapeau. Les cellules n'accomplissant plus leur fonction éprouvent une sorte d'atrophie. Une fois les phénomènes morbides dissipés, la substance calcaire reparaît dans les *capillaires* de l'organe de l'émail, mais elle ne saurait se déposer dans les cellules atrophiées. C'est la zone représentée par ces dernières qui constituera le sillon de l'érosion, et sa largeur sera conséquemment proportionnelle au nombre des cellules compromises et à la durée de l'affection qui a causé la suspension du travail physiologique. Puis, les circonstances morbides ayant cessé, la calcification reprend son cours au sein de cellules de formation nouvelle pour se continuer de là sans interruption, ou pour subir un nouveau temps d'arrêt au retour des mêmes causes. »

Cette explication du mécanisme de formation de l'érosion de l'émail est très-admissible, avec cette petite différence d'interprétation que ce ne sont pas les cellules de l'organe de l'émail qui se calcifient personnellement, ainsi que nous l'avons cru longtemps nous-même. Les prismes de l'émail se forment en effet directement par une sorte d'exsudation produite par chaque cellule, et qui s'effectue à la surface du chapeau de dentine, à l'extrémité centrale de chacune de ces cellules, au travers du petit opercule qui recouvre cette extrémité, et qui est désigné sous le nom de *plateau*. Cet acte physiologique, sur lequel nous n'avons pas à nous étendre ici, a été observé de la manière la plus nette dans nos récentes recherches avec Ch. Legros (1). Il résulte de là que la couche d'émail n'est composée que d'une seule rangée de prismes d'une longueur inégale suivant les points de la couronne, et l'érosion aurait dès lors pour caractère intime une interruption de formation de la couche d'émail en voie de développement ou la suppression absolue de ce tra-

(1) Voyez *Origine et formation du follicule dentaire*, in *Journal d'anatomie*, septembre-octobre 1873.

vail. Une ou plusieurs rangées de cellules, étant ainsi frappées d'une sorte d'inaction, laissent à la surface du chapeau de dentine une raie ou un sillon plus ou moins large et entièrement dépourvu de revêtement d'émail.

Cette explication du mécanisme de l'érosion dans l'émail s'applique parfaitement au même phénomène dans l'ivoire : à un moment donné, la production d'abord régulière des couches dentinaires se trouve suspendue, non d'une manière complète, car le fonctionnement des cellules de l'ivoire ne saurait être absolument anéanti ; seulement les matériaux calcaires, au lieu de se déposer molécule à molécule, se produisent par une série d'intermittences séparées par des temps de repos. C'est ainsi que les poussées de production dentinaire amènent la formation de globules, et les temps de repos celle des espaces interglobulaires.

L'un des problèmes que soulève l'étiologie de l'érosion est celui de l'âge précis du sujet relativement à la zone de la couronne frappée d'érosion, ou plus exactement la détermination du volume ou de la dimension du chapeau de dentine au moment de l'apparition de la cause perturbatrice. S'il s'agissait ici de la dentition temporaire, nous pourrions répondre à cette question en renvoyant à un tableau représentant les phases diverses de l'évolution folliculaire pour les pièces de cette première dentition, et plus particulièrement les dimensions relatives du *chapeau de dentine* (1). Mais nos études dans cette direction s'arrêtent encore à la vie embryonnaire. Cependant nous avons fixé, à l'égard des phénomènes de l'évolution des dents permanentes, quelques points de repère qu'il est utile d'enregistrer. Ainsi il est bien établi que les chapeaux de dentine des dents permanentes, incisives, canines, etc., n'apparaissent ordinairement qu'après la naissance et pendant le premier mois, en moyenne. Seul le chapeau de dentine de la première mo-

(1) Voyez plus haut, p. 202.

laire définitive existe pendant la vie fœtale ; il a même acquis, au moment de la naissance, une hauteur verticale de 1 à 2 millimètres. Seulement, à partir de la naissance, son développement est très-lent, puisque l'éruption de cette dent n'a lieu qu'à la sixième année.

Cette lenteur extrême dans les phénomènes d'évolution peut être justement invoquée dans l'explication des lésions si fréquentes de la nature même de l'érosion que présente la première molaire. Nous avons vu, en effet, que cette dent est de toutes les pièces de la seconde dentition la plus souvent frappée ; puis viennent les incisives dont les chapeaux de dentine apparaissent dans le premier mois, et comme les influences perturbatrices que nous avons déterminées ont une influence et une gravité d'autant plus grandes qu'elles se produisent à une époque plus voisine de la naissance, il résulte logiquement de là que les causes d'érosion survenues dans le cours de la première année auront une action désastreuse sur ces deux séries de dents. Toutefois ces données sont très-bornées, et nous ne pourrons les développer que lorsque nous aurons achevé nos études de la détermination de l'âge de l'enfant nouveau-né par l'examen de l'évolution folliculaire et la fixation suivant les âges des dimensions du chapeau de dentine. Nous chercherons alors à rapprocher les faits connus d'érosion, avec époque précise d'invasion des accidents producteurs, des résultats anatomiques que nous fourniront nos recherches. Nous espérons arriver ainsi à établir dans un cas donné la contemporanéité de trois faits : la *cause* de l'érosion, le *degré* de développement de la couronne dentaire et le *niveau* de la lésion.

Nous venons d'étudier, comme on voit, avec de longs détails, l'érosion chez l'homme. Nous avons cherché à fixer d'une manière précise, d'une part, ses caractères d'aspect et de structure, et les conséquences qu'elle apporte à la forme extérieure, à la constitution intime de l'organe, ainsi que les prédispositions morbides qu'elle entraîne ; d'autre part, nous nous sommes efforcé d'établir les causes et le mécanisme de cette anomalie. Nous devons maintenant dire un mot de la même altération considérée chez les animaux et en particulier chez les espèces domestiques.

Nous dirons d'abord que nous ne l'avons retrouvée sur aucune des mâchoires de singes que nous avons pu examiner. Mais comme nos recherches n'ont porté que sur un nombre nécessairement assez restreint de pièces, nous ne saurions conclure de là que l'érosion n'existe pas chez ces animaux. Les analogies bien établies aujourd'hui dans les phénomènes d'évolution et d'éruption dentaires chez l'homme et les singes, semblent impliquer, *a priori*, certaines relations tératologiques, et nous avons pu déjà en signaler quelques-unes dans le cours de ces études. Si donc l'érosion n'a point été rencontrée jusqu'à présent, des observations ultérieures viendront vraisemblablement un jour établir cette nouvelle relation.

Chez les carnassiers, le chien et le chat par exemple, nous ne l'avons pas davantage reconnue; mais ceci ne nous surprend pas, car on sait que chez ces animaux la seconde dentition s'effectue à une époque très-voisine de la naissance; l'évolution et l'éruption ont donc une marche très-rapide, et elles s'achèvent avant l'époque ordinaire où apparaissent, chez ces animaux, ces phénomènes morbides variés qui constituent ce qu'on appelle vulgairement la *maladie*, et qui ont été malheureusement bien peu étudiés jusqu'à présent, sinon dans leurs symptômes, du moins dans leur mécanisme.

Chez le cheval, l'érosion n'aurait jamais été observée. C'est du moins ce que nous a affirmé M. Goubaux, dont on ne saurait récuser la grande expérience.

Chez d'autres herbivores, elle paraît être excessivement rare. Nous en connaissons toutefois un exemple. Il a été observé chez le bœuf par M. Goubaux lui-même, qui a donné la pièce au musée de l'École d'Alfort. Cette pièce est extrêmement intéressante, et nous avons eu la bonne fortune de pouvoir l'examiner dans tous ses détails (pl. XVI, fig. 13).

L'animal qui en fut le sujet est une vache Durham Hereford, âgée de deux ans et dix mois, née à la vacherie du Pin, et qui fut sacrifiée à l'abattoir du Roule en 1853. Elle avait quatre dents de seconde dentition et quatre de première dentition. La face antérieure des deux pinces centrales présente une raie transversale profonde, tout à fait horizontale, située vers le tiers supérieur de la hauteur de la couronne et à un niveau égal pour les deux dents; les autres dents ne présentent rien d'analogue.

Ce sillon transversal offre tous les caractères de l'érosion; mais, afin de compléter cette observation, nous avons pratiqué sur l'une de ces pinces une coupe verticale destinée à explorer la profondeur de l'ivoire. Le résultat de cet examen a été la découverte d'une zone de formation globulaire qui, sans affecter la régularité et la précision que nous leur avons reconnues maintes fois chez l'homme, présentaient par places des groupes de dentine altérée occupant manifestement la même couche de tissu.

§ II. — ANOMALIES DE STRUCTURE PARTICULIÈRES A L'ÉMAIL.

Si nous décrivons dans un paragraphe spécial certaines anomalies de structure de l'émail, c'est qu'il existe, en effet, diverses lésions congénitales de ce tissu qui se distinguent, comme forme, de l'érosion, et qui, d'ailleurs, ne sont pas nécessairement liées à des altérations concomitantes de l'ivoire.

Les plus simples de ces imperfections de structure de l'émail consistent dans certaines taches opaques, blanchâtres ou diversement colorées, tranchant sur la physionomie générale du tissu; ces taches sont simples ou multiples pour chaque dent; elles peuvent être soit isolées, soit paires et symétriques aux dents homologues. Leur forme est, en général, circulaire et parfois irrégulière; on pourrait plus justement les considérer comme des troubles de composition chimique, car la disposition prismatique se retrouve à leur niveau, et sans trouble sensible, à l'examen microscopique. Tout au plus reconnaît-on que le tissu présente une moindre transparence et un état parfois un peu granuleux.

Dans certaines circonstances, au lieu d'une tache plus ou moins bien limitée, la couche d'émail se recouvre d'une ou de plusieurs bosselures comme des bourrelets ou des ondulations mieux accusées.

Lorsque les imperfections de structure de la couche d'émail ont acquis un degré plus prononcé, elles affectent l'aspect de ces anfractuosités, de ces sillons, de ces perforations de la surface qui sont appréciables à l'œil nu et à l'exploration au moyen du stylet. Les dispositions les plus connues dans ce genre sont les trous circulaires qui occupent si souvent l'intervalle des deux cuspides des prémolaires, et plus particulièrement encore la face externe de la première molaire inférieure. Ces trous, qui sont dans ce cas toujours pairs et symétriques, apparaissent tantôt comme une simple dépression, une sorte de concavité sans perte de substance, sans rupture dans l'accolement des prismes, et tantôt sous la forme d'une perforation complète traversant toute l'épaisseur de la couche d'émail.

Une disposition identique se constate aussi très-fréquemment à la face postérieure des incisives supérieures, et en particulier aux petites incisives. Elle siége sur le point de rencontre des parties latérales de cette face postérieure qui prend pour ainsi dire la forme d'un entonnoir. Là aussi, c'est ou une simple dépression, ou bien une perforation plus ou moins complète.

Ce sont ces imperfections qui expliquent la production si fréquente des caries qui trouvent ainsi les meilleures conditions de leur développement. Ce sont les lieux d'élection de la maladie.

Dans d'autres circonstances, on voit des sillons noirâtres, contournés, irréguliers, si fréquents en particulier à la face triturante des molaires, dans les interstices des tubercules. Ces sillons sont souvent pénétrables par un stylet très-fin qui traverse ainsi toute l'épaisseur de l'émail (pl. XVI, fig. 14). Les détritus alimentaires et les liquides de la bouche y pénètrent et y séjournent, entraînant presque inévitablement les mêmes conséquences au point de vue de la carie.

Observés sur une coupe verticale et au microscope, ces sillons apparaissent comme des culs-de-sac étroits, dont le fond repose sur un point plus ou moins rapproché de la couche d'ivoire, ou atteint parfois complétement ce tissu de manière à le mettre absolument à nu.

L'orifice de ces perforations est tantôt taillé à pic, correspondant ainsi à une absence complète d'un faisceau plus ou moins considérable de prismes, et tantôt à bords arrondis, lorsqu'une sorte de cicatrisation a succédé à l'interruption de formation, et a formé un bourrelet limitant. Dans tous les cas, la *cuticule de l'émail* manque complétement au niveau de ces perforations. Elle ne se réfléchit pas sur la paroi de la gouttière. On la retrouve cependant sur les simples dépressions ou concavités; mais lorsqu'on la recherche sur les côtés d'une gouttière, on voit qu'elle a subi une interruption. Elle a éprouvé ainsi, en même temps que l'émail lui-même, une anomalie équivalente.

La paroi de la gouttière, étudiée à l'examen microscopique, est inégale, rugueuse, parsemée de débris de prismes soit incomplétement calcifiés et friables, soit enchevêtrés en différents sens, et disposés parfois, suivant l'expression de Tomes, en espèces de *tourbillons*. Ces groupes de prismes interceptent toujours entre eux des vides fort irréguliers remplis de détritus, et donnant au tissu une grande friabilité. Quant à l'ivoire, dont on peut étudier la constitution sur la même coupe, on reconnaît aisément qu'il n'est pas nécessairement affecté d'état globulaire, et qu'il peut dès lors présenter sa structure normale.

Les caractères que présentent ces imperfections diverses de la couche d'émail les rapprochent singulièrement de la physionomie des caries du premier degré, et n'étaient les causes intra-folliculaires qui leur ont donné naissance et leur état stationnaire, on les prendrait pour des caries véritables.

La disposition en simples fissures, en sillons allongés ou en trous circulaires, n'est pas la seule physionomie qu'affectent ces anomalies de l'émail, et parfois on observe une absence congénitale complète de ce tissu dans une étendue plus considérable. On remarque alors sur la couronne une plaque enfoncée, irrégulière, à fond coloré de jaune ou de brun, et à la surface de laquelle le stylet ne rencontre plus d'émail. Cette disposition se présente parfois à la face antérieure des incisives, où elle constitue une véritable difformité qui se rapproche en apparence de l'érosion. Elle peut se rencontrer d'ailleurs indifféremment à un niveau quelconque d'une dent. Nous avons remarqué en outre, au point de vue de l'étiologie de cette dernière forme, qu'elle était assez souvent liée à des perturbations accidentelles et reconnaissables au sein d'un follicule. Ainsi, des altérations profondes d'une dent temporaire, la périostite, les abcès de la gencive, une extraction intempestive, peuvent avoir pour conséquence une lésion traumatique du follicule sous-jacent. Cette lésion venant frapper particulièrement l'organe de l'émail adhérant à la paroi folliculaire, produit ainsi une perturbation dans la formation des prismes du tissu, et entraîne la formation d'un sillon ou d'une dénudation plus ou moins étendus. Dans ce cas, toutefois, la lésion n'est pas paire et symétrique, mais bornée à la seule dent dont le follicule a été ainsi lésé.

Telles sont les diverses formes d'anomalies de structure de l'émail : sillons, anfractuosités, perforations ou plaques enfoncées, et toutes, sauf les cas observés de lésion traumatique du follicule, reconnaissent un même mécanisme de production, un trouble tératologique, spontané ou provoqué, dans le développement des prismes de ce tissu, et dans le fonctionnement de l'organe de l'émail.

§ III. — ANOMALIES DE STRUCTURE PARTICULIÈRES DU CÉMENT.

Nous avons déjà dit plus haut que les lésions de structure du cément, c'est-à-dire les altérations purement tératologiques, étaient très-rares, ou, en tous cas, fort peu connues chez l'homme, par la raison que ce tissu ne représente dans la dent humaine qu'une couche très-faible qui revêt exclusivement la surface de la racine. Il faudrait, avons-nous dit, les rechercher sans doute chez les espèces animales dont les dents présentent un développement plus considérable de la couche cémentaire, les herbivores par exemple, et, parmi eux, les solipèdes, etc.; mais nous avons déjà fait remarquer que, chez ces animaux, les cas d'érosion sont sinon inconnus, du moins fort rares, et, du reste, nullement signalés jusqu'à présent. Nous ne saurions, en effet, assimiler à des lésions de structure proprement dite les exemples fort nombreux d'ailleurs et bien étudiés de lésions de nutrition (odontomes) décrits chez plusieurs herbivores, et dont l'étude a été faite dans le chapitre précédent. Ce ne sont là à aucun titre des faits qui rentrent dans la description présente ; nous n'avons donc point à en parler ici.

CHAPITRE IX

ANOMALIES DE DISPOSITION

Par le terme d'*anomalies de disposition*, nous désignons tous les troubles de l'évolution qui amènent des modifications dans les rapports soit des dents entre elles, soit des arcades dentaires réciproquement.

C'est ainsi que nous étudierons successivement :

1° Les anomalies par *continuité* ou *réunions anomales ;*

2° Les anomalies par *disjonction* ou *divisions anomales ;*

3° Les anomalies par *atrésie* de l'un ou des deux maxillaires ;

4° Les anomalies par *augmentation* du diamètre transversal des mâchoires ;

5° Les rapports anormaux des arcades dentaires réciproquement.

Les deux premiers groupes de ces anomalies comprennent des déviations essentiellement isolées et locales, car elles n'atteignent qu'un ou deux follicules au plus de la série en voie d'évolution. Les trois derniers sont au contraire la conséquence d'une disposition tératologique primitive et préalable, et qu'on pourrait justement désigner par le terme d'*asymétrie* du système dentaire. Toutefois les faits qui s'y rapportent ne sont pas nécessairement liés, comme on pourrait le croire, à l'un de ces états particuliers connus sous le nom d'*asymétrie de la face ou du crâne.* Ils peuvent y être complétement étrangers, car les troubles qui frappent le système dentaire restent le plus souvent isolés et spéciaux, de même que les phénomènes d'évolution physiologique de cet appareil obéissent à un ensemble de lois particulières. Notons cependant que certaines lésions générales, comme la microcéphalie et l'idiotie, en amenant des altérations morphologiques profondes de la tête, produisent des troubles corrélatifs du système dentaire qui appartiennent dès lors à cette catégorie d'altérations.

§ I. — ANOMALIES PAR CONTINUITÉ (RÉUNIONS ANOMALES).

Les anomalies par continuité comprennent tous les faits de réunion ou de soudure de plusieurs dents entre elles, mais avec conservation de leur forme toujours reconnaissable. Il faut en effet se garder de confondre ici ce fait de soudure simple avec les réunions en une masse plus ou moins informe de plusieurs dents entre elles, telles qu'elles ont été décrites plus haut dans les *anomalies de nutrition* sous le nom d'*odontomes*. Dans les anomalies que nous étudions ici, il y a simple soudure de dents entre elles par fusion de plusieurs follicules.

Ces soudures n'affectent que des dents qui, normalement, seraient voisines et contiguës, comme, par exemple, des incisives ou des molaires, ainsi que cela s'observe le plus ordinairement. Le mécanisme de formation de cette anomalie consiste donc dans la pénétration d'un follicule par son voisin, avec disparition de la paroi folliculaire intermédiaire, et envahissement l'une par l'autre des couches de cément ou simultanément de l'ivoire, de l'émail et du cément.

Cette anomalie est très-anciennement connue, et nous ne pourrions ici rapporter tous les exemples qui figurent dans les auteurs ou qu'on peut rencontrer dans les musées (1). On trouve même, mentionnés

(1) Voyez, par exemple, Schenck, *Obs. med. rar. volumen*, chap. *De Dentibus*. — Bartholin, *Hist. anat. rar. cent.* 1, obs. XXXV. — B. Genga, *Istor. anat. dell'ossa del corpo human.* Roma, 1672 (extrait dans le *Journal des savants*, ann. 1675). — Van den Linden, *Medicina physiologica*,

dans quelques auteurs de l'antiquité et chez d'autres plus modernes, des exemples de réunion totale des dents à chaque mâchoire : telles sont les relations de Valère-Maxime et de Plutarque, par lesquelles Prusias et Pyrrhus auraient eu ainsi les dents soudées, de manière à constituer une seule dent demi-circulaire à chaque mâchoire. Bartholin, Serres et Linderer ont signalé des faits analogues. Nous les considérons absolument comme apocryphes, et si l'on cherchait à expliquer une pareille interprétation, peut-être y parviendrait-on en admettant que les individus signalés ainsi présentaient une production de tartre en masses assez abondantes pour opérer la réunion apparente et purement mécanique des dents entre elles.

Les anomalies par soudure simple, qu'Isidore Geoffroy Saint-Hilaire fait figurer dans la classe des *hémitéries de disposition* (1), n'affectent ordinairement, ainsi que nous l'avons dit, que deux dents entre elles. La première dentition y paraît sujette, aussi bien que la seconde, mais avec une moindre fréquence toutefois.

Pour qu'une pareille soudure se produise, il faut, ainsi que nous l'avons dit, que les dents qui en seront affectées soient contiguës. Il est nécessaire, en outre, que leurs follicules aient évolué simultanément, c'est-à-dire qu'ils soient à peu près contemporains.

C'est ainsi que cette anomalie se rencontre particulièrement soit pour les incisives, soit pour les molaires entre elles. On ne connaît que fort peu d'exemples de soudure entre canines et molaires, ainsi qu'entre incisives et canines, et, dans tous les cas, le point de réunion, ou plus exactement le niveau de la soudure est précisément subordonné à ces

ch. XIII. — Sabatier, *Traité d'anatomie*, t. I, p. 74. — Bertin, *Traité d'ostéologie*, art. DENTS. — Serres, *Nouv. théorie de la dentition*, p. 160. — E. Geoffroy Saint-Hilaire, *Système dent. des mammifères et des oiseaux*, p. 30. — Is. Geoffroy Saint-Hilaire, *Anomalies de l'organisation*, t. I, p. 547. — Fauchard, *Le Chirurgien dentiste*, t. I, p. 342. — Linderer, *Handbuch der Zahnheilkunde*, pl VIII. — Davaine, *Compt. rend. et Mém. de la Soc. de biologie*, 1850, p. 16.

(1) Voyez *loc. cit.*, t. III, p. 845, et Atlas, pl. II, fig. 4 et 5.

variations mêmes dans l'état réciproque des formations folliculaires; c'est de la sorte que s'explique l'adhérence d'une couronne de seconde molaire avec les racines d'une première, dont l'évolution a notablement précédé la sienne.

Nous signalerons toutefois des cas de soudure entre canine et incisive : l'un d'eux a été signalé par Wedl (1), l'autre a été rencontré par Broca sur un crâne d'enfant de six ans environ, et provenant des fouilles de Solutré (2). Tous deux appartiennent à la dentition temporaire. Ces exemples sont les seuls connus, et ils s'expliquent à la première dentition par le caractère beaucoup plus marqué de contemporanéité dans le phénomène de genèse et d'évolution des follicules, tandis que ces mêmes phénomènes sont chronologiquement bien plus distincts à la dentition permanente. Cet argument infirmerait en particulier les prétendus faits de soudure totale des dents entre elles.

Quelquefois la réunion anomale comprend une dent en série régulière avec un follicule surnuméraire contigu : tel est le fait rapporté par M. Davaine (3).

La soudure peut s'effectuer de diverses manières. Parfois les dents sont simplement accolées l'une à l'autre, suivant leur longueur, et verticalement; elles conservent ainsi chacune leur direction et leur forme normales. Le cément fait alors seul les frais de la réunion, et c'est par la fusion de ses deux couches contiguës que se produit l'anomalie (voy. pl. XIX, fig. de 6 à 9 et de 11 à 15). Dans quelques circonstances plus rares, les dents ainsi soudées se fusionnent plus complétement soit dans leur couronne (pl. XIX, fig. 10), soit dans leurs racines (fig. 19) ; mais dans de telles circonstances nous serions plus autorisé à désigner ces faits sous le nom d'*odontôme coronaire* ou radiculaire que

(1) *Pathologie der Zähne*. Leipzig, 1859, Taf. 11, fig. 22.

(2) *Laboratoire d'anthropologie des hautes études.*

(3) *Compt. rend. et Mém de la Soc. de biologie*, 1850, p. 16.

sous celui d'anomalie par continuité. Nous avons cru toutefois les décrire ici pour indiquer les divers degrés de l'anomalie par soudure qui confinent ainsi parfois aux *anomalies de nutrition*.

Dans ces divers cas, les tissus dentaires fusionnés sont restés normaux et sans aucune lésion secondaire de leur substance; mais il n'en est pas toujours ainsi, et certaines perturbations organiques peuvent frapper l'ivoire ou le cément. C'est surtout ce dernier qui offre des altérations, et dans les cas de soudure des molaires en particulier, on remarque des hypertrophies en plaques festonnées; les figures 16 et 18 (pl. XIX) provenant de notre collection personnelle en sont des exemples. Une coupe transversale pratiquée sur le point de jonction a permis d'étudier le mode exact de soudure au niveau du tissu intéressé. C'est ainsi que la figure 24 (pl. XIX) montre que la soudure a eu pour élément non-seulement le cément périphérique, mais encore l'ivoire lui-même, dont les couches concentriques circonscrivent en même temps les deux canaux dentaires. Cette particularité prouve que, dans un cas semblable, la réunion anomale s'est effectuée antérieurement à la formation du tissu dentaire, c'est-à-dire à la période bulbaire ou odontoplastique des deux follicules.

Dans une autre série de faits, la soudure n'a plus lieu dans le sens vertical, mais d'une façon plus ou moins irrégulière. Cela se présente en particulier pour les molaires; on reconnaît alors qu'une d'elles, qui peut être considérée comme la dent principale, présente sur un point de sa racine une autre molaire, secondaire par son développement moindre, et qui est fixée à la première soit obliquement, soit tout à fait transversalement (voy. pl. XIX, fig. 16, 17, 20). C'est plus particulièrement encore dans ce cas que le cément fait l'office d'élément de réunion et de soudure. Tantôt une première molaire présente sur sa racine une prémolaire couchée sur le côté (fig. 17); tantôt c'est une deuxième molaire réunie à une dent de sagesse (fig. 16 et 20).

Enfin, dans quelques autres circonstances, la réunion a lieu d'une manière tout à fait étrange et curieuse. C'est ainsi que Tomes a cité deux cas dans lesquels la soudure s'était produite d'une manière vraiment extraordinaire : dans l'un, reproduit planche XIX, figure 21, une dent de sagesse s'était logée dans la cavité de la pulpe de la seconde molaire permanente (1) ; dans le second cas, c'est encore une dent de sagesse qui cette fois s'est logée dans l'intersection des racines de la deuxième molaire inférieure (2) (pl. XIX, fig. 23).

Quoi qu'il en soit, le nombre des faits de réunion anomale de dents entre elles est considérable ; outre les exemples nombreux que nous figurons dans la planche XIX, il en existe beaucoup d'autres soit dans les musées, soit dans les publications de divers auteurs.

Le musée du Collége des chirurgiens de Londres en renferme divers spécimens ; l'un d'eux, dû à Hunter, représente deux incisives inférieures temporaires soudées (3). Outre ce dernier cas, il en existe dans la section des anomalies (4) trois autres, dont deux consistent dans la soudure de deux incisives médianes temporaires inférieures, et le troisième de deux incisives centrales supérieures.

Le musée de l'Université de Berlin renferme d'autre part un assez grand nombre d'exemples du même genre. L'un comprend la réunion d'une dent de sagesse inférieure avec la deuxième molaire, entre les racines desquelles elle est implantée en angle droit, de telle sorte que sa couronne fait saillie à la face externe du maxillaire (5) ; deux autres pièces représentent une deuxième grosse molaire supérieure implantée perpendiculairement entre les racines de la première (6) ; deux autres consistent dans la soudure simple de deux molaires par leurs racines (7) ;

(1) Tomes, *System of dental surgery*, édition anglaise. London, 1859, p. 206.
(2) Tomes, *loc. cit.*, p. 203.
(3) N° 1020.
(4) N° 391.
(5) *Galerie d'anthropologie*, n° 6,851.
(6) Même galerie, nos 1,277 et 18,658.
(7) *Ibid.*, n° 4,801.

enfin, dans un dernier spécimen, on voit une deuxième prémolaire soudée entre les racines de la grosse molaire voisine (1).

Les dents humaines ne sont pas seules susceptibles de présenter cette sorte d'anomalie. Ainsi le Musée de Hunter (de Londres) renferme une pièce très-curieuse de réunion de deux défenses d'éléphant en une seule, anomalie qui a dû se produire par une lésion grave du maxillaire (probablement traumatique) pendant les premiers temps de l'évolution, et d'où est résultée la fusion des deux sacs folliculaires (2).

D'autre part nous avons observé au musée d'Alfort une mâchoire supérieure d'un cheval âgé de dix ans, et dans laquelle deux dents sont soudées en une masse irrégulière, où l'on reconnaît toutefois les deux dents primitives (pl. XIX, fig. 26).

Les réunions anomales de dents entre elles par soudure plus ou moins profonde sont considérées par Is. Geoffroy Saint-Hilaire comme étant sous la dépendance de cette loi d'affinité des parties semblables, et dans laquelle rentrent toutes les réunions des parties homologues, les doigts, les reins, les yeux, etc. Elles représentent en outre, pour le système dentaire, un fait de réversion, en ce sens qu'elles rapprochent la dentition humaine de celle des espèces mammifères, dont les dents sont normalement soudées entre elles, les herbivores, par exemple, dont les dents sont plus ou moins *composées*.

Quant au mécanisme même de cette fusion, nous l'avons déjà indiqué. S'il s'agit de la soudure de deux dents dans toute la longueur, elle résulte de l'éventration simultanée de deux follicules. Si la soudure ne s'est effectuée que dans la couronne, elle est due à la fusion de deux bulbes, avec persistance ultérieure des distinctions radiculaires. Si ce sont les racines qui se sont fusionnées, c'est que la pénétration des follicules n'a eu lieu qu'après le développement normal des deux couronnes,

(1) *Ibid.*, n° 1,314.
(2) N° 399.

c'est-à-dire pendant la période d'éruption. Enfin, lorsque deux dents éloignées l'une de l'autre se sont réunies, ce phénomène a été précédé soit d'une anomalie ou d'une lésion plus ou moins profonde des mâchoires, soit d'un fait d'hétéropie, qui a rendu préalablement contigus des follicules normalement éloignés, et qui se sont ensuite confondus.

Au point de vue pratique, les réunions anomales de deux dents entre elles sont quelquefois visibles et constatables directement à l'œil nu, lorsque la fusion a porté soit sur deux dents en totalité, soit seulement sur leurs couronnes ; mais il est un grand nombre de cas où le diagnostic est absolument impossible : tels sont les exemples si fréquents de soudure des dents de sagesse avec la seconde molaire. C'est ordinairement au centre du maxillaire que s'est effectué le phénomène, et la seule présomption qui puisse mettre sur la voie de l'anomalie est l'absence à sa place normale de cette dernière molaire. Aussi est-ce le plus ordinairement dans une tentative d'extraction que les difficultés très-grandes qu'apporte à l'opérateur la présence d'une dent profondément fixée aux racines de la première peuvent mettre sur la voie. Les débridements auxquels on est alors obligé de recourir permettent ainsi d'amener au dehors, avec des désordres parfois considérables, la masse complexe. Ajoutons encore que parfois des lésions hypertrophiques du cément, ou la situation oblique ou transversale de la seconde dent, peuvent compliquer l'avulsion au point de la rendre impossible. Des circonstances de ce genre se sont présentées dans la pratique de Fauchard, de Tomes, d'Oudet et dans la nôtre.

Les déductions pratiques qui découlent de ce fait sont ou nulles, ou très-bornées. Lorsque la disposition est reconnaissable à l'inspection directe, il faut l'abandonner à elle-même et traiter les affections qui peuvent la compliquer, la carie par exemple, par les moyens ordinaires. Si, en pratiquant l'avulsion d'une molaire, on arrive à rencontrer une résistance inusitée qui puisse faire soupçonner une anomalie de ce genre, il faut procéder avec de grands ménagements, et après avoir cherché à reconnaître la nature et la situation de l'obstacle, pratiquer des débridements et des tractions ménagées, de manière à entraîner la masse totale sans faire éprouver aux parties voisines de trop grands désordres.

§ II. — ANOMALIES PAR DISJONCTION (DIVISIONS ANOMALES).

Les anomalies par divisions anomales, dispositions inverses des précédentes, consistent dans la séparation ou la *disjonction* incomplète d'une portion de dent soit dans sa couronne, soit dans la racine; c'est en un mot l'exagération du phénomène normal qui donne lieu, d'une part, aux divisions du bord libre des incisives et aux tubercules des molaires, d'autre part à la séparation des racines.

C'est à ce phénomène qu'on a été, à tort, tenté d'attribuer la formation des dents surnuméraires, et nous avons déjà, dans le chapitre relatif aux anomalies de nombre, discuté et rejeté cette interprétation (1).

L'anomalie qui nous occupe ici n'est jamais représentée par une séparation complète d'une des portions de l'organe dentaire.

Considérée dans les molaires, cette anomalie consiste dans l'isolement plus ou moins profond d'une des saillies tuberculeuses et l'exagération du sillon de séparation de celles-ci. Cette séparation est assez commune aux molaires supérieures, aux premières particulièrement. C'est ainsi qu'un des tubercules, le cinquième par exemple, fait saillie à la face interne de la couronne, et semble en réalité un tubercule accolé à celle-ci, plutôt qu'une division de la masse totale. Les molaires inférieures et les prémolaires présentent également cette disposition, qui donne parfois aux dents humaines l'aspect des dents de carnassiers,

(1) Voyez plus haut, p. 70.

dont les saillies sont, comme on sait, si accusées, et séparées par des sillons profonds.

Dans les racines des molaires, la division anomale a pour caractère d'isoler l'une de l'autre des parties ordinairement réunies. C'est ce qui a lieu pour les racines des prémolaires, qui sont *anatomiquement* au nombre de deux et *chirurgicalement* uniques. Les grosses molaires inférieures sont dans le même cas : leurs divisions radiculaires au nombre de quatre, normalement réunies deux à deux et constituant deux faisceaux parallèles, peuvent reprendre dans l'anomalie par disjonction leur individualité : la dent peut alors présenter, soit divergentes, soit convergentes, quatre racines distinctes, et la disposition qui en résulte présente immédiatement comme conséquence des troubles et des obstacles sérieux au point de vue de certaines opérations. Nous avons plus haut, dans la description des *anomalies de forme*, insisté sur ces particularités, et nous n'avons pas à y revenir ici. Disons seulement qu'on a, depuis quelques années, invoqué ces faits au profit de certaines doctrines d'anthropologie comparée : ainsi la multiplication des tubercules dans la couronne des molaires, la division plus profonde de ceux-ci constitueraient des caractères plus communs aux races inférieures ; ces dispositions auraient donc un caractère réversif. A cet égard, nous rappellerons surtout le fait de la bifidité de la racine des canines, et en particulier des canines inférieures, qui a été regardé comme caractéristique des races préhistoriques. Nous avons ailleurs mentionné (p. 51) cette disposition, qui peut se confondre à la rigueur avec les anomalies de forme.

Pour les incisives, l'*anomalie par disjonction* se présente sous l'aspect d'une division plus accentuée des petites échancrures qui s'observent au bord libre, et la séparation plus nette des saillies interposées ; c'est en un mot l'exagération de la disposition normale. Nous en donnons un exemple figuré planche XIX, figure 27. Il n'a d'ailleurs aucun intérêt pratique, c'est une simple curiosité tératologique.

Quoi qu'il en soit, toutes ces dispositions, telles que division plus marquée des tubercules des molaires ou des saillies du bord libre des incisives, séparation exagérée des racines, bifidité de certaines racines normalement simples, pourraient figurer dans la classe des anomalies par réversion du système dentaire : car, considérées chez l'homme, elles le rapprocheraient soit des *simiens*, qui ont, comme caractère constant, des molaires à tubercules plus accentués et plus nombreux, des racines bifides aux canines, etc.; soit même des lémuriens, dont les incisives présentent des divisions profondes qui leur ont mérité le nom de *dents pectinées*.

Nous ajouterons toutefois, comme dernière remarque, qu'il faut bien se garder de confondre les anomalies par division avec les altérations de la couronne en sillons ou échancrures, et qui ont été étudiées à propos des *anomalies de structure*.

§ III. — ANOMALIES PAR ATRÉSIE DE L'UN OU DES DEUX MAXILLAIRES.

L'*atrésie* consiste dans une diminution du diamètre transversal d'une des mâchoires ou des deux mâchoires simultanément. Si cette disposition est double, les arcades dentaires sont maintenues en rapport réciproque, et la bouche dans son ensemble présente un degré plus ou moins prononcé de saillie antérieure, se rapprochant ainsi de la forme générale de la bouche chez les espèces inférieures, les quadrumanes, les carnassiers, les rongeurs.

Si une seule mâchoire subit cette déviation, et c'est alors constamment la supérieure, les rapports sont complétement troublés, et la courbe parabolique de l'arcade dentaire supérieure se trouve inscrite dans l'inférieure ; il y a dès lors *asymétrie* des mâchoires. Les dents, au lieu de se rencontrer par leur face triturante, ne se touchent plus que par un point beaucoup plus limité, le bord externe des supérieures arrivant au contact du bord interne des inférieures. Il se produit de la sorte une rétroversion totale d'une mâchoire sur l'autre.

L'anomalie par *atrésie*, outre la difformité qu'elle produit dans la configuration de la bouche et de la face, entraîne d'autres perturbations physiologiques. Les fonctions de la bouche s'effectuent difficilement; la mastication est incomplète; la phonation est remarquablement modifiée; la voix prend un timbre sourd et nasillard, en raison de la hauteur considérable qu'acquiert en même temps la voûte palatine. Certaines lettres se prononcent difficilement ou sont très-modifiées dans leur caractère: telles sont les lettres dites *dentales*. D'autres fois, les sujets présentent un *zézaiement* plus ou moins marqué, dont on chercherait vainement la cause dans la conformation de la langue ou dans les troubles du système nerveux central.

C'est cette espèce de déviation des maxillaires sur laquelle Lefoulon a, dans ces derniers temps, plus particulièrement appelé l'attention, et qu'il a crue susceptible de guérison par le secours de l'art (1). Ce praticien propose dans ce but deux méthodes thérapeutiques: la première consiste dans des pressions excentriques exercées matin et soir au moyen des doigts, et pendant quelques minutes. Cette pratique n'est indiquée que pour les cas les plus simples et chez les sujets très-jeunes. Nous ne lui accordons pas grande confiance: dans deux cas d'atrésie du maxillaire supérieur, chez des enfants de neuf et dix ans, nous l'avons expérimentée sans succès.

La seconde méthode paraît être bien autrement efficace au moins au premier abord: elle consiste dans l'application d'un ressort dit *extenseur*, fabriqué en or ou en acier, suivant la courbe de la voûte palatine en arrière de l'arcade dentaire, et reliant entre elles deux armatures embrassant la face interne d'un certain nombre de dents, depuis les canines jusqu'aux molaires. (Voyez cet appareil, pl. XX, fig. 2.)

Cet appareil extenseur, dont on accroît l'intensité d'action en augmentant la force du ressort central, est maintenu constamment en

(1) Lefoulon, *Des déviations des dents*. Paris, 1859.

place pendant un temps variable, suivant le degré de la déviation et l'âge plus ou moins avancé du sujet. Ordinairement il faut l'employer pendant plusieurs mois, parfois une année ou deux. Il a pour effet l'accroissement progressif du diamètre transversal de la mâchoire, et simultanément l'abaissement proportionnel de la voûte palatine. Ce résultat obtenu, les faces triturantes des molaires recouvrent leurs rapports réguliers; mais il est très-important de maintenir, après la réduction de la déviation, l'appareil en place pendant un temps suffisant, afin d'assurer le maintien de la guérison.

Un tel mode de traitement, appliqué chez des sujets même d'un âge assez avancé, vingt et vingt-cinq ans, aurait donné, paraît-il, entre les mains de Lefoulon des résultats très-satisfaisants. C'est ainsi qu'on réaliserait la guérison d'une difformité considérée au premier abord comme incurable.

Cette espèce de déviation, bien que particulièrement fréquente à la mâchoire supérieure, se rencontre cependant parfois à l'inférieure soit isolément, soit simultanément avec la supérieure. Elle réclame d'ailleurs l'emploi des mêmes moyens : dans les cas simples, des tractions excentriques exercées avec les doigts pourront suffire; dans les cas plus marqués, on devrait recourir à l'application d'un ressort excentrique; mais la forme de ce ressort doit être ici notablement modifiée en raison de la disposition des parties : ainsi la présence de la langue ne permet pas d'appliquer un ressort transversal sur le plancher de la bouche, il faut qu'il soit confectionné de manière à s'appliquer à la face postérieure des incisives pour exercer son action sur les côtés. L'armature, pour ne gêner aucun mouvement de la langue, suivra exactement les festons que forment les dents, en s'ajustant sur elles au niveau du collet. Le traitement est d'ailleurs le même que pour la mâchoire supérieure ; mais sa durée est beaucoup plus longue, en raison de la grande résistance que le maxillaire inférieur, os compacte, présente, contrairement au supérieur, qui, par sa nature spongieuse, se prête bien plus aisément aux influences modificatrices qu'on lui imprime.

Tel est en quelques mots le traitement institué contre cette difformité. L'auteur que nous avons cité, et auquel nous empruntons cette courte description, affirme en avoir retiré des effets satisfaisants, et plusieurs de ses observations paraissent en effet concluantes. Toutefois nous devons dire que son exemple n'a pas été suivi, et en ce qui nous concerne, nous avons fait deux tentatives sans aucun résultat. Nous sommes donc porté à croire que, sans nier absolument son action, un tel procédé orthopédique devra figurer bien plus dans la catégorie des idées ingénieuses et théoriques que dans le domaine des faits et de la pratique courante.

§ IV. — ANOMALIES PAR AUGMENTATION DU DIAMÈTRE TRANSVERSAL DES MACHOIRES.

Cette anomalie, inverse de la précédente, consiste dans une augmentation du diamètre de la parabole que décrit l'arcade dentaire. Si cette disposition est double, la cavité buccale acquiert, par suite, des dimensions beaucoup plus grandes ; les mâchoires sont proéminentes. Les races humaines inférieures, le nègre, l'australien, présentent d'une manière constante ce caractère, qui peut se produire accidentellement chez d'autres individus.

Cette double anomalie ne saurait réclamer aucun traitement ; elle doit être abandonnée à elle-même comme difformité incurable. On n'en saurait en effet tenter la réduction que par l'application de bandages compressifs agissant latéralement sur toute la hauteur des deux mâchoires, appareils dont la présence serait intolérable, et l'action d'ailleurs très-problématique.

Si la déviation est localisée à l'une des mâchoires, elle représente l'exagération d'une disposition étudiée plus haut, l'*antéversion* ou projection en avant. Seulement, tandis que les dents incisives et canines ont éprouvé l'inclinaison antérieure, les molaires sont rejetées en dehors sur les côtés; les rapports des deux mâchoires sont troublés de la même manière que dans l'atrésie de l'une d'elles ; aussi est-il important, lorsqu'on observe ainsi un défaut de concordance des arcades dentaires, de déterminer différentiellement si l'on a affaire à l'atrésie d'une des mâchoires ou à la disposition inverse de l'autre. Celle des deux qui s'éloigne le plus des conditions normales moyennes devra être regardée comme anomale.

Dans le cas d'augmentation du diamètre d'une des mâchoires chez un sujet jeune, on pourrait tenter la réduction au moyen d'un ressort qui serait disposé inversement à celui de l'atrésie, c'est-à-dire à pression concentrique. Il devrait se composer d'un arc métallique, soit complet, soit divisé au niveau de la ligne médiane, et fixé par ses extrémités à une ou plusieurs grosses molaires, sa concavité exerçant une compression constante sur la face antérieure des dents. Si le ressort est double, c'est-à-dire interrompu sur la ligne médiane, il faudra qu'il soit plus solidement attaché aux molaires, et on devra le fixer au moins sur deux d'entre elles, afin d'éviter les mouvements de latéralité.

Ce mode de traitement, sur lequel nous nous bornons à appeler l'attention, n'a été signalé jusqu'à présent par aucun auteur; nous l'avons essayé dans un cas chez un enfant de treize ans ; mais le traitement, qui n'a pu être prolongé que pendant trois mois, n'a produit qu'un résultat très-incomplet.

A cette anomalie consistant dans l'augmentation du diamètre transversal des mâchoires se rattache une autre disposition, au sujet de laquelle nous devons dire un mot : c'est l'existence du *diastema* simple ou double.

On sait que, dans la race blanche, les dents des deux mâchoires se présentent en série continue, régulière, sans intervalle plus grand en un point qu'en un autre. Il est constant d'autre part que chez les singes il existe un diastema double, c'est-à-dire un intervalle situé en haut entre la canine et l'incisive latérale, de manière à loger la canine inférieure dans l'occlusion de la bouche, tandis qu'en bas ce même intervalle est placé entre la canine et la prémolaire, de façon à recevoir la canine supérieure. On a signalé à plusieurs reprises ce diastema dans certaines races humaines inférieures, les races océaniques (1). Il a été reconnu aussi plus fréquent dans les races préhistoriques ; et enfin nous en avons observé récemment un exemple chez un individu vivant de notre race blanche (pl. XX, fig. 6).

Un tel phénomène serait de ceux qui, avec encore plus de raison que d'autres signalés déjà, prendrait un caractère réversif, car il ne tendrait à rien moins qu'à faire descendre la conformation des arcades dentaires à la physionomie qu'elle affecte chez les mammifères placés au-dessous de l'homme dans l'échelle animale, au singe par exemple. Certains anthropologistes y ont trouvé un argument en faveur des idées transformistes ; mais sans adopter pour notre compte une interprétation dans ce sens, nous attendrons que des faits plus nombreux puissent permettre de suivre dans la série descendante des races humaines la production croissante de cette disposition. Jusque-là nous continuerons à penser qu'il s'agit ici d'un fait accidentel qui n'est pas exclusif aux races inférieures, puisqu'il se produit sous nos yeux dans nos races contemporaines. L'exemple que nous rapportons planche XX, figure 6, en est une preuve, et nous estimons qu'en portant une plus grande attention aux anomalies si diverses du système dentaire, d'autres observateurs pourront en rencontrer dans les mêmes circonstances.

§ V. — DISPOSITION VICIEUSE DES ARCADES DENTAIRES RÉCIPROQUEMENT.

Cette anomalie, que certains auteurs ont désignée sous le nom assez peu scientifique d'*engrènement*, et contre laquelle ils ne mentionnent d'ail-

(1) Voyez *Bulletin de la Société d'anthropologie*, 1867, p. 130.

leurs aucun moyen de guérison, est assez rare ; elle consiste dans une sorte d'enchevêtrement des couronnes dentaires pendant le rapprochement des mâchoires. Dans ce mouvement, il peut se produire alors simultanément des *rétroversions*, des *antéversions*, des *inclinaisons* de toutes sortes, dont l'ensemble donne à la bouche et à la physionomie l'aspect le plus repoussant. C'est dans les faits de ce genre qu'on a pu croire, après un examen superficiel, à la présence d'une double rangée de dents. Cette anomalie, essentiellement complexe, pourrait donc être regardée comme une réunion de plusieurs déviations, plutôt que comme une disposition essentielle. Analysée en effet dans ses divers éléments, elle peut se réduire à un certain nombre d'anomalies bien définies. D'autres fois la rencontre des mâchoires est telle, que l'une des moitiés de l'arcade supérieure se trouve en avant de la moitié inférieure correspondante et l'autre moitié en arrière, de sorte qu'il y a en avant, sur la ligne médiane, croisement en X. (Pl. XX, fig. 7.)

Cette anomalie, qui résulte le plus souvent d'un vice de forme des maxillaires eux-mêmes, est assez difficile à réduire. On doit s'adresser dans ce traitement aux diverses déviations simples qu'on aborde tantôt successivement, tantôt simultanément, en appliquant les principes et les procédés que nous avons décrits plus haut. Toutefois, dans les cas trop compliqués, soit que les sujets aient passé l'âge moyen de ces tentatives de réduction, soit qu'on ait affaire au croisement en X, comme dans l'exemple cité tout à l'heure, on devra renoncer à toute tentative, et abandonner l'anomalie à elle-même. Ce cas nous semble d'ailleurs le plus souvent incurable, tant à cause de sa complexité et de son intensité, qu'en raison des difficultés d'application des moyens orthopédiques dont dispose jusqu'à présent la pratique chirurgicale.

FIN.

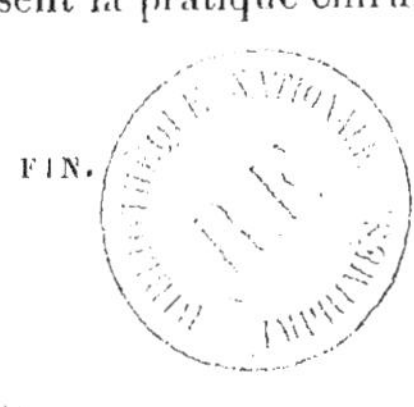

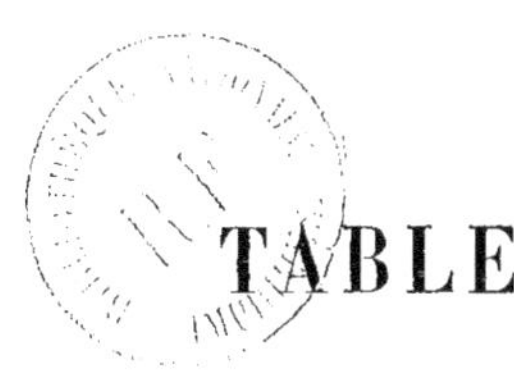

TABLE

FIN DE LA TABLE

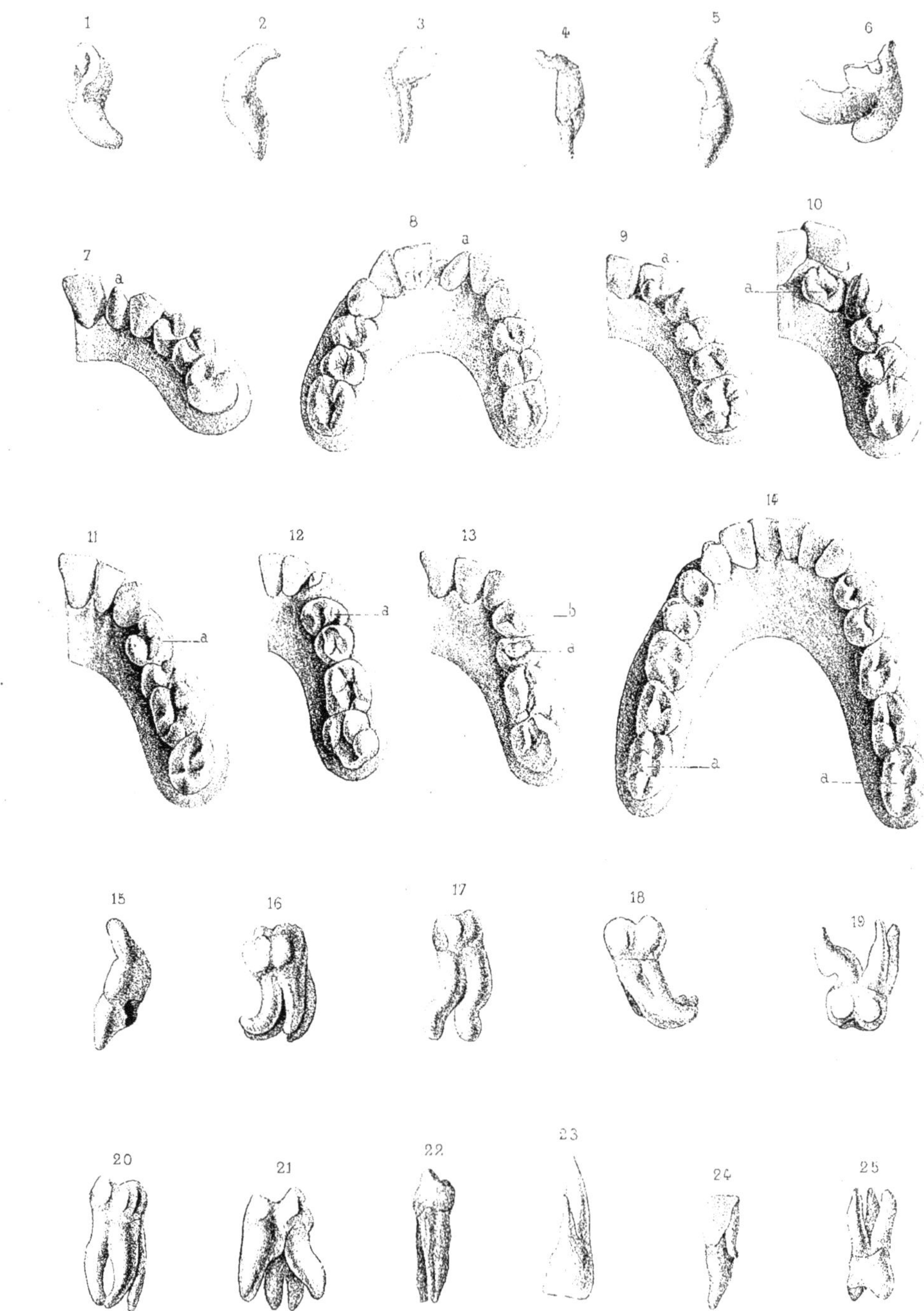

Imp. Lemercier & Cie Paris

PLANCHE I

ANOMALIES DE FORME

FIG. 1. Anomalie de forme totale d'une incisive supérieure adulte. (Collection personnelle.)

FIG. 2. Anomalie de forme totale d'une canine inférieure adulte. (Collect. pers.)

FIG. 3. Anomalie de la couronne d'une incisive supérieure adulte. (Wedl.)

FIG. 4. Anomalie de la racine d'une canine inférieure adulte. (Collect. pers.)

FIG. 5. Anomalie de la racine d'une canine inférieure adulte. (J. Tomes.)

FIG. 6. Anomalie des racines d'une troisième molaire inférieure adulte. (Collect. pers.)

FIG. 7. Anomalie de la couronne d'une incisive latérale supérieure gauche adulte, *a*. Retour au type conoïde. (Collect. pers.)

FIG. 8. Anomalie de forme de la couronne d'une incisive centrale, *a*, supérieure gauche. Retour au type conoïde. (Collect. pers.)

FIG. 9. Anomalie de forme d'une incisive latérale supérieure gauche, *a*, tubercule postérieur supplémentaire. (Collect. pers.)

FIG. 10. Anomalie de forme d'une incisive, *a*, latérale supérieure gauche adulte. Tubercules multiples. (Collect. pers.)

FIG. 11. Anomalie de forme de la première prémolaire, *a*, supérieure gauche, présentant trois tubercules. (Collect. pers.)

FIG. 12. Anomalie de forme de la couronne d'une première prémolaire, *a*, inférieure droite adulte. (Collect. pers.)

FIG. 13. Anomalie de forme de la couronne des deux prémolaires, *a*, *b*, supérieures gauches adultes. (Collect. pers.)

FIG. 14. Anomalie de forme de deux dents de sagesse inférieures, *a*, *a*, présentant 6 tubercules (dents hexacuspides). Collect. pers.)

FIG. 15, 16, 17, 18, 19. Diverses anomalies des racines de dents adultes. (Collect. pers.)

FIG. 20. Convergence des racines à leur sommet sur une première molaire supérieure gauche adulte. (Collect. pers.)

FIG. 21. Divergence des racines sur une première molaire supérieure droite adulte. (Collect. pers.)

FIG. 22. Duplicité des racines d'une première prémolaire inférieure droite adulte. (Collect. pers.)

FIG. 23 et 24. Racines supplémentaires sur deux incisives centrales supérieures adultes. (Wedl.)

FIG. 25. Prémolaire inférieure, présentant trois racines, homme adulte d'origine française. (Collect. pers.)

Planche II

ANOMALIES DE VOLUME

Fig. 1 et 2. Anomalies de volume des racines d'une première molaire inférieure adulte. (Collect. pers.)

Fig. 3. Prémolaire inférieure, présentant trois racines. (Collect. pers.)

Fig. 4. Première molaire inférieure adulte. Racines convergentes au sommet. (Collect. pers.)

Fig. 5. Première molaire adulte à racines divergentes. (Collect. pers.)

Fig. 6. Augmentation de volume totale d'une première molaire supérieure. (Collect. pers.)

Fig, 7. 9. Augmentation de volume (géantisme), d'une prémolaire et d'une canine inférieures adultes. (Collect. pers.)

Fig. 8. Diminution de volume (nanisme) des racines de quatre incisives adultes. (Collect. pers.)

Fig. 10. Augmentation de volume d'une première molaire supérieure adulte. (Coll. pers.)

Fig. 11. Molaires inférieures adultes en série ascendante de volume (homme adulte vivant, d'origine française. (Collect. pers.)

Fig. 12. Anomalie de forme de la dernière pince inférieure gauche chez un cheval de race arabe, âgé de 3 ans, *a*. (M. André Sanson.)

Fig. 13. Premières molaires supérieures pentacuspides, chez un sujet adulte. (Collect. pers.)

Fig. 14. Dent de sagesse inférieure adulte, présentant 7 tubercules (dent heptacuspide) chez un sujet vivant d'origine anglaise. (Musée de la Société odontologique de Londres.)

Fig. 15. Seconde molaire inférieure, présentant 7 tubercules (femme de 22 ans). (Collect. pers.)

Fig. 16. Dernière molaire inférieure gauche, présentant 8 tubercules, chez un sujet adulte vivant (femme d'origine française). (Collect. pers.)

Fig. 17. Augmentation de volume des couronnes des incisives centrales supérieures, chez un sujet adulte d'origine anglaise. (Musée de la Société odontologique de Londres, n° 14.)

Fig. 18. Augmentation de volume totale (géantisme) des incisives centrales supérieures, chez un sujet adulte d'origine française. Grandeur naturelle. (Collect. pers.)

Fig. 19. Augmentation de volume de l'incisive centrale supérieure droite, chez un sujet adulte de race française. (Collect. pers.)

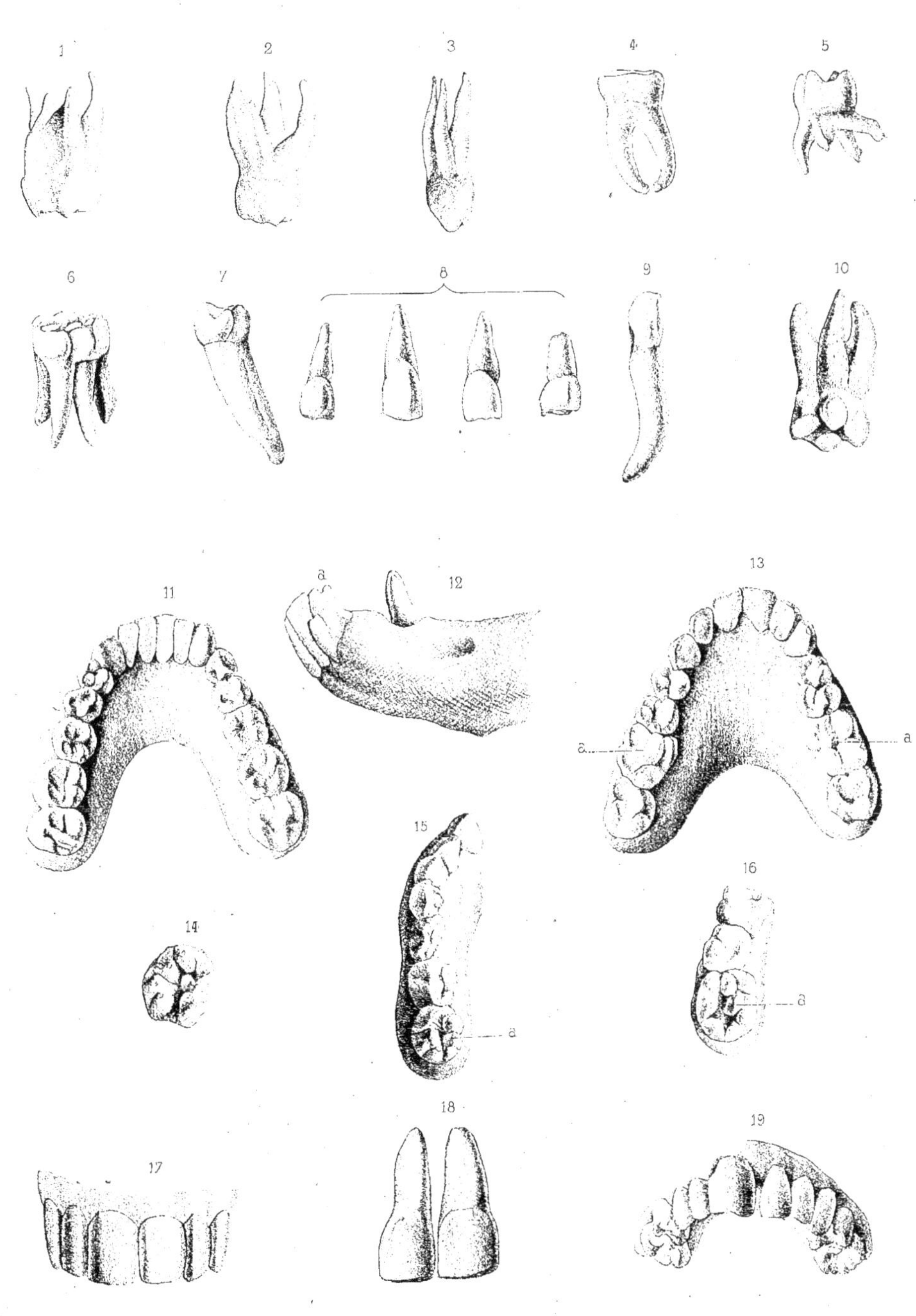
1
2
3
4
5
6
7
8
9
10
11
a
12
13
a
a
15
14
16
a
a
18
19
17

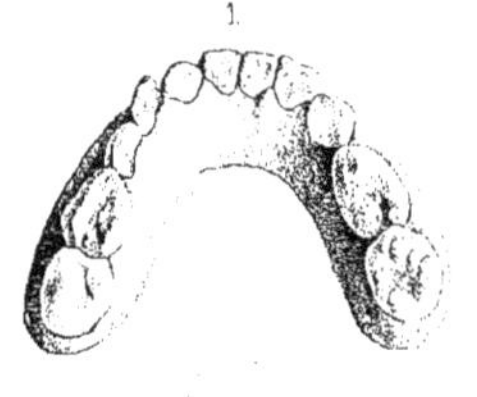
1

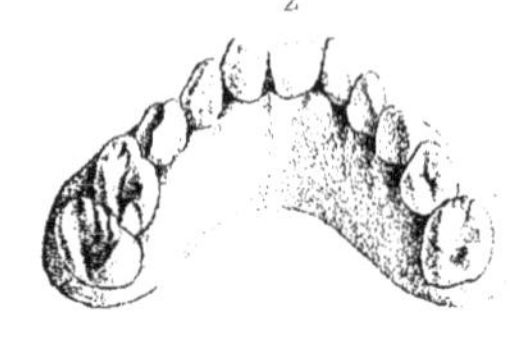
2

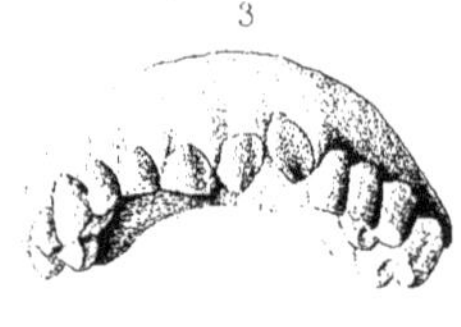
3

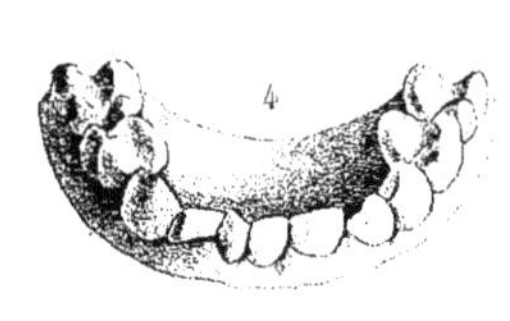
4

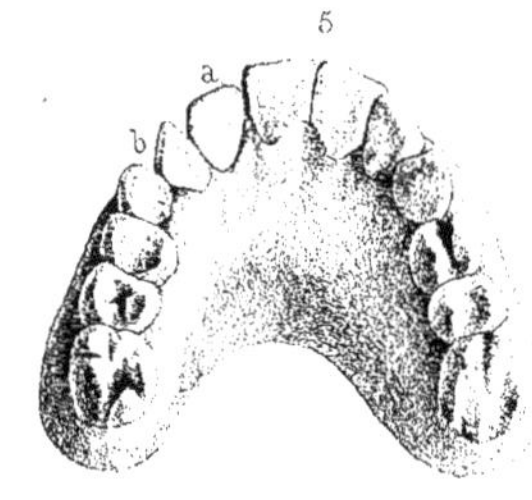

5

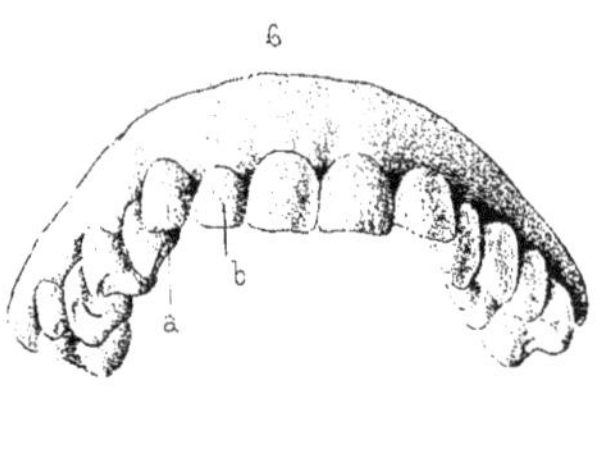

6

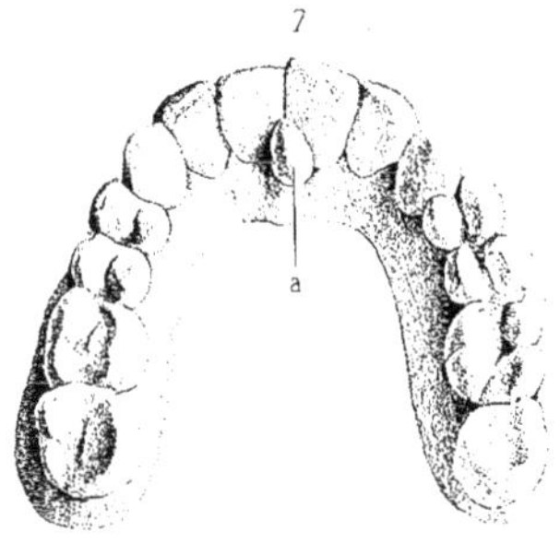

7

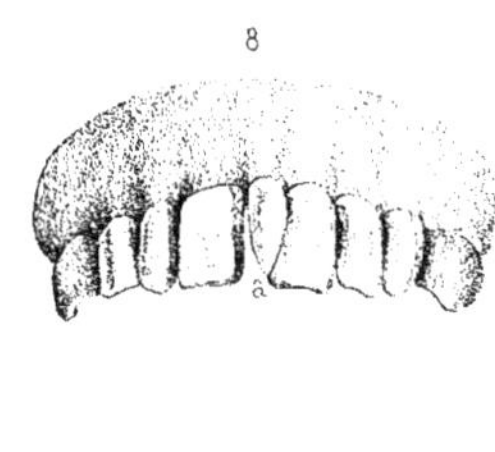

8

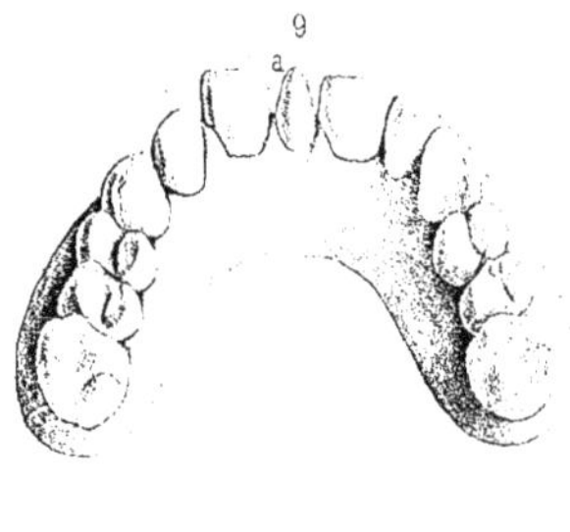

9

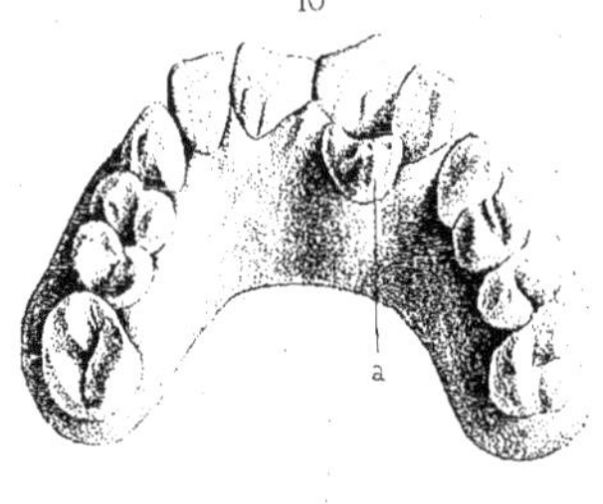

10

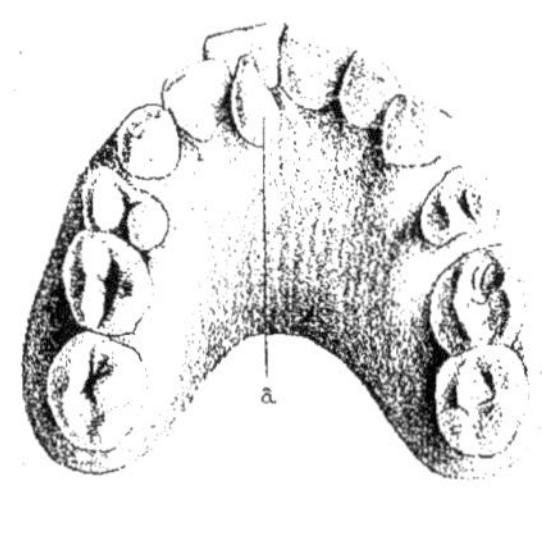

11

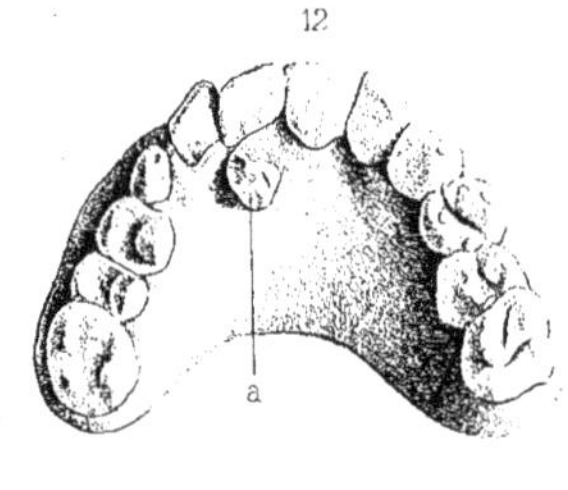

12

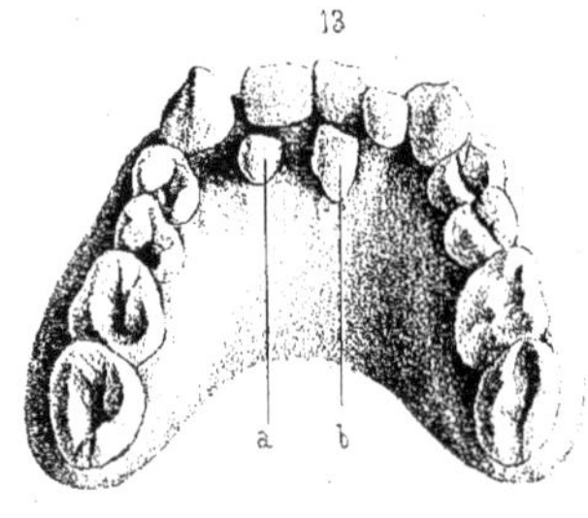

13

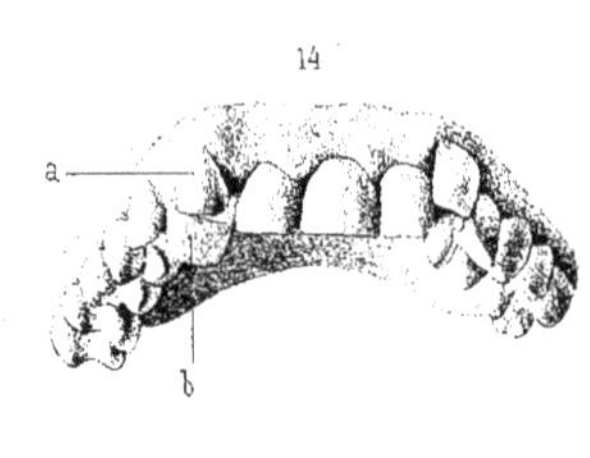

14

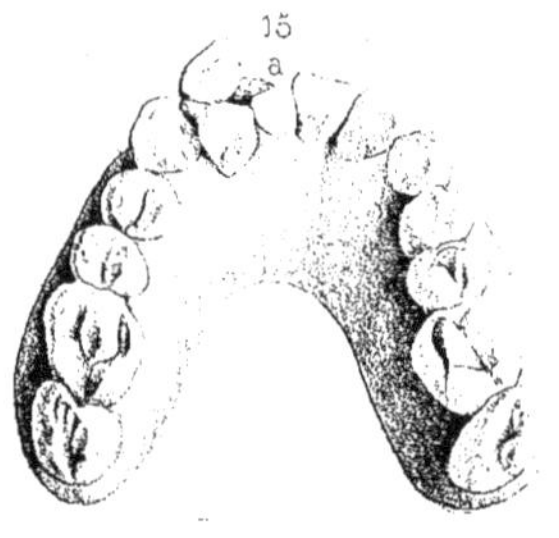

15

Imp. Lemercier et Cie Paris. Nicolet

PLANCHE III

ANOMALIES DE NOMBRE

FIG. 1, 2, 3, 4. Mâchoires supérieures d'enfants de 4 à 5 ans, présentant 5 incisives (dentition tempor.). (Collect. pers.)

FIG. 5, 6. Mâchoires supérieures de deux sujets adultes, présentant en *a*, une incisive latérale droite supplémentaire. La lettre *b* représente la dent régulière. (Collect. pers.)

FIG. 7. Mâchoire supérieure d'un Tasmanien adulte, présentant en *a* une dent surnuméraire conoïde, placée à l'arrière de l'arcade dentaire sur la ligne médiane. (Muséum d'hist. naturelle de Paris. Galerie d'anthropologie, n° 145.) (Cité par M. P. Gervais, Zoologie générale, t. II, pl. 12).

FIG. 8. Dent surnuméraire supérieure conoïde située sur la ligne médiane chez un homme de 35 ans, natif d'Auvergne. (Laboratoire d'anthropologie des Hautes Études de Paris, pièce donnée par M. Pozzi).

FIG. 9. Mâchoire supérieure d'une jeune fille de 22 ans, originaire du Loiret, présentant en *a* une dent surnuméraire supérieure centrale. (Collect. pers.)

FIG. 10. Mâchoire supérieure d'un sujet adulte, présentant en *a* une incisive supplémentaire supérieure gauche difforme, en arrière de l'arcade. (Collect. pers.)

FIG. 11. Mâchoire supérieure d'un sujet adulte, d'origine française, présentant en *a* une dent surnuméraire centrale supérieure sur la ligne médiane. (Collect. pers.)

FIG. 12. Mâchoire supérieure d'un sujet adulte, présentant en *a* une incisive supplémentaire supérieure droite de forme irrégulière. (Collect. pers.)

FIG. 13, 14. Mâchoires supérieures de deux sujets adultes, présentant en *a* une incisive latérale supérieure surnuméraire. Les lettres *b* indiquent les dents régulières. (Collect. pers.)

FIG. 15. Mâchoire supérieure d'un sujet adulte, d'origine anglaise, présentant en *a* une incisive supérieure surnuméraire. (M. R. Hepburn de Londres.)

Planche IV

ANOMALIES DE NOMBRE

Fig. 1. Dent surnuméraire (*a*) centrale, de forme conoïde, à la mâchoire supérieure d'un crâne français contemporain. (Laboratoire d'anthropologie des Hautes Études, M. Broca.)

Fig. 2. Deux molaires surnuméraires situées (en *a*, *a*) à l'extrémité de la série sur la mâchoire inférieure d'un chien-mâtin adulte. (Musée d'Alfort. M. Goubaux.)

Fig. 3. Cinq dents surnuméraires situées dans la région incisive, chez un homme adulte. — Les lettres *a*, *a*, *b*, *b*, indiquent les incisives régulières centrales et latérales. Les lettres *c*, *d*, *e*, *f*, *g*, indiquent les cinq dents surnuméraires dont la forme pour l'une d'elles (*c*) rappelle celle des incisives : les quatre autres sont conoïdes. (Musée de la Société odontologique de Londres.)

Fig. 4. Deux dents surnuméraires de la région incisive d'un homme adulte. Les incisives centrales, normales, sont à peu près à leur place. — Les deux latérales *a* et *b* sont placées sur un plan postérieur. — Les deux dents surnuméraires *c* et *d*, de forme conoïde, sont placées en dedans de l'arcade. (M. Broca.)

Fig. 5 et 6. Types de dents surnuméraires atrophiées et conoïdes chez l'homme. (Collect. pers.)

Fig. 7. Deux dents surnuméraires conoïdes développées en *a* et *b* en arrière de l'arcade supérieure, chez une fille de 12 ans, née en France. (Laboratoire d'anthropologie des Hautes Études, M. Broca.)

Fig. 8. Diminution numérique des molaires sur un maxillaire supérieur de chat adulte.
La prémolaire qu'on voit en *a*, du côté droit, manque en *b* du côté gauche. (Collect. part. de M. Goubaux.)

Fig. 9. Anomalies de direction des incisives, chez un mouton adulte. Cette figure est placée ici par erreur. Elle devrait figurer parmi les anomalies de direction. (Société odontologique de Londres.)

Fig. 10. Autre type d'une dent surnuméraire de forme conoïde. (Collect. pers.)

Fig. 11. Groupe de trois dents surnuméraires occupant la place d'une canine inférieure droite, chez un homme adulte. (Musée de la Société odontologique de Londres, n° 509.)

Fig. 12. Type de dent surnuméraire humaine rappelant la forme des incisives. (Collect. pers.)

Fig. 13. Augmentation numérique des molaires chez le lapin. L'anomalie porte sur une première molaire située en *a*. (R. Owen.)

Fig. 14. Incisive surnuméraire développée en *a*, à la mâchoire supérieure d'un cheval adulte. Elle a refoulé en arrière l'incisive centrale normale.

Fig. 15. La même, vue par la face antérieure et montrant en *a* la direction oblique de la dent surnuméraire. (Musée d'Alfort, M. Goubaux.)

Fig. 16. Deux incisives latérales surnuméraires, temporaires, situées en *a*, *a*, à l'extrémité antérieure des os maxillaires, chez un sujet âgé de 3 ans, affecté de bec-de-lièvre avec saillie du tubercule incisif. Ce tubercule portait d'autre part quatre incisives normales. — L'enfant fut opéré par le professeur Verneuil et la dissection du tubercule permit de reconnaître l'existence de quatre incisives permanentes correspondant aux incisives temporaires. (Collect. pers.)

Fig. 17. Autres types de dents surnuméraires de forme monstrueuse. (Collect. pers.)

MAGITOT ANOMALIES DE NOMBRE. PL. IV.

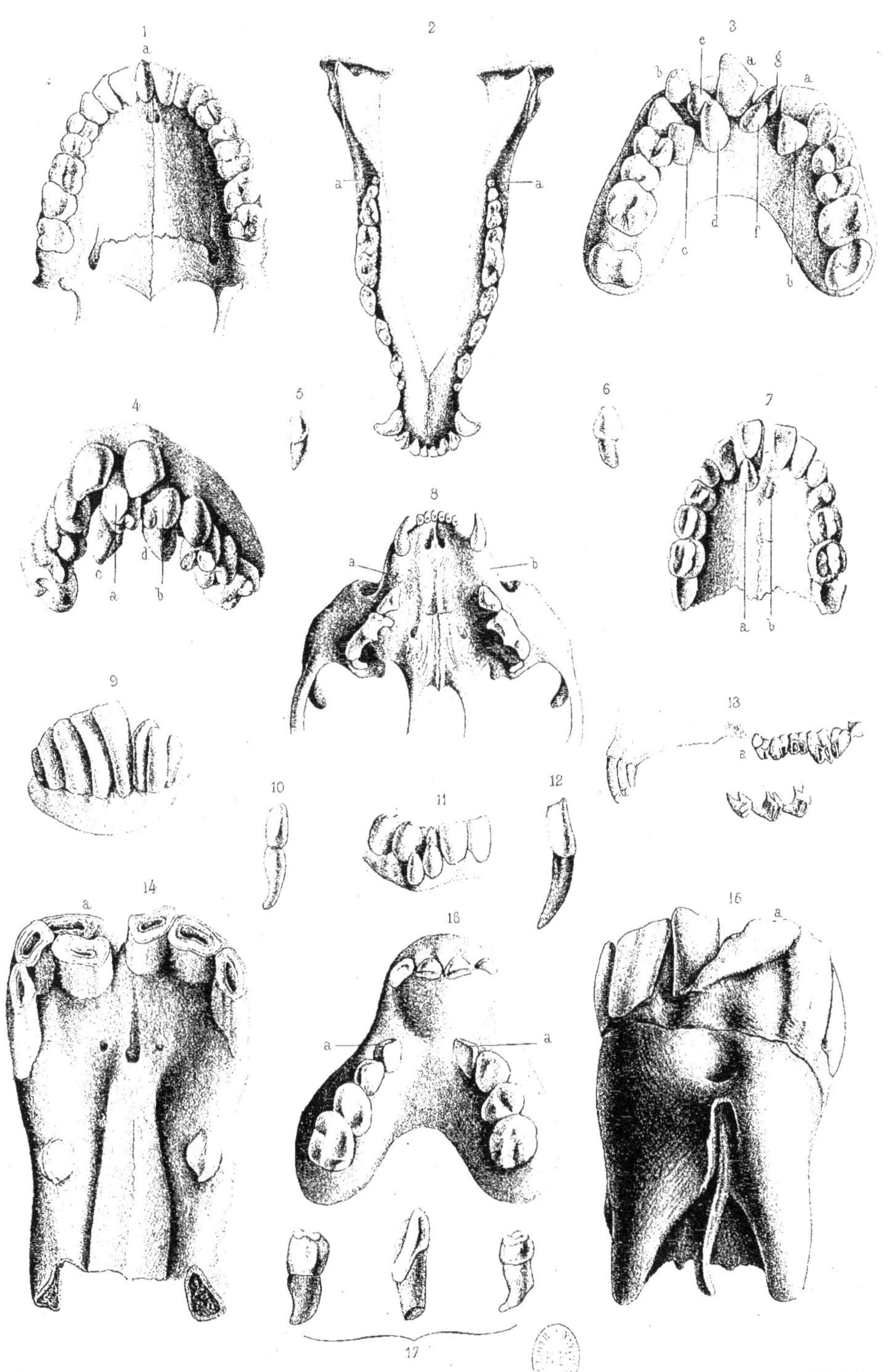

Imp. Lemercier et Cie. Nicolet del.

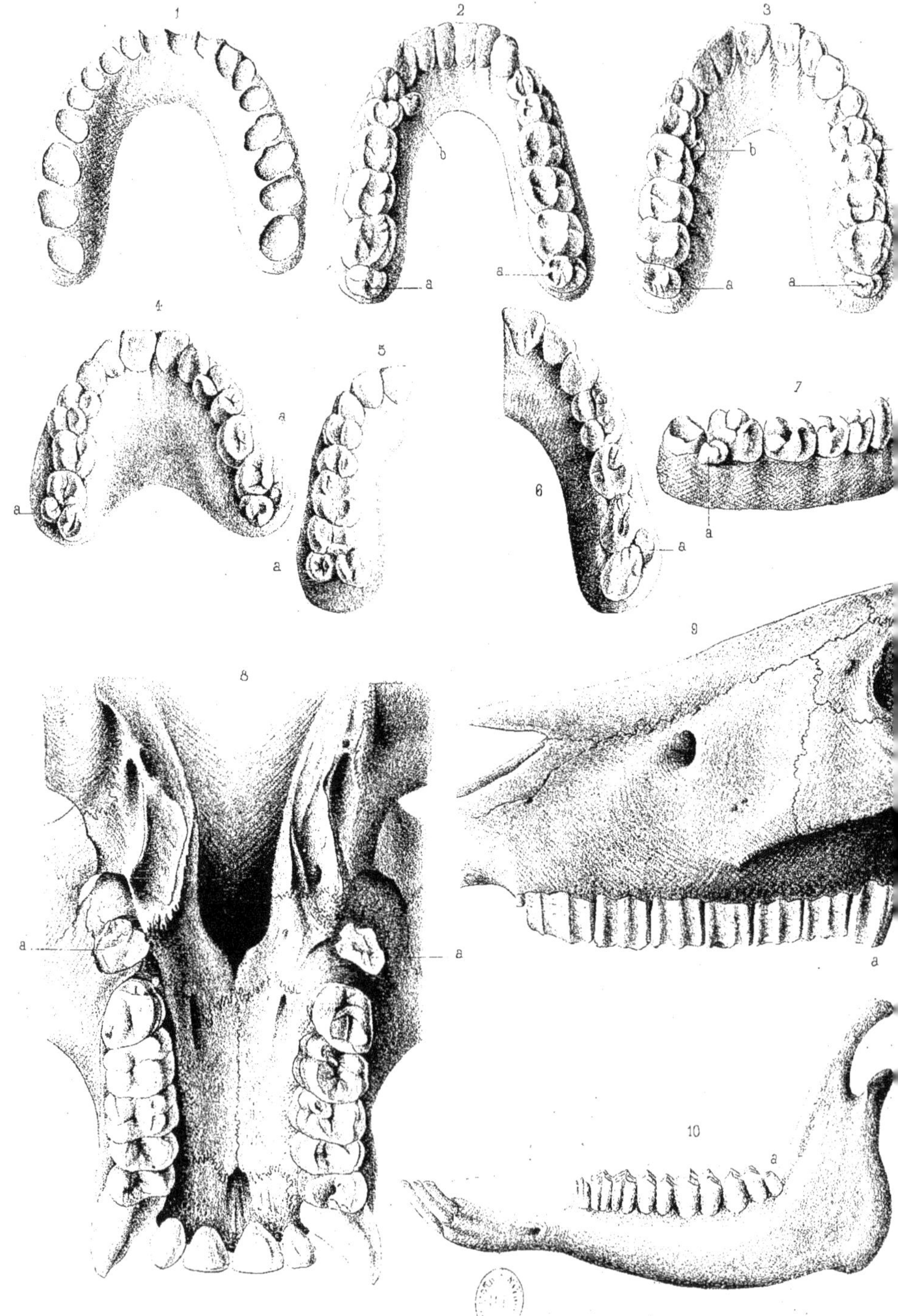

1 2 3 4 5 6 7 8 9 10

a b

Imp. Lemercier & Cie Paris Nico.

Planche V

ANOMALIES DE NOMBRE

Fig. 1. Maxillaire supérieur de Tartare Kalmouk, creusé de dix-huit alvéoles (deux molaires surnuméraires). Le maxillaire inférieur et les dents manquent. (Musée d'hist. naturelle de Paris, galerie d'anthropologie, sans numéro.)

Fig. 2 et 3. Mâchoires inférieure et supérieure d'un nègre, présentant sept dents surnuméraires (quatre molaires en *a, a, a, a*, plus trois prémolaires *b, b, b*.). (Musée d'anthropologie de Vienne (Autriche). Le professeur Langer.)

Fig. 4. Mâchoire supérieure adulte, présentant deux molaires surnuméraires, placées en *a, a* au dehors de l'arcade. (Collect. pers.).

Fig. 5, 6, 7. Molaires supérieures surnuméraires sur des sujets adultes. (Collect. pers.)

Fig. 8. Tête de vieux gorille, présentant à la mâchoire supérieure deux molaires surnuméraires *a, a*, placées aux extrémités de l'arcade et encore incluses dans le maxillaire. (Collect. du Dr Auzoux.)

Fig. 9. Cheval adulte présentant une molaire surnuméraire supérieure, *a*. (Musée de l'École vétérinaire d'Alfort. M. Goubaux.)

Fig. 10. Mâchoire inférieure d'un mouton adulte, présentant en *a* deux molaires surnuméraires (une de chaque côté). (Musée de l'École vétérinaire d'Alfort. M. Goubaux.)

Planche VI

ANOMALIES DE NOMBRE

Fig. 1. Incisive surnuméraire, développée en *a* sur la mâchoire inférieure d'une jument adulte. (Musée d'Alfort. M. Goubaux.)

Fig. 2. Dent surnuméraire conoïde développée en *a* sur la mâchoire inférieure d'un sujet adulte. Cette anomalie se complique d'une déviation dans la direction des incisives. (Collect. pers.)

Fig. 3. Incisive surnuméraire développée en *a* à la mâchoire inférieure d'une brebis mérinos âgée de 6 ans. (Musée d'Alfort. M. Goubaux.)

Fig. 4. Incisive surnuméraire développée en *a* en arrière de l'arcade sur la mâchoire supérieure d'un sujet adulte. (Collect. pers.)

Fig. 5. Incisive surnuméraire conoïde développée en *a*, au-devant de l'incisive latérale supérieure droite, chez un sujet adulte. (Collect. pers.)

Fig. 6. Dent surnuméraire conoïde développée en *a*, en arrière de l'arcade et presque sur la ligne médiane, chez un homme adulte. (Collect. pers.).

Fig. 7. Incisive latérale supérieure gauche surnuméraire située en *a*, derrière la canine correspondante, chez une femme adulte. La pièce présente, en outre, des anomalies de siége et direction. (Collect. pers.)

Fig. 8. Incisive latérale supérieure droite surnuméraire, située en *a*, à la place de la canine qui a été refoulée en arrière de l'arcade (homme adulte). (Collect. pers.)

Fig. 9. Mâchoire supérieure d'un cheval de 9 ans présentant en *a*, *b*, *c*, trois incisives surnuméraires. (Musée d'Alfort. M. Goubaux.)

Fig. 10. Mâchoire supérieure d'une vieille jument, présentant en *a* et *b*, deux incisives surnuméraires situées en arrière de l'arcade. (Musée d'Alfort. M. Goubaux.)

Fig. 11. Mâchoire supérieure d'une vieille jument, présentant en *a* une incisive surnuméraire, située transversalement en arrière de l'arcade. (Collect. du docteur Auzoux.)

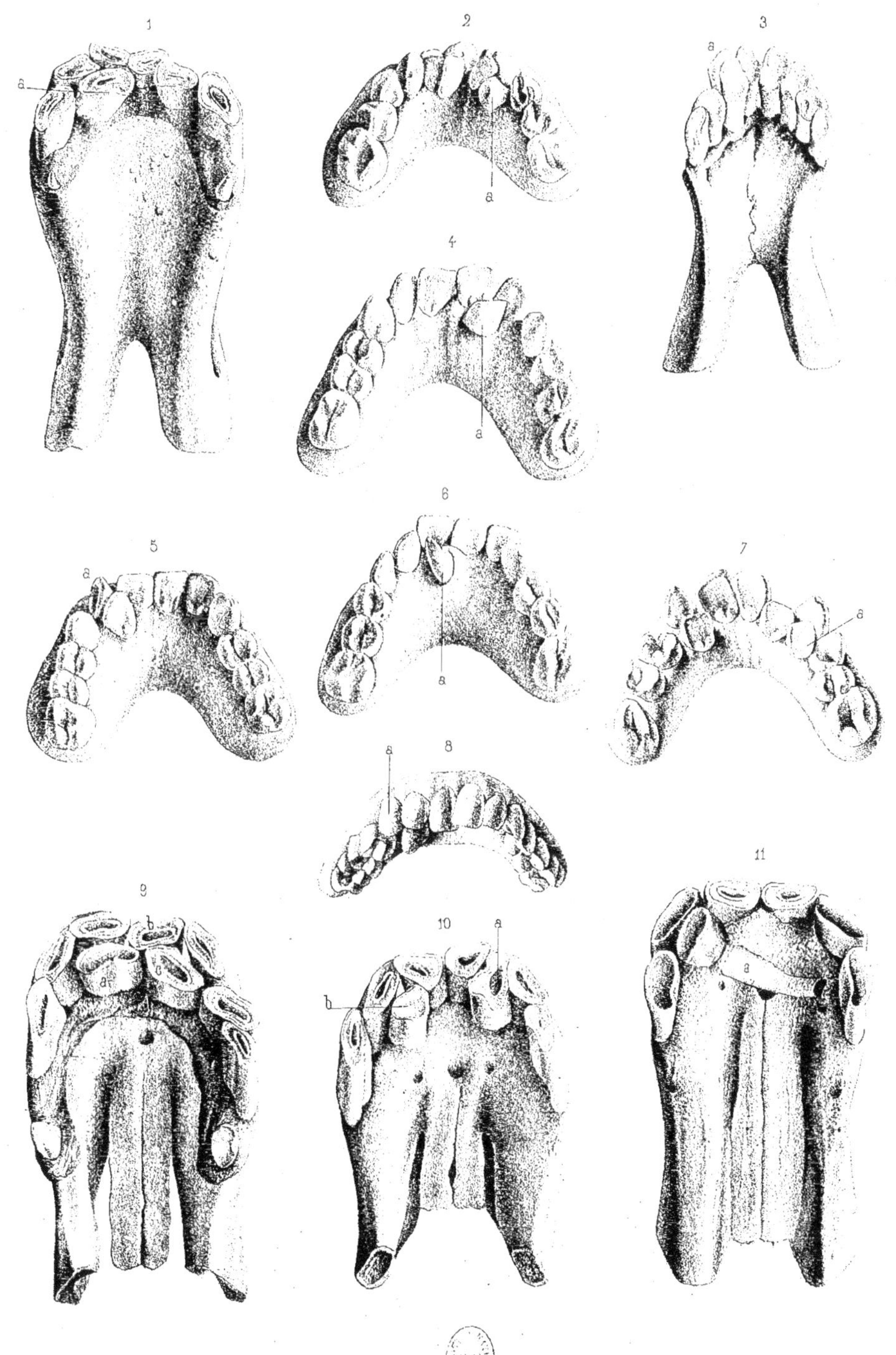

Miaslot del.

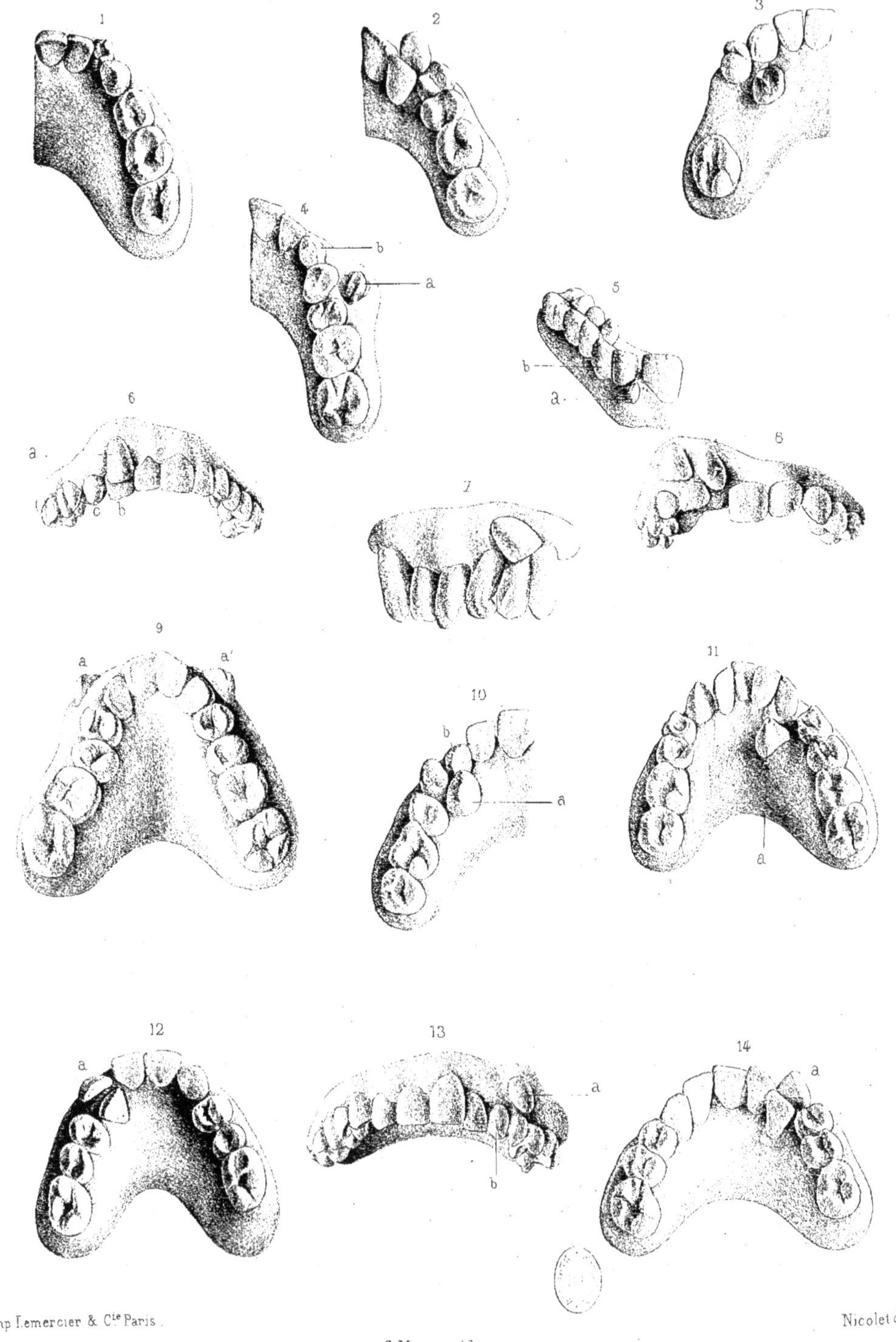

Imp Lemercier & Cie Paris.
Nicolet d
G. Masson éditeur

Planche VII

ANOMALIES DE SIÉGE

(HÉTÉROTOPIE)

Fig. 1. Hétérotopie par transposition d'une première prémolaire supérieure et de la canine gauches chez un enfant de 12 ans. (Collect. pers.)

Fig. 2. Hétérotopie d'une canine supérieure gauche en avant de l'arcade, chez un sujet adulte. (Collect. pers.)

Fig. 3. Hétérotopie de la seconde prémolaire gauche en arrière de l'arcade. (Sujet adulte. Collect. pers.)

Fig. 4. Hétérotopie de la canine supérieure gauche en dehors de l'arcade en *a*, sur un point correspondant à l'interstice des deux prémolaires. La canine temporaire *b* a conservé sa place et sa solidité. (Collect. pers.)

Fig. 5. Hétérotopie de la canine supérieure gauche, effectuant sa sortie en *a* entre l'incisive centrale et la latérale du même côté. La canine temporaire persiste en *b*. (Collect. pers.)

Fig. 6. Hétérotopie d'une incisive supérieure droite située en *a* au devant de l'arcade ; la canine permanente est en *b* ; la canine temporaire persiste en *c*. Sujet adulte. (Collect. pers.)

Fig. 7. Hétérotopie d'une incisive supérieure centrale en avant de l'arcade, chez un homme adulte. (Musée de la Société odontologique de Londres, n° 49.)

Fig. 8. Hétérotopie, par transposition, de la canine et de la première prémolaire supérieures droites situées en avant de l'arcade, chez un sujet adulte. (Musée de la Société odontologique de Londres.)

Fig. 9. Hétérotopie double des canines supérieures situées en *a*, *a*, en avant de l'arcade, chez un sujet adulte. (Collect. part. du docteur J. Moreau.)

Fig. 10. Hétérotopie d'une canine supérieure droite située en *a* en arrière de l'arcade, chez un sujet adulte. La canine temporaire persiste en *b*. (Collect. pers.)

Fig. 11. Hétérotopie d'une canine supérieure gauche située en *a*, en arrière de l'arcade, chez un sujet adulte. La canine temporaire manque. (Collect. pers.)

Fig. 12. Hétérotopie d'une canine supérieure droite située en *a*, au devant de l'arcade et ayant refoulé l'incisive latérale correspondante. (Collect. pers.)

Fig. 13. Hétérotopie d'une canine supérieure gauche située en *a*, au devant de l'arcade, dans le voisinage de la première prémolaire. La canine temporaire persiste en *b*. Sujet adulte. (Collect. pers.)

Fig. 14. Hétérotopie d'une canine supérieure gauche située en *a*, au devant de l'arcade, et ayant refoulé l'incisive latérale correspondante. Sujet adulte. (Collect. pers.)

PLANCHE VIII

ANOMALIES DE SIÉGE

(HÉTÉROTOPIE)

FIG. 1. Hétérotopie d'une canine supérieure droite en dedans de l'arcade. La dent temporaire est restée en place et l'incisive latérale correspondante offre, en outre, une anomalie de forme (dent conoïde). Sujet adulte. (Collect. pers.)

FIG. 2. Hétérotopie d'une canine supérieure droite en arrière de l'arcade. La dent incisive latérale occupe sa place, ce qui semble indiquer un commencement de transposition. (Collect. pers.)

FIG. 3. Hétérotopie d'une canine supérieure gauche ayant apparu sur la voûte palatine, au voisinage de l'insertion du voile. (Collect. pers.)

FIG. 4. Hétérotopie de deux incisives latérales temporaires consécutive à une projection en avant du tubercule incisif dans un cas de bec-de-lièvre double. Le sujet était âgé de 5 ans. (Musée de la Société odontologique de Londres.)

FIG. 5. Hétérotopie d'une dent de sagesse inférieure droite à la base de la branche montante où elle a été le point de départ d'un kyste occupant toute cette branche montante. (Collect. de M. le docteur Fuzier.)

FIG. 6. Hétérotopie en dedans de l'arcade des deux canines supérieures, chez un sujet adulte. (Collect. de M. le docteur J. Moreau.)

FIG. 7. Hétérotopie multiple des incisives et canines permanentes, chez un sujet adulte. (Musée de la Société d'odontologie de Londres.)

FIG. 8 et 9. Hétérotopie de molaires en dehors de l'arcade. (Collect. pers.)

FIG. 10. Hétérotopie par rétention d'une molaire dans le corps du maxillaire inférieur, chez un sujet adulte. La dent a développé un kyste folliculaire et une nécrose consécutive. (M. Forget.)

FIG. 11. Hétérotopie de deux dents de sagesse dans l'échancrure sygmoïde du maxillaire inférieur, chez un sujet âgé. (Musée de la Société odontologique de Londres. M. Saunders.)

FIG. 12. Inclusion d'une couronne d'une dernière molaire inferieure dans la cavité de la pulpe de la molaire précédente. (J. Tomes.)

FIG. 13. Rétention d'une dent de sagesse inférieure droite à la base de la branche montante, où elle a été le point de départ d'un kyste folliculaire. (M. Forget.)

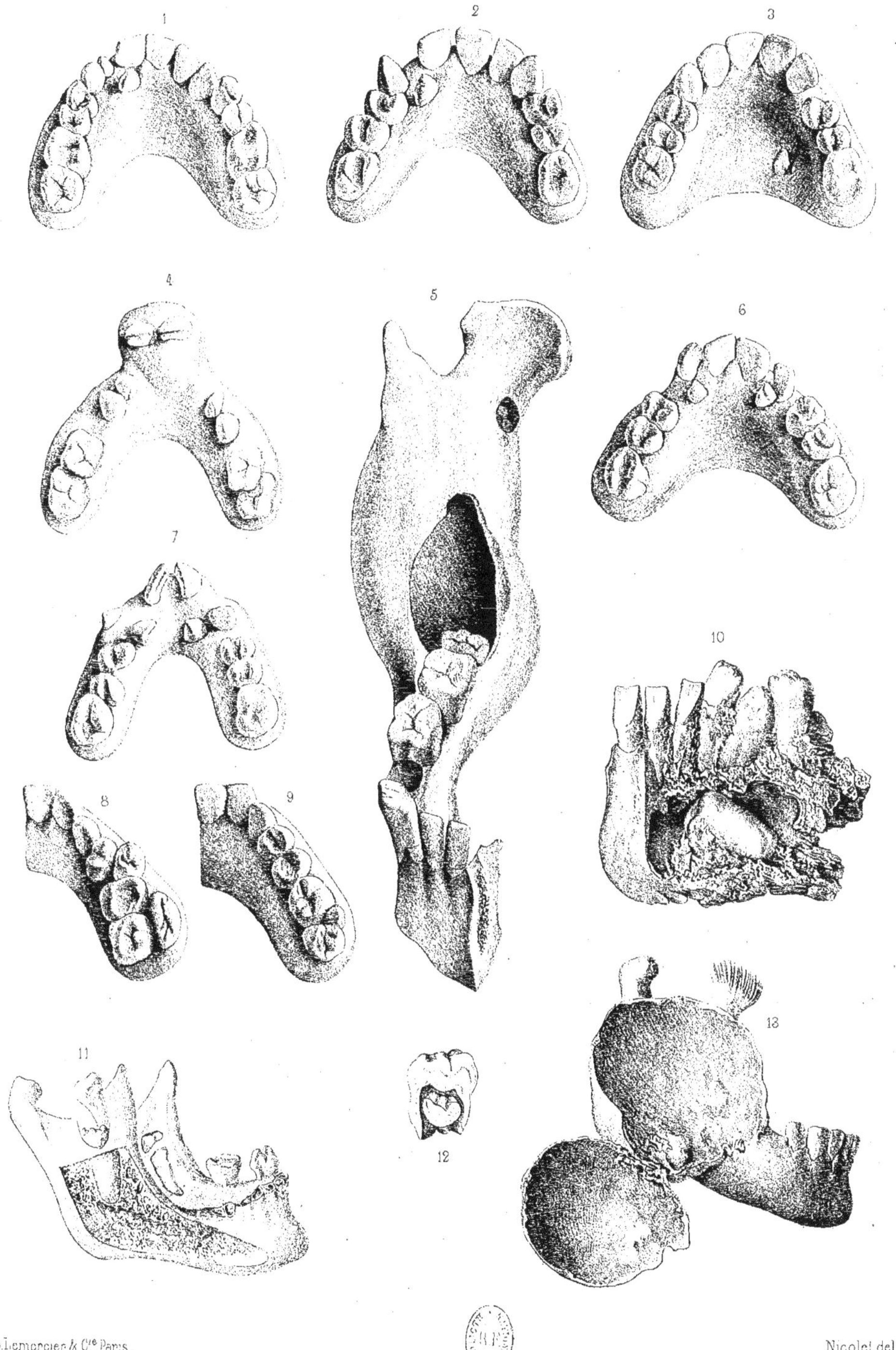

Imp. Lemercier & Cie, Paris. Nicolet del.

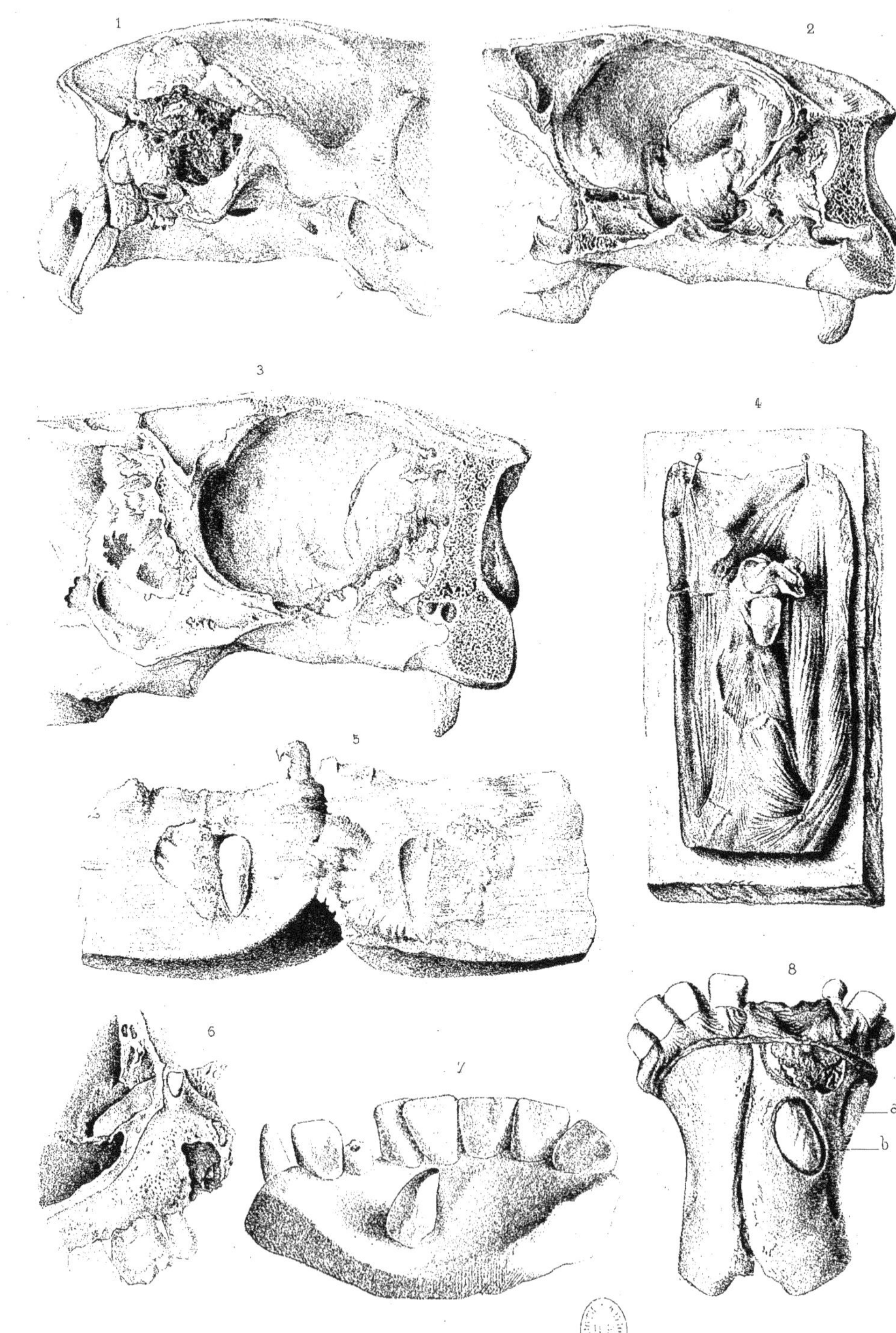

Imp. Lemercier & Cie, Paris Nic

Planche IX

ANOMALIES DE SIÉGE

(HÉTÉROTOPIE)

Fig. 1. Hétérotopie d'un groupe dentaire rappelant les molaires et situé à la base de la partie pétrée du temporal, chez un cheval adulte. (Musée de l'École vétérinaire d'Alfort. M. Goubaux.)

Fig. 2. La même pièce, vue par la face interne dans la cavité crânienne.

Fig. 3. Hétérotopie d'une molaire dans la cavité crânienne d'un cheval adulte tué à Alfort en 1849. Dans ces deux pièces, le système dentaire était normal comme nombre. Les dents étaient donc surnuméraires. (Musée de l'École vétérinaire d'Alfort. M. Goubaux.)

Fig. 4. Hétérotopie par genèse directe d'une dent ayant l'apparence d'une incisive et implantée sur la paroi vésicale d'une femme morte d'une affection étrangère à ce phénomène. (Musée de l'École de médecine de Rouen. M. Georges Pouchet.)

Fig. 5. Rétention d'une prémolaire inférieure ayant occasionné une altération organique de l'os maxillaire. (M. le docteur Notta, de Lisieux.)

Fig. 6. Hétérotopie d'une canine placée transversalement au-dessus du bord alvéolaire supérieur. (Professeur Langer de Vienne. Atlas de Wedl., taf. 1, fig. 2.)

Fig. 7. Hétérotopie d'une incisive inférieure de bœuf en arrière de l'arcade. La dent temporaire persiste à sa place ordinaire. (Musée de la Société odontologique de Londres. n° 435.)

Fig. 8. Inclusion dans le maxillaire inférieur d'un bœuf adulte de deux incisives de seconde dentition, *a* et *b*. Les temporaires sont restées en place. (Musée de l'École vétérinaire d'Alfort. M. Goubaux.)

Planche X

ANOMALIES DE SIÉGE

(HÉTÉROTOPIE)

Fig. 1 et 2. Faces externe et interne d'un maxillaire inférieur au centre duquel s'est développée une tumeur résultant de l'inclusion d'une prémolaire. Ce phénomène d'hétérotopie est représenté par la coupe du maxillaire dans la planche IX, fig. 5. (M. le docteur Notta, de Lisieux.)

Fig. 3. Hétérotopie d'une dent de sagesse inférieure apparue sur la peau de la région cervicale au voisinage de l'angle de la mâchoire. (Musée de la Société odontologique de Londres. M. Cartwright.)

Fig. 4. Le fragment de peau représentant le mode d'insertion de la molaire dans la figure précédente.

Fig. 5. Hétérotopie d'une molaire ayant apparu sur la ligne médiane de la voûte palatine vers le point de jonction avec le voile. (Musée de la Société odontologique de Londres.)

Fig. 6. Hétérotopie d'une canine située sur le plancher des fosses nasales et dirigée horizontalement d'avant en arrière. (M. Forget.)

Fig. 7. Hétérotopie d'une canine supérieure gauche chez le cheval et devenue le point de départ du développement d'un kyste. (M. Forget.)

Fig. 8. Transposition d'une incisive et d'une canine supérieures gauches, chez un sujet adulte. (Musée de la Société odontologique de Londres.)

Fig. 9. Hétérotopie d'une incisive latérale supérieure droite incluse dans la paroi antérieure de l'os au-dessus du plancher des fosses nasales. (J. Tomes.)

MAGITOT. ANOMALIES DE SIÈGE _ HÉTÉROTOPIE. PL. X.

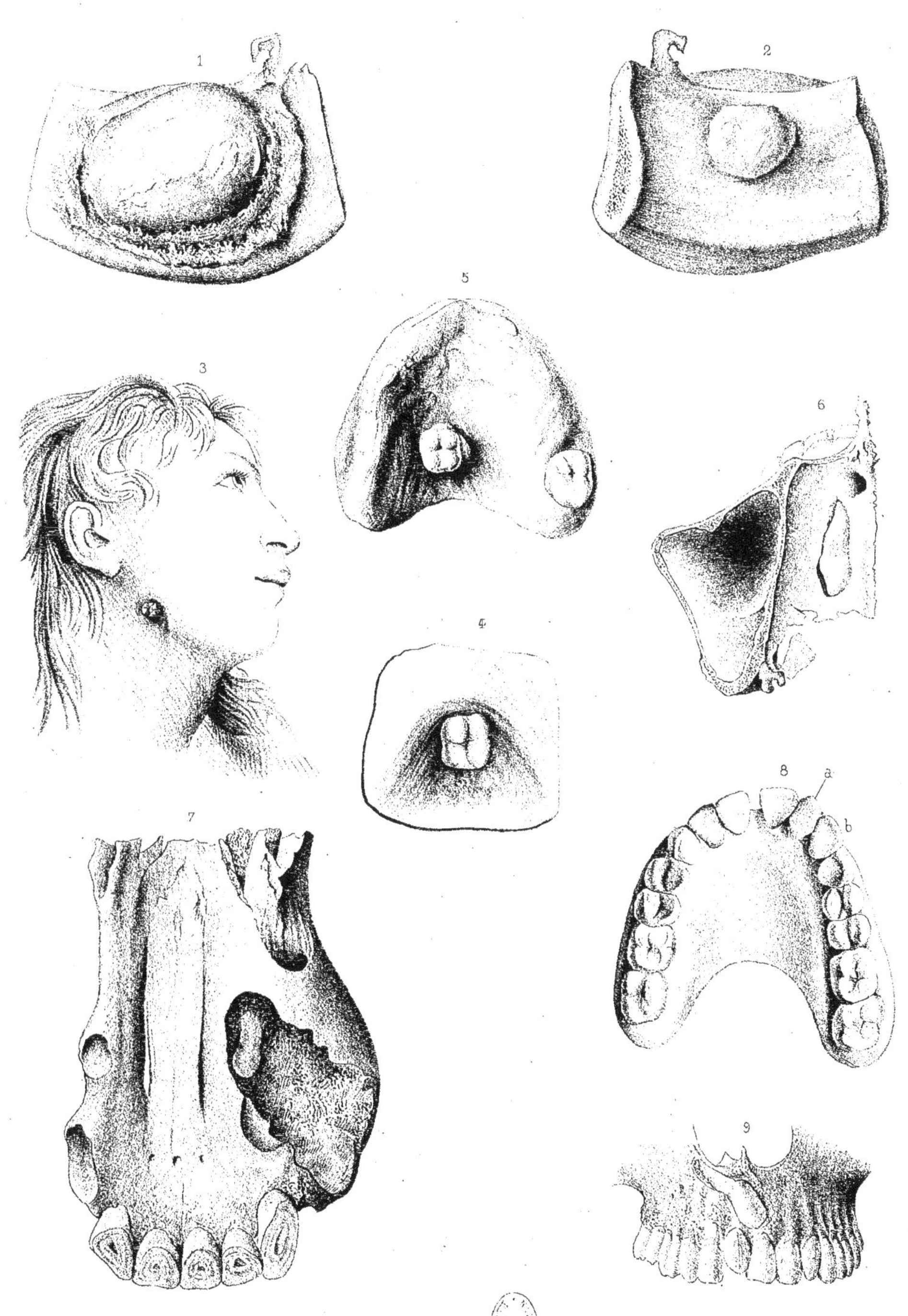

Imp. Lemercier & Cie, Paris Nicolet del.

MAGITOT

ANOMALIES DE DIRECTION

PL. XI.

1

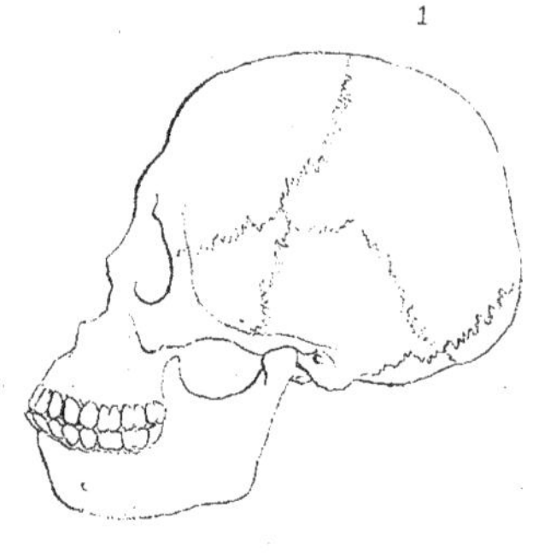

2

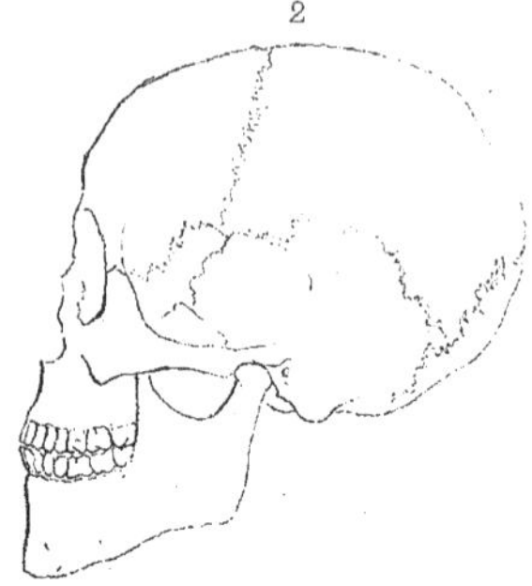

3

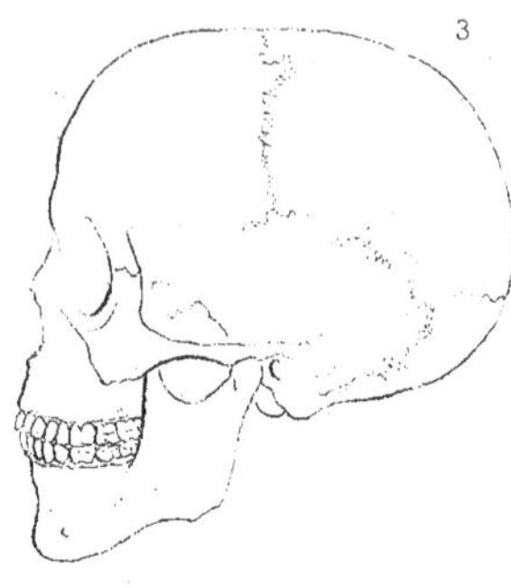

4

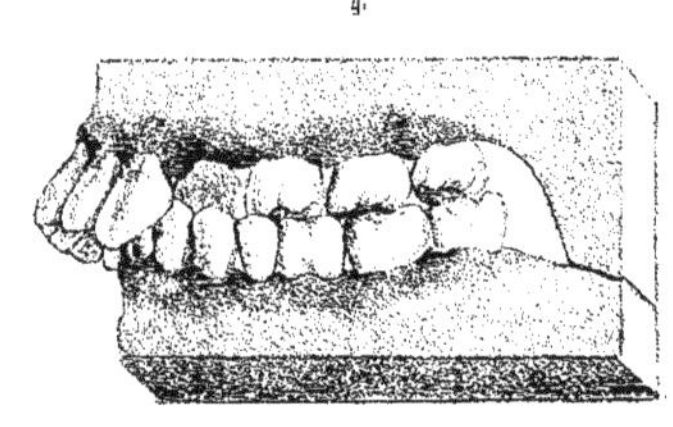

6

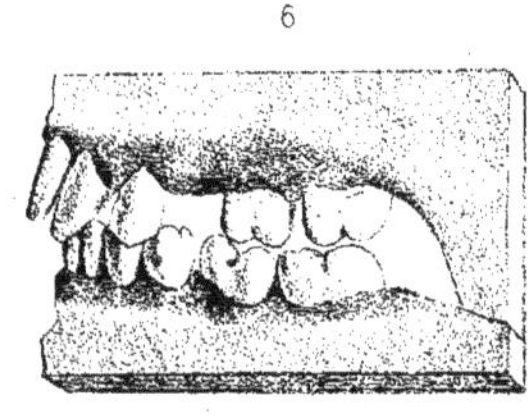

5

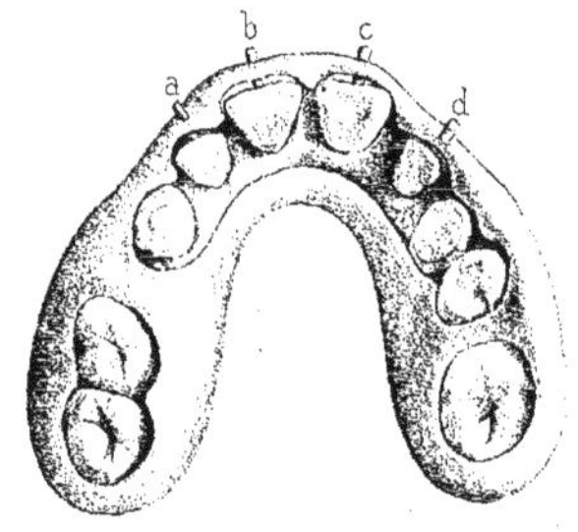

7

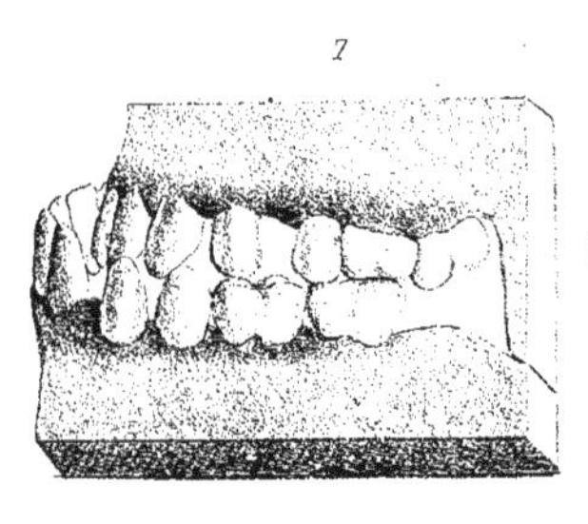

8

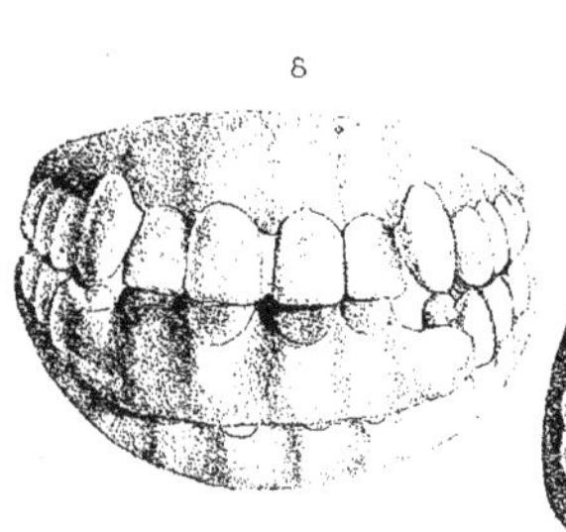

9

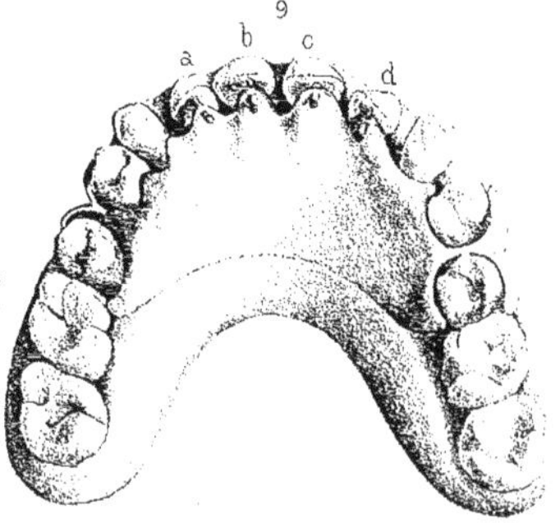

11

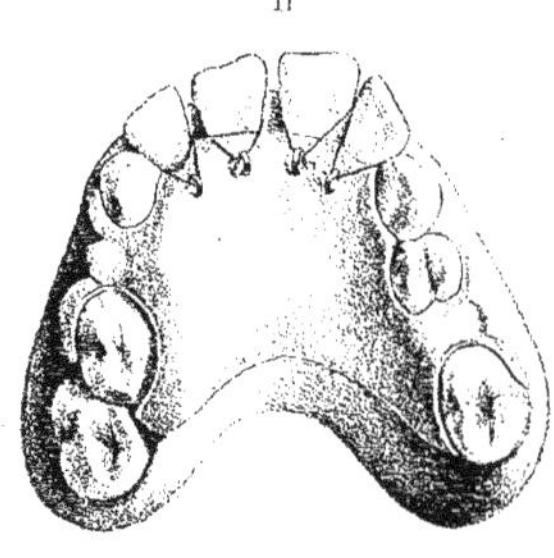

10

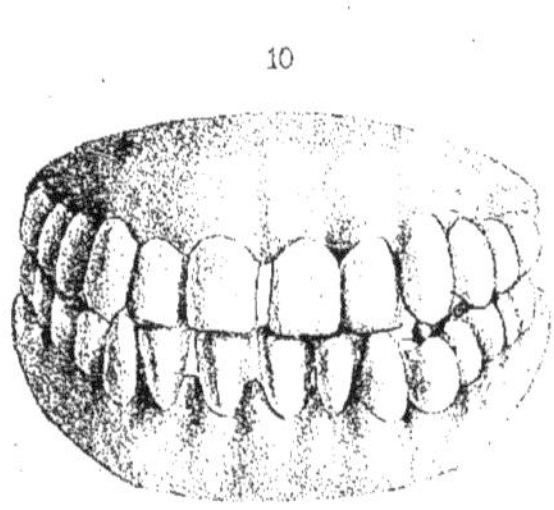

12

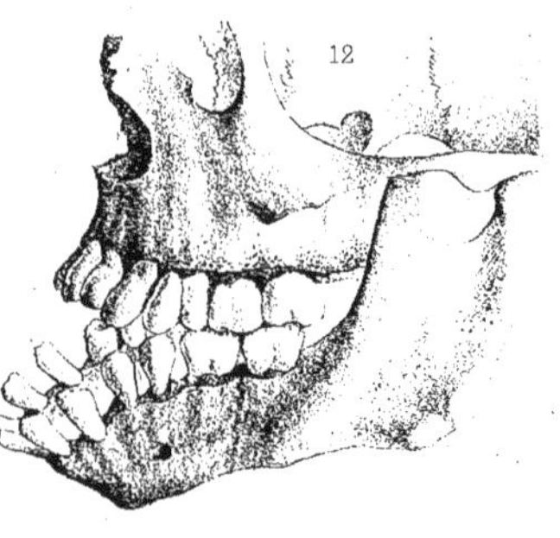

Imp. Lemercier & Cie Paris.

Nicolet del.

Planche XI

ANOMALIES DE DIRECTION

Fig. 1. Crâne de Namaquois représentant le degré extrême de prognathisme connu dans les races humaines. (Galerie anthropologique du Muséum, n° 157, B. III. Collect. Delalande.)

Fig. 2. Crâne de nègre montrant un degré de prognathisme inférieur au précédent. (Laboratoire d'anthropologie des Hautes Études. M. Broca.)

Fig. 3. Crâne de Roumain montrant le degré le plus parfait d'orthognathisme dans la race humaine. (Laboratoire d'anthropologie des Hautes Études. M. Broca.)

Fig. 4. Moulage des deux mâchoires d'un sujet de 12 ans, montrant l'*antéversion* des incisives supérieures sur les inférieures. (Collect. pers.)

Fig. 5. L'appareil appliqué pour remédier à la difformité précédente. L'appareil de caoutchouc vulcanisé à double bandeau est pourvu de chevilles de bois *a*, *b*, *c*, *d*, exerçant leur pression constante d'avant en arrière, sur les quatre incisives simultanément. (Collect. pers.)

Fig. 6. Le double moulage des deux mâchoires de la figure 4 pris deux ans plus tard et après réduction complète de la difformité. (Collect. pers.)

Fig. 7. Moulage des deux mâchoires d'un sujet âgé de 12 ans, et présentant une *rétroversion* complète des incisives supérieures. (Collect. pers.)

Fig. 8. La difformité précédente traitée par l'appareil dit *plan incliné*. Cet appareil est représenté en place et fonctionnant; les quatre incisives supérieures viennent tomber sur les plaques obliques de l'appareil qui doivent les obliger à se porter en avant. (Collect. pers.)

Fig. 9. Appareil de réduction appliqué à la même difformité et composé d'une armature fixe en caoutchouc vulcanisé et armée de chevilles de bois *a*, *b*, *c*, *d*, exerçant leur action constante d'arrière en avant sur les incisives déviées. (Collect. pers.)

Fig. 10. Résultat, au bout de deux ans, du traitement entrepris contre la difformité représentée fig. 7. La guérison a été réalisée par l'appareil à pression postérieure, fig. 9. (Collect. pers.)

Fig. 11. Autre cas d'antéversion des incisives supérieures, traité par un appareil à traction postérieure et représenté en place avec les anses de fil destinées à opérer la réduction. (Collect. pers.)

Fig. 12. Renversement en avant de la région antéro-inférieure, chez un sujet âgé de 22 ans. — La déviation est due, dans ce cas, à la rétraction de la cicatrice d'une brûlure profonde du cou qui a entraîné en avant la portion antérieure du maxillaire. (J. Tomes.)

Planche XII

ANOMALIES DE DIRECTION

Fig. 1. Rétroversion des incisives latérales supérieures en *a* et *b*, chez un sujet de 14 ans. (Moulage.)

Fig. 2. Appareil mixte (caoutchouc et or), destiné à réduire la déviation au moyen de deux chevilles de bois, agissant par une pression constante d'arrière en avant.

Fig. 3. Moulage, six mois après, de la mâchoire représentée fig. 1. Les deux dents déviées, *a* et *b*, ont repris leur situation normale. (Collect. pers.)

Fig. 4. Exemple d'antéversion des incisives centrales supérieures, chez un sujet âgé de 11 ans. Les incisives latérales n'ont pas encore paru. On voit en place l'appareil de réduction composé de deux bandeaux concentriques et pourvu, en avant, au regard des deux dents déviées, de chevilles de bois, destinées à opérer la pression d'avant en arrière.

Fig. 5. Le moulage de la même mâchoire pris trois mois plus tard, après la guérison. Le degré de la réduction réalisée est mesuré par la distance qui sépare à ce moment les dents déviées du bandeau antérieur de l'appareil. (Collect. pers.)

Fig. 6. Exemple de rétroversion isolée des incisives centrales supérieures, chez un sujet de 12 ans. (Langsdorff.)

Fig. 7. Exemple de rétroversion isolée des deux incisives latérales supérieures chez un sujet âgé de 13 ans. (Langsdorff.)

Fig. 8. Exemple d'antéversion isolée d'une incisive latérale supérieure droite, chez un sujet âgé de 25 ans. — On voit en place l'appareil de réduction métallique (en or) composé d'un double anneau fixé à la canine et à la première prémolaire correspondantes et armé d'un ressort compresseur destiné à opérer la rentrée de la dent déviée. (Collect. pers.)

Fig. 9. Le moulage de la même mâchoire, pris un mois plus tard, c'est-à-dire après guérison complète.

Fig. 10. Exemple de rétroversion de la moitié droite de l'arcade dentaire supérieure sur la moitié supérieure correspondante. Dessin d'après nature. (Coll. pers.)

Fig. 11. Rétrovresion isolée d'une incisive centrale droite supérieure, chez un sujet âgé de 9 ans. (Collect. pers.)

Fig. 12. Plan incliné, appliqué sur la région antéro-inférieure dans le but de réduire la déviation précédente.

Fig. 13. La mâchoire représentée dans la figure 11, et moulée de nouveau un mois après la réduction complète.

Fig. 14. Exemple de rétroversion des deux incisives centrales traitées par un appareil à capuchon portant deux chevilles de bois agissant dans le sens postéro-antérieur. (J. Tomes.)

Fig. 15. Projection en avant de la canine supérieure gauche, chez un sujet de 12 ans. — La deuxième prémolaire manquant de ce côté, un appareil à traction sur la première prémolaire a été appliqué. Il est composé d'un double anneau d'or fixé aux deux molaires et portant en avant un crochet auquel est fixée une boucle en fil de soie. (Collect. pers.)

Fig. 16. La même mâchoire deux mois plus tard. — La traction exercée a rapproché la première prémolaire de la première molaire et a permis à la canine de descendre et de se placer normalement.

Fig. 17. Exemple de canine supérieure droite placée horizontalement dans l'épaisseur du maxillaire et en arrière de l'arcade. (J. Tomes.)

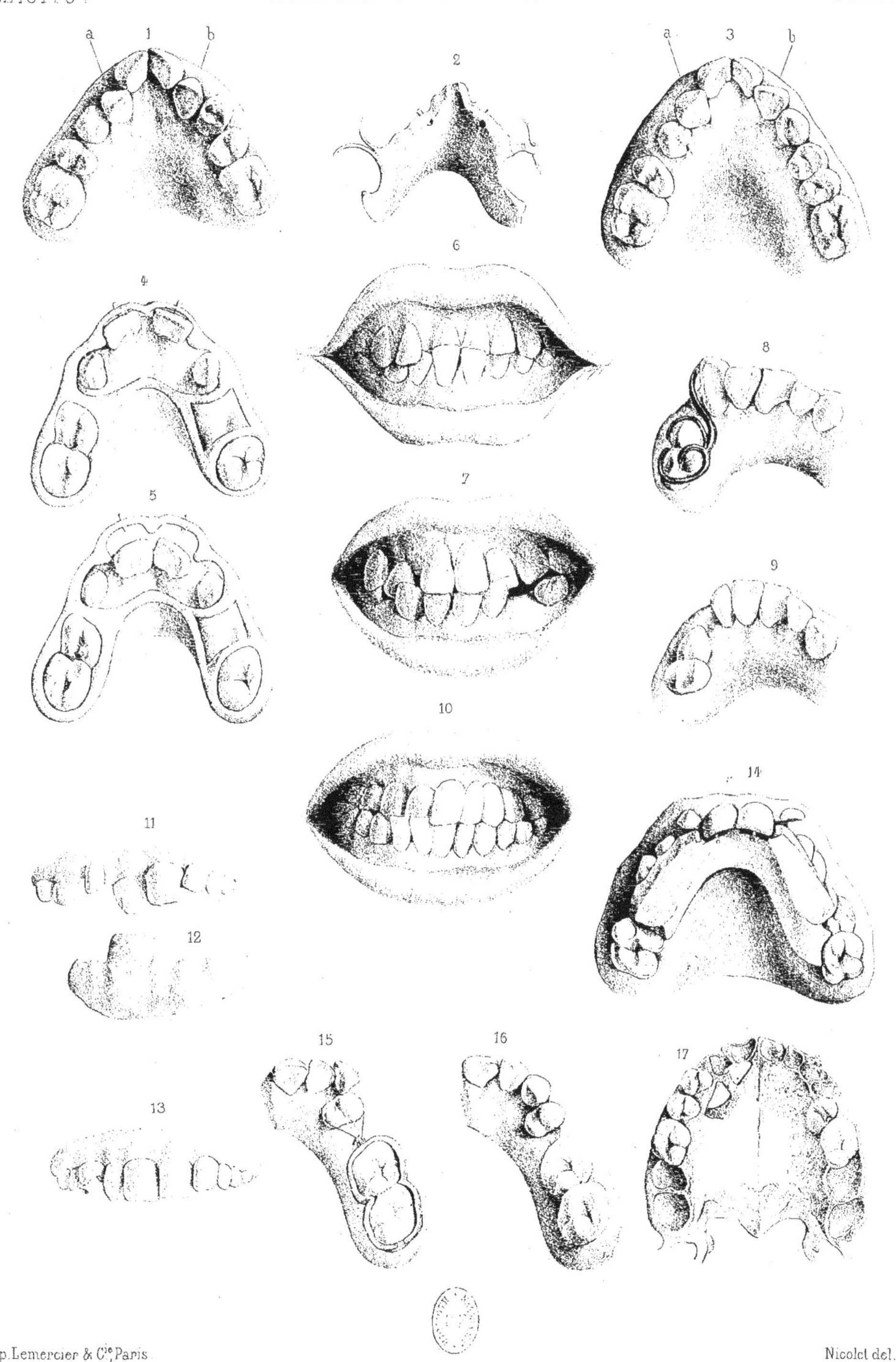

Imp. Lemercier & Cie, Paris.

Nicolet del.

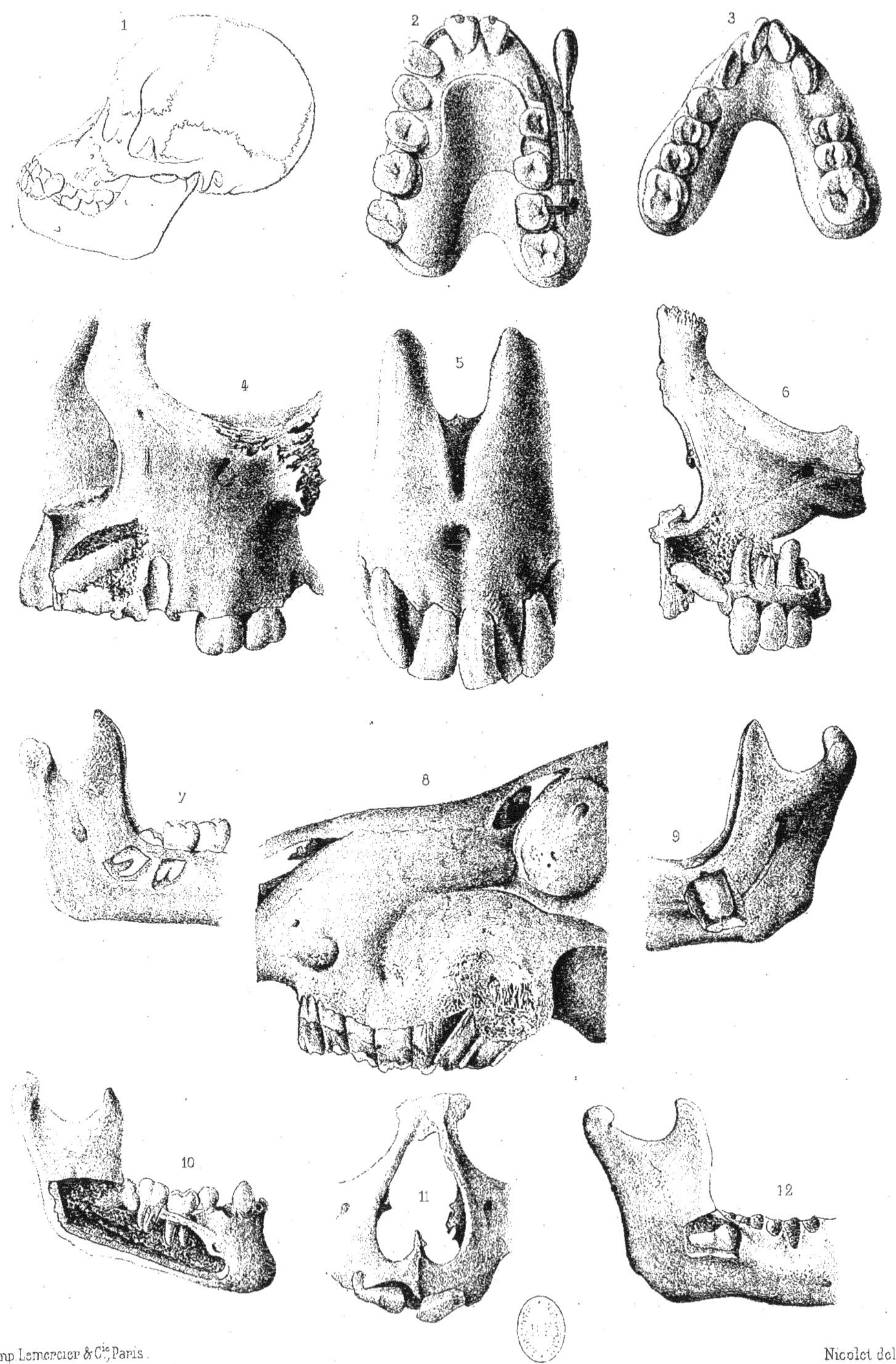

Imp. Lemercier & Cie, Paris. Nicolet del.

Planche XIII

ANOMALIES DE DIRECTION

Fig. 1. Exemple de rétroversion des dents antéro-supérieures sur les inférieures, chez un chimpanzé adulte. (Barkow, de Breslau. Atlas, 1862, tab. LIII, fig. 1.)

Fig. 2. Exemple de projection en avant des incisives centrales chez un sujet jeune. On voit appliqué un appareil de réduction consistant dans une lame palatine fixe et en un ressort compressif antérieur. Celui-ci est mu par une manivelle latérale rapprochant les deux parties de l'appareil et opérant la réduction. (Langsdorff.)

Fig. 3. Exemple de rétroversion des incisives supérieures, compliquée d'atrésie du maxillaire; non traité. (Collect. pers.)

Fig. 4. Exemple d'obliquité extrême d'une incisive supérieure restée incluse dans l'épaisseur du maxillaire. (M. Forget.)

Fig. 5. Rétroversion de deux incisives inférieures, chez un cheval adulte. (Musée de l'École vétérinaire d'Alfort. M. Goubaux.)

Fig. 6. Exemple de renversement horizontal d'une incisive latérale supérieure restée incluse dans le maxillaire. (M. Forget.)

Fig. 7. Exemple d'obliquité postéro-antérieure de la dent de sagesse inférieure gauche. (J. Tomes.)

Fig. 8. Exemple d'obliquité de la sixième molaire supérieure gauche, chez un mouton adulte. (Musée de l'École d'Alfort. M. Goubaux.)

Fig. 9. Renversement complet d'une dent de sagesse inférieure droite. La racine était dirigée en haut du côté de la cavité buccale. (J. Tomes.)

Fig. 10. Exemple d'obliquité de la dent de sagesse inférieure droite. (J. Tomes.)

Fig. 11. Exemple d'horizontalité de deux canines supérieures consécutives à la perte des incisives et à la résorption du bord alvéolaire. (J. Tomes.)

Fig. 12. Exemple d'horizontalité complète de la dent de sagesse inférieure droite. (J. Tomes.)

Planche XIV

ANOMALIES DE DIRECTION

Fig. 1. Moulage de la moitié droite de la mâchoire inférieure d'un sujet âgé de 20 ans. La dent de sagesse a une direction absolument horizontale. La molaire précédente a dû être extraite pour conjurer les accidents graves causés par cette anomalie. Le côté opposé est normal. (Collect. pers.)

Fig. 2. Moulage de la moitié droite d'une mâchoire inférieure, chez un sujet âgé de 22 ans. — La dent de sagesse est horizontale. (Collect. pers.)

Fig. 3. Moulage de la moitié gauche d'une mâchoire supérieure, chez un sujet adulte. La dent de sagesse a une direction transversale de dedans en dehors. (Collect. pers.)

Fig. 4. Exemple de renversement complet de la dent de sagesse inférieure droite ayant causé un kyste occupant la branche horizontale et l'apophyse coronoïde. (M. Forget.)

Fig. 5. Exemple de rotation sur l'axe de l'incisive centrale supérieure droite. — La dent a subi une déviation d'un quart de cercle. On voit sur la figure un appareil destiné à produire un intervalle suffisant au redressement. Il est composé d'un bandeau fixe et d'un système de ressorts. La réduction, tentée au moyen d'un appareil du genre de celui représenté fig. 15, paraît avoir été cependant irréalisable en raison de l'absence de place pouvant fournir le développement nécessaire à la rotation lente. (Tomes.)

Fig. 6. État de la dentition supérieure, chez une petite fille de 12 ans. L'incisive centrale gauche a subi une rotation sur son axe dans une étendue d'un quart de cercle. L'incisive latérale qui lui est contiguë présente une carie du deuxième degré à son bord interne, carie qui s'est communiquée au point correspondant de l'incisive centrale. Cette dernière toutefois est à son début. L'incisive latérale du côté opposé est en rétroversion sur l'arcade. (Collect. pers.)

Fig. 7. La même mâchoire, après l'extraction des deux incisives latérales.

Fig. 8. La mâchoire précédente, après la luxation brusque de l'incisive centrale déviée.

Fig. 9. La même mâchoire, dix-huit mois après. — L'incisive luxée et rétablie à sa place normale a continué de croître, et elle n'a éprouvé aucune altération dans la couleur. Les dents normales ont opéré un rapprochement réciproque, qui ne permet pas d'admettre que le placement complet des incisives fût possible.

Fig. 10. Anomalie par rotation sur l'axe d'une incisive centrale supérieure gauche, non traitée. (Collect. pers.)

Fig. 11. Rotation sur l'axe d'une incisive latérale supérieure gauche avec une tentative de réduction par un appareil à ressort arrêté par des crans fixés à une plaque palatine. (Langsdorff.)

Fig. 12. Rotation sur l'axe d'une incisive centrale supérieure gauche non traitée. (Collect. pers.)

Fig. 13. Exemple de rotation sur l'axe avec imbrication en dehors des incisives latérales supérieures, chez un sujet âgé de 15 ans. (Collect. pers.)

Fig. 14. Anomalies multiples dans la direction des incisives supérieures, chez un sujet adulte. (Musée de la Société odontologique de Londres, n° 5.)

Fig. 15. Rotation d'un quart de cercle d'une incisive centrale supérieure gauche, chez une petite fille de 12 ans. Un appareil à double bandeau est appliqué en vue de la réduction. Cet appareil est représenté exerçant son action au moyen d'un coin de bois *a*, pressant sur le bord postérieur et externe de la dent, tandis que le bord antérieur est arrêté par un angle du bandeau externe métallique. La guérison a été effectuée complétement par cet appareil, mais elle n'a pu être maintenue. (Collect. pers.)

MAGITOT ANOMALIES DE DIRECTION PL. XIV

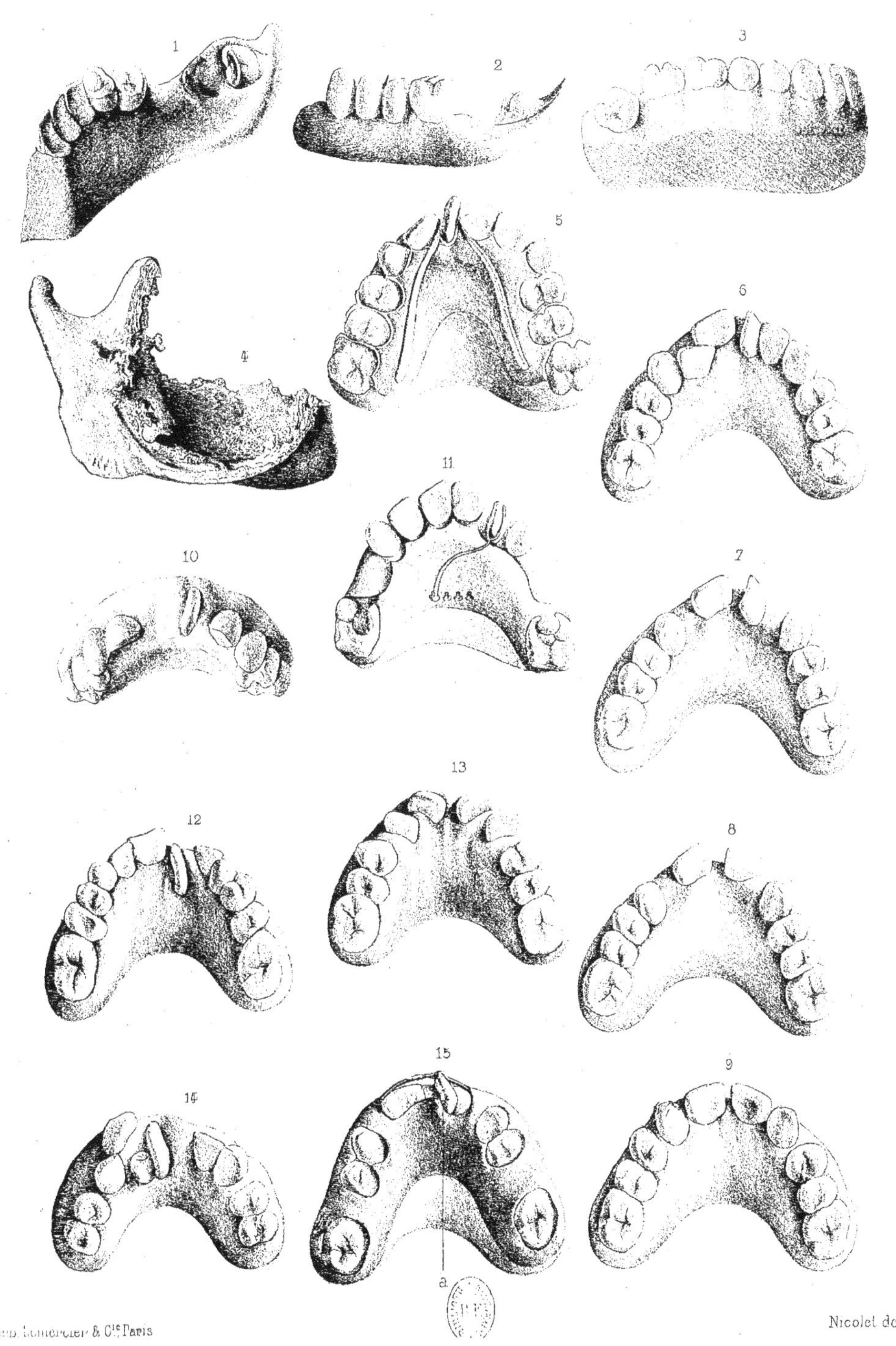

Imp. Lemercier & Cie Paris Nicolet del

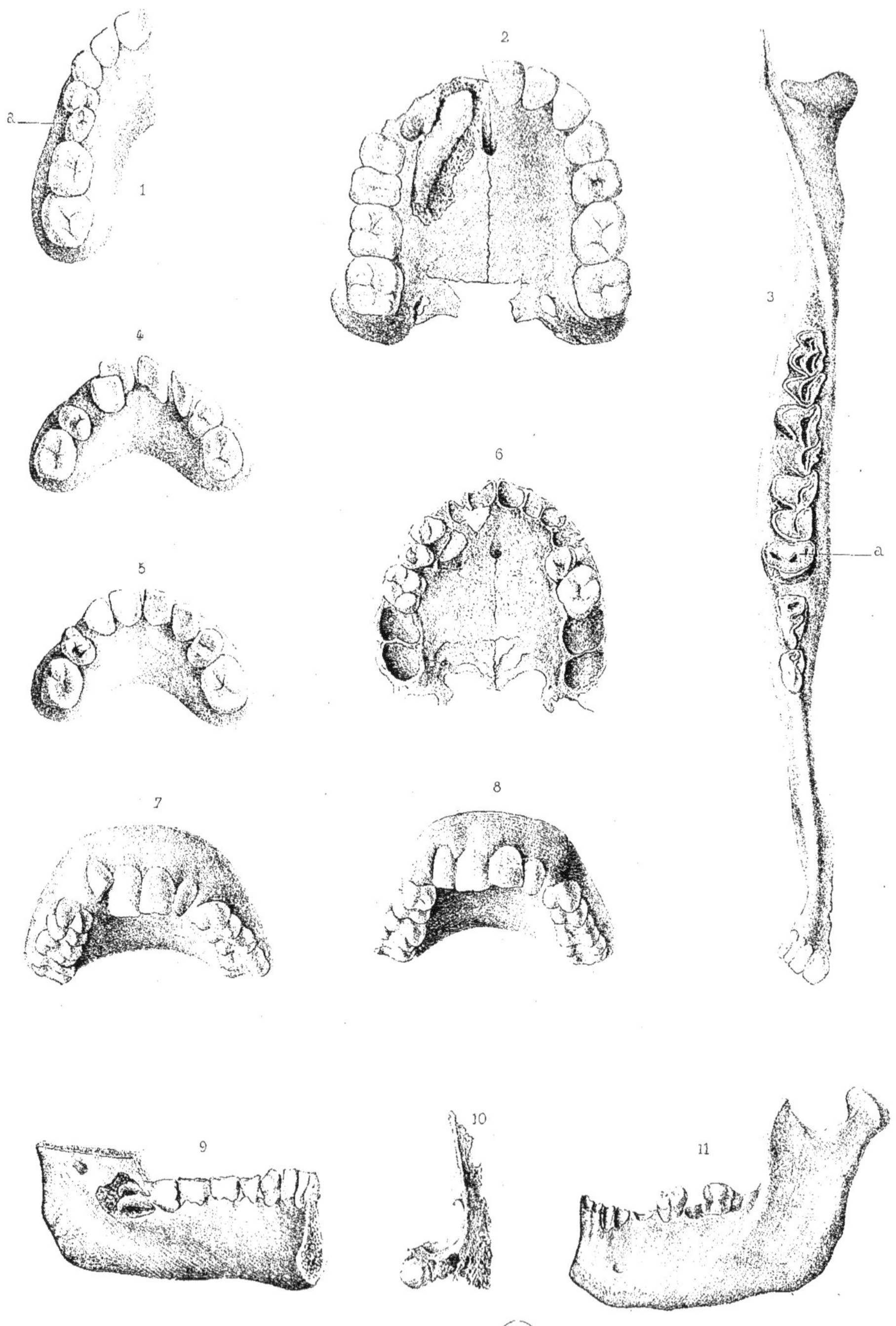

Imp. Lemercier & Cie Paris.

Nicolet del

Planche XV

ANOMALIES DE DIRECTION

Fig. 1. Rotation sur l'axe d'une seconde prémolaire supérieure en *a*, droite, chez un sujet adulte, non traitée. (Collect. pers.)

Fig. 2. Horizontalité de la canine supérieure droite, avec inclusion au sein du maxillaire, chez un sujet adulte. (M. Forget.)

Fig. 3. Rotation sur l'axe d'une molaire inférieure, en *a*, chez un mouton adulte. (Collect. part. de M. Félix Luschan, de Vienne, Autriche.)

Fig. 4. Anomalies multiples par rotation des incisives supérieures, chez un sujet âgé de 10 ans. L'incisive centrale droite est seule normale. Moulage. (Collect. pers.)

Fig. .5 Le même moulage, après la luxation brusque et immédiate des dents déviées.

Fig. 6. Horizontalité de la canine supérieure droite, chez un sujet adulte. (*Cette figure est déjà représentée dans la planche XII. C'est par erreur qu'elle a été de nouveau reproduite ici.*) (Tomes.)

Fig. 7. Rotation sur l'axe d'une incisive latérale supérieure droite, chez une jeune fille de 17 ans. Moulage. (Collect. pers.)

Fig. 8. Le même moulage, après la luxation brusque et immédiate.

Fig. 9. Horizontalité de la dent de sagesse inférieure gauche, chez un sujet adulte. (M. Forget.)

Fig. 10. Horizontalité d'une canine supérieure, siégeant à la face inférieure des fosses nasales et fixée à un sequestre chez un sujet syphilitique. (Tomes.)

Fig. 11. Dent de sagesse horizontale observée dans un maxillaire inférieur de l'époque de la pierre polie. (M. le docteur Prunières, de Marvejols.)

Planche XVI

ANOMALIES D'ÉRUPTION ET DE STRUCTURE

Fig. 1. Mâchoire supérieure d'un homme âgé de 40 ans, présentant l'absence congénitale des incisives centrales, sans cause appréciable. Moulage. (Collect. pers.)

Fig. 2. Mâchoire inférieure d'un homme âgé de 53 ans, présentant la persistance des deux incisives centrales temporaires. Moulage. (Collect. pers.)

Fig. 3. Mâchoire supérieure d'un vieillard de 72 ans, présentant l'éruption tardive des deux canines en *a* et *b*. Moulage. (Collect. pers.)

Fig. 4. Mâchoire inférieure d'un âne adulte, présentant la persistance d'une pince temporaire droite. (Collect. de M. A. Sanson.)

Fig. 5. Érosion en étages ou en escalier des incisives et canines permanentes, chez un sujet adulte. (Tomes.)

Fig. 6. Érosion en dentelures d'une incisive centrale permanente. (Hutchinson.)

Fig. 7. Érosion du bord libre des incisives supérieures et inférieures chez une jeune fille. (Hutchinson.)

Fig. 8. Érosion en échancrure des incisives supérieures centrales isolément, chez une jeune fille de 17 ans. (Hutchinson.)

Fig. 9. Érosion en échancrure des incisives supérieures, chez un garçon de 15 ans, avec quelques étages superposés. (Hutchinson.)

Fig. 10. Érosion en échancrure des incisives supérieures centrales, chez une fille de 17 ans. L'anomalie est plus prononcée à gauche qu'à droite. (Hutchinson.)

Fig. 11. Coupe verticale de la couronne d'une première grosse molaire inférieure, frappée d'érosion en étages. La couche d'émail est brisée et déchiquetée sur toute la surface de la couronne ; altération qui répond à l'aspect sillonné transversalement et caractérisant l'érosion. On voit en *a, b, c*, trois couches superposées de dentine globulaire correspondant aux étages extérieurs de l'émail. — Grossissement de 5 diamètres. (Collect. pers.)

Fig. 12. Fragment de la coupe précédente, vu à un grossissement de 200 diamètres. On voit *a, b, c*, les mêmes couches superposées de dentine globulaire avec leurs détails de structure.

Fig. 13. Mâchoire inférieure d'un bœuf Durham, âgé de 3 ans. Les deux pinces centrales offrent un exemple d'érosion transversale. (Musée de l'École vétérinaire d'Alfort. M. Goubaux.)

Fig. 14. Coupe verticale d'une molaire inférieure adulte, présentant des défectuosités de la couche d'émail caractérisées par des sillons profonds. (Collect. pers.)

Fig. 15. Face profonde d'un chapeau de dentine en voie d'évolution et présentant une série de globules dentinaires correspondant à une couche d'ivoire frappée d'érosion. (Collect. pers.)

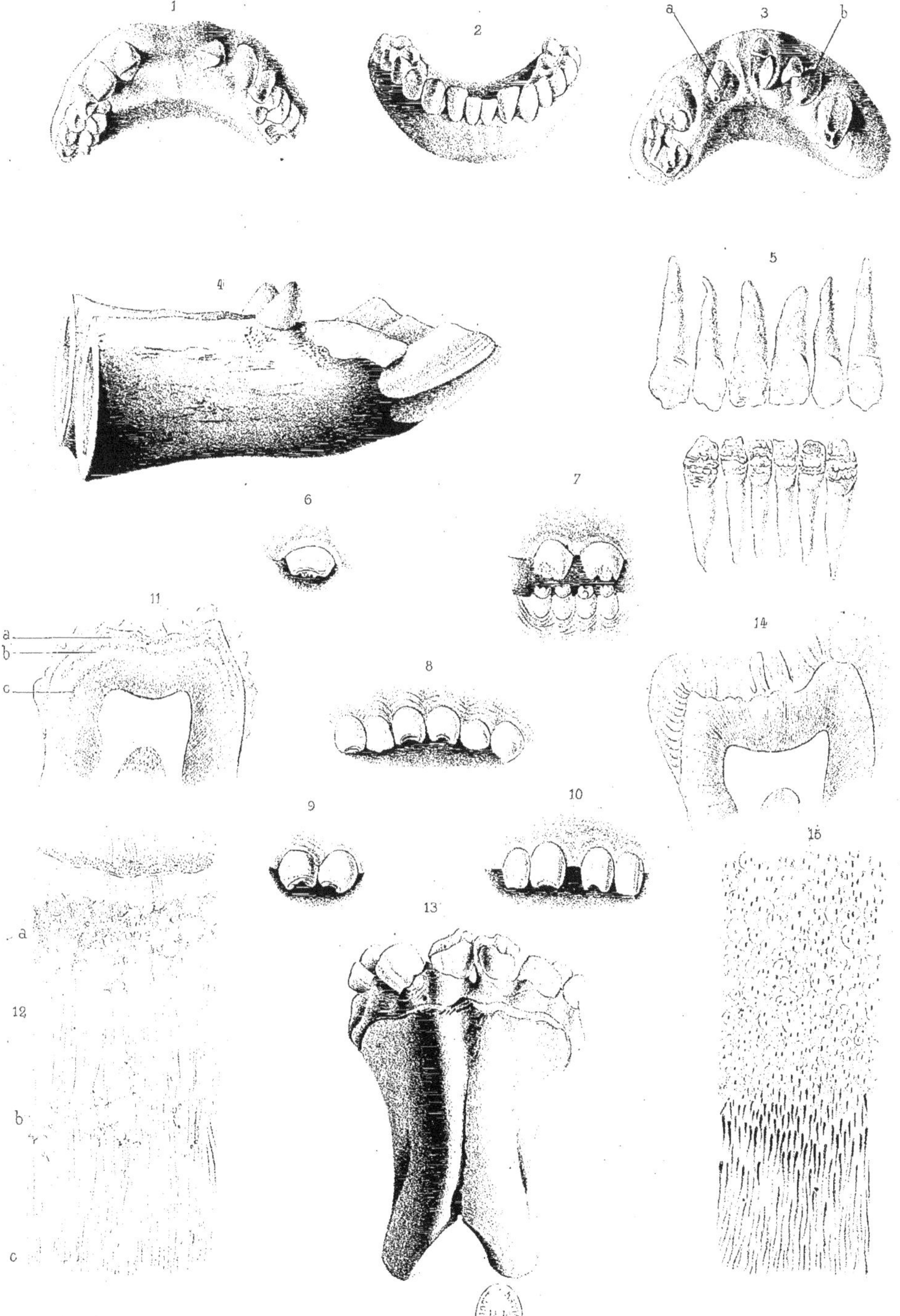

Imp. Lemercier & Cie, Paris

Nicolet del.

1 2 3

4 7 9

8

5 6 10 11

12 13 14

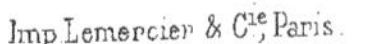

Imp Lemercier & Cie, Paris.

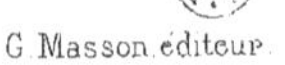

Nicolet del

G. Masson éditeur

PLANCHE XVII

ANOMALIES DE NUTRITION

FIG. 1. Odontome odontoplastique cémentaire de la quatrième molaire inférieure d'un cheval. (M. Megnin.)

FIG. 2. Odontome odontoplastique en voie de dentification, occupant la moitié droite du maxillaire inférieur chez une petite fille de 2 ans et 9 mois. La pièce a été ouverte dans son milieu. On y voit que la tumeur s'est développée aux dépens du bulbe de la première molaire permanente, qui a été le siége d'une hypergénèse bulbaire avec multiplication des chapeaux de dentine. (Broca.)

FIG. 3. Odontome cémentaire, développé aux dépens d'une incisive supérieure chez un cheval adulte et contenu dans un kyste déjà figuré pl. X, fig. 7. (Forget.)

FIG. 4. Odontome odontoplastique coronaire, d'origine indéterminée. (Oudet.)

FIG. 5. Odontome adamantin, représenté par un nodule d'émail adhérant au collet d'une canine permanente. (Tomes.)

FIG. 6. Odontome coronaire circonscrit, représenté par un nodule adhérant au collet d'une molaire inférieure. (Tomes.)

FIG. 7. Odontome adamantin, représenté par un nodule d'émail adhérant au niveau du collet, à la surface antérieure d'une molaire permanente supérieure. (Wedl.)

FIG. 8. Section du même nodule, montrant les rapports de l'émail avec l'ivoire sous-jacent. Grossissement de 50 diamètres. (Wedl.)

FIG. 9. Odontome adamantin, développé sur le point d'intersection des racines d'une molaire supérieure. (Tomes.)

FIG. 10. Odontome coronaire d'une canine humaine, montrant la cavité centrale de la tumeur.

FIG. 11. Le même vu par sa face convexe. (Oudet.)

FIG. 12. Odontome adamantin, développé sur une incisive d'hippopotame. Réduction au tiers. (Emmanuel Rousseau.)

FIG. 13. Odontome cémentaire extra-coronaire, développé aux dépens d'une molaire de cheval. (Musée d'Alfort.)

FIG. 14. Odontome coronaire spiroïdal, développé sur une canine inférieure de sanglier. (Emmanuel Rousseau.)

Planche XVIII

ANOMALIES DE NUTRITION

Fig. 1. Odontome coronaire diffus, développé aux dépens d'une incisive centrale supérieure. (Tomes.)

Fig. 2. Odontome coronaire diffus développé aux dépens de la seconde molaire permanente. (Tomes.)

Fig. 3. Odontome coronaire diffus, développé aux dépens d'une première molaire inférieure. (Forget.)

Fig. 4. Odontome coronaire, cémento-dentinaire, développé sur une défense d'un jeune éléphant blanc de Siam. La tumeur est pédiculée. (Pièce communiquée par M. le professeur Lorain.)

Fig. 5. Odontome coronaire diffus, développé sur la dernière molaire supérieure droite d'un taureau Durham. (Musée d'Alfort, M. Goubaux.)

Fig. 6. Odontome coronaire circonscrit, développé sur une incisive permanente; la tumeur représente une couronne complète adhérente à la dent principale et offrant en *a*, sa cavité de la pulpe. (Salter.)

Fig. 7. Odontome coronaire diffus, représentant une masse de mamelons revêtus d'aspérités et développé aux dépens d'une molaire inférieure de cheval. (Emmanuel Rousseau.)

Fig. 8. Fragment d'un odontome coronaire, développé sur une molaire de cheval. (Charles Tomes.)

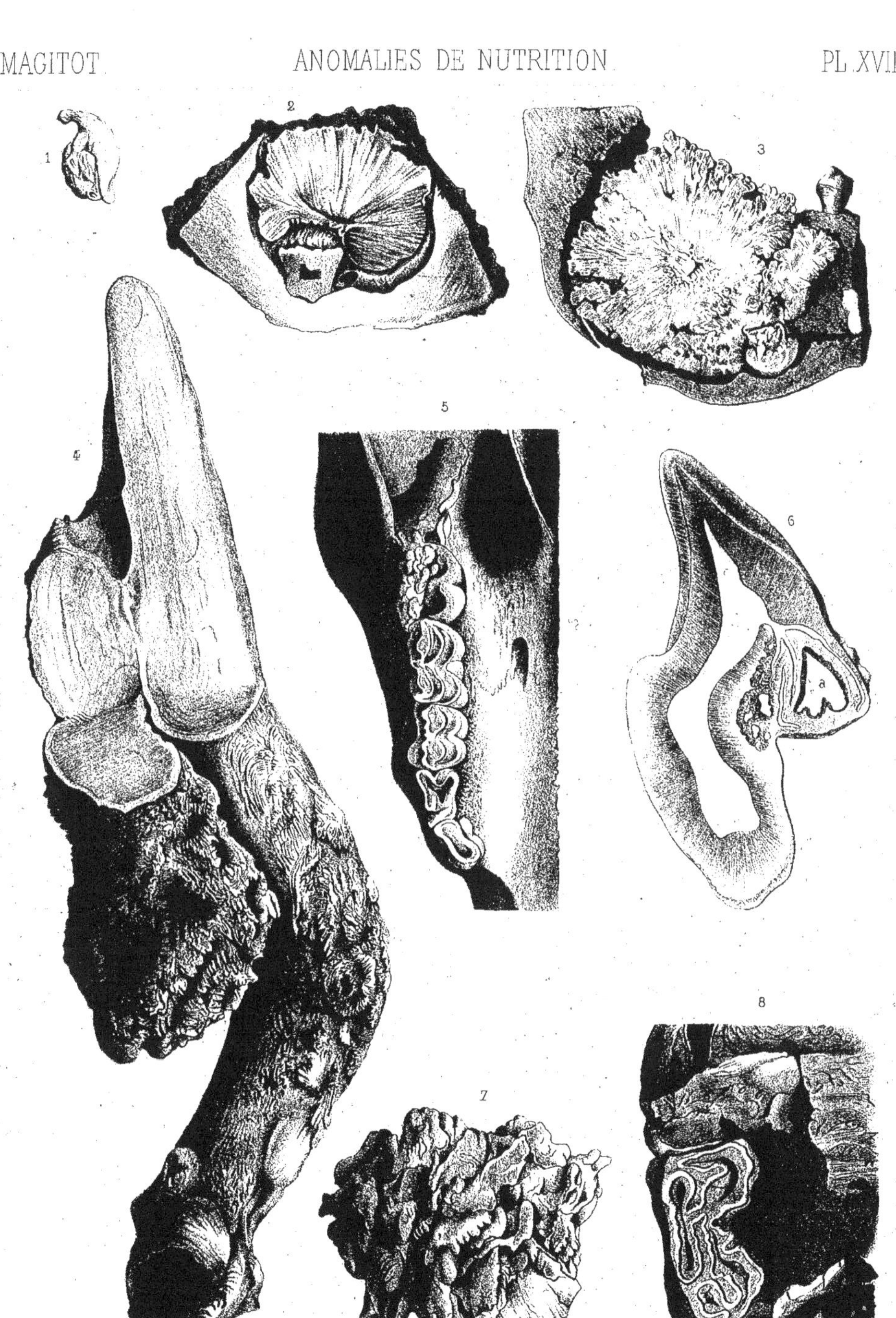

Imp. Lemercier & Cie, Paris.
G. Masson, éditeur.
Nicolet del.

MAGITOT. ANOMALIES DE NUTRITION ET DE DISPOSITION PL. XIX.

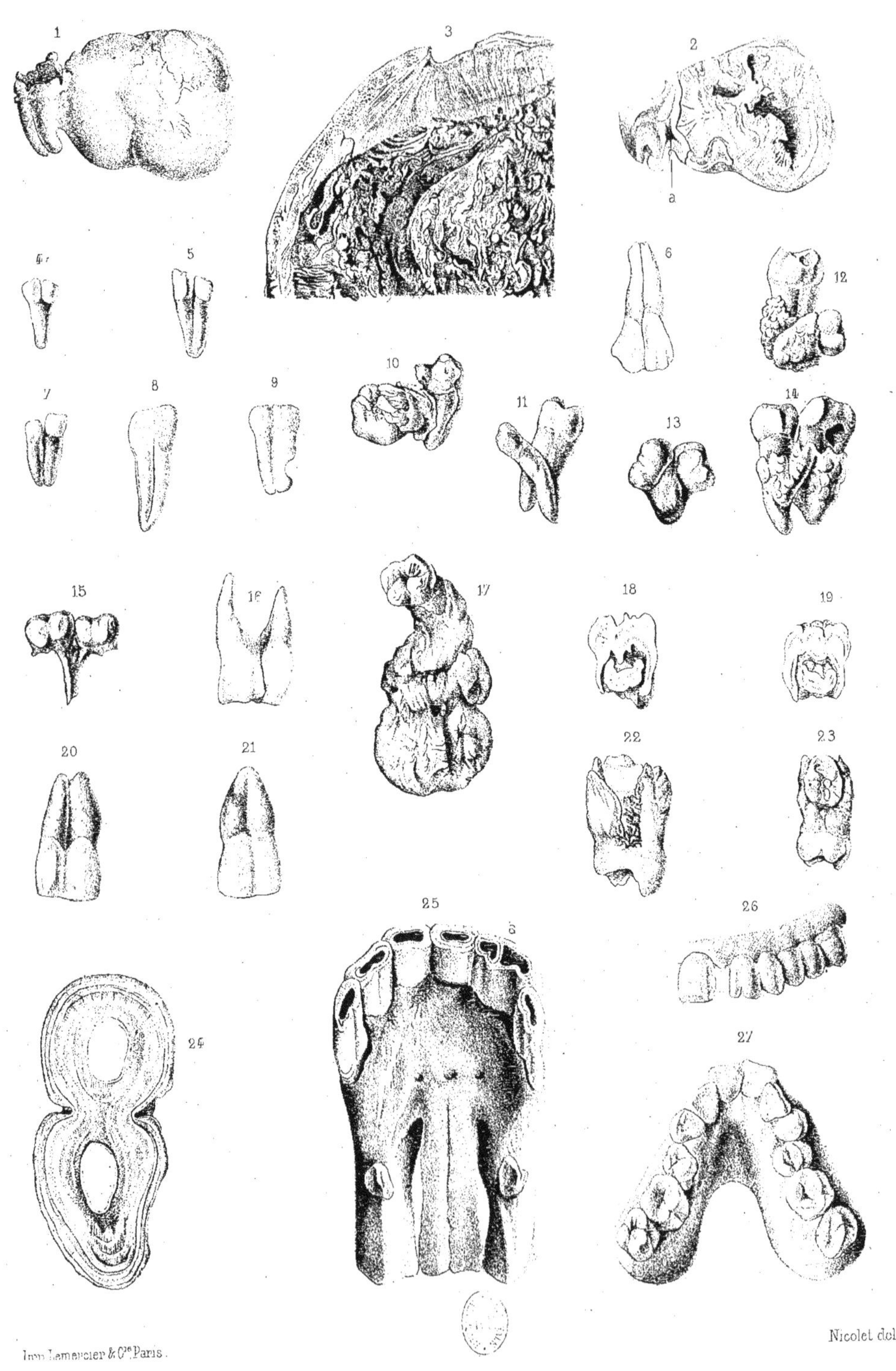

Imp. Lemercier & Cie Paris. Nicolet del.

PLANCHE XIX

ANOMALIES DE NUTRITION ET DE DISPOSITION

FIG. 1. Odontome coronaire développé aux dépens d'une troisième molaire inférieure. La tumeur est soudée à la face postérieure de la seconde molaire, qui est profondément cariée. (Musée Dupuytren, M. Maisonneuve.)

FIG. 2. Coupe de l'odontome précédent. On reconnaît que la tumeur a bien pour origine la troisième molaire en question, dont on trouve, en *a*, la cavité de la pulpe. La masse est composée d'émail, d'ivoire et de cément en proportions diverses.

FIG. 3. Détails de structure d'un odontome coronaire, représenté plus loin, fig. 10, et dont la masse est composée d'ivoire et de cément sans trace d'émail. (Wedl.)

FIG. 4. Soudure de deux incisives temporaires. (Collect. pers.)

FIG. 5. Soudure de deux incisives temporaires. (Collect. pers.)

FIG. 6. Soudure d'une incisive latérale supérieure avec la canine voisine. (Tomes.)

FIG. 7. Soudure de deux incisives temporaires. (Collect. pers.)

FIG. 8. Soudure, avec fusion complète des couronnes, de deux incisives permanentes. (Is.-G. Saint-Hilaire.)

FIG. 9. Soudure d'une incisive latérale supérieure avec la canine. (Is.-G. Saint-Hilaire.)

FIG. 10. Odontome radiculaire développé à la face postérieure d'une dent de sagesse inférieure. Les détails sont représentés fig. 3. (Wedl.)

FIG. 11. Soudure d'une seconde prémolaire et d'une première molaire supérieure. (Collect. pers.)

FIG. 12. Soudure d'une dent de sagesse et d'une seconde molaire supérieure. Le point de réunion est recouvert de mamelons de cément hypertrophié. (Collect. pers.)

FIG. 13. Soudure avec fusion des racines de la seconde molaire inférieure avec la troisième. (Collect. pers.)

FIG. 14. Soudure de la seconde molaire supérieure avec la troisième. Le point de réunion est recouvert de végétations du cément. (Collect. pers.)

FIG. 15. Soudure de deux molaires temporaires par le collet et les racines. (Collect. pers.)

FIG. 16. Soudure avec fusion des couronnes de deux incisives centrales supérieures. (Tomes.)

FIG. 17. Odontome radiculaire cémento-dentinaire développé aux dépens d'une molaire supérieure. (Ch. Tomes.)

FIG. 18. Pénétration de la couronne d'une troisième molaire inférieure, dans la cavité dilatée de la pulpe de la seconde molaire. (Tomes.)

FIG. 19. La même disposition montrant les tubercules de la couronne incluse. Cette pièce figure déjà dans les anomalies de siége.

FIG. 20 et 21. Soudure totale d'incisives centrales fusionnées dans toute la hauteur de leurs bords latéraux. (Tomes.)

FIG. 22. Dent de sagesse supérieure renversée et incluse dans les racines de la seconde molaire. (Tomes.)

FIG. 23. Dent de sagesse supérieure incluse transversalement dans les racines de la seconde molaire. (Wedl.)

FIG. 24. Section transversale à travers les couronnes soudées de deux dents temporaires. Cette figure montre les rapports qu'affectent les tissus dentaires dans leur fusion et le passage des couches d'ivoire et d'émail de l'une à l'autre. (Wedl.)

FIG. 25. Soudure en *a* de deux incisives supérieures de cheval, l'une d'elles étant surnuméraire. (Musée d'Alfort. M. Goubaux.)

FIG. 26. Division anomale de la couronne d'une incisive latérale supérieure permanente. (Collect. pers.)

FIG 27. Atrésie du maxillaire supérieur, chez un sujet adulte. (Collect. pers.)

Planche XX

ANOMALIES DE DISPOSITION

Fig. 1. Atrésie du maxillaire supérieur, chez un sujet jeune. (Collect. pers.)

Fig. 2. Ressort extenseur destiné à tenter la réduction de la difformité précédente. (Collect. pers.)

Fig. 3. Atrésie considérable du maxillaire supérieur avec hypertrophie des gencives. (Wedl.)

Fig. 4. Atrésie du maxillaire supérieur, chez un sujet adulte. (Harris.)

Fig. 5. Asymétrie des arcades dentaires et défaut de rencontre des couronnes. La difformité est due à la saillie exagérée des dernières molaires. (Tomes.)

Fig. 6. Diastéma double observé chez une femme de 30 ans, originaire de la Corrèze. (Collect. pers.)

Fig. 7. Asymétrie des mâchoires, avec croisement médian de l'arcade supérieure sur l'inférieure. (Collect. pers.)

Fig. 8. Augmentation du diamètre transversal de la mâchoire supérieure et affaissement de la voûte palatine, chez un sujet jeune au début de la seconde dentition. (Tomes.)

Fig. 9 et 10. Mâchoires supérieure et inférieure d'un sujet de 20 ans, affecté, pendant son enfance, de méningite avec hémiplégie gauche. Tout le côté qui répond à la paralysie ancienne est frappé d'anomalies multiples. — Le côté droit est parfaitement normal. Ces deux figures sont destinées à montrer l'influence des lésions cérébrales sur la marche de l'évolution dentaire. (Coll. pers.)

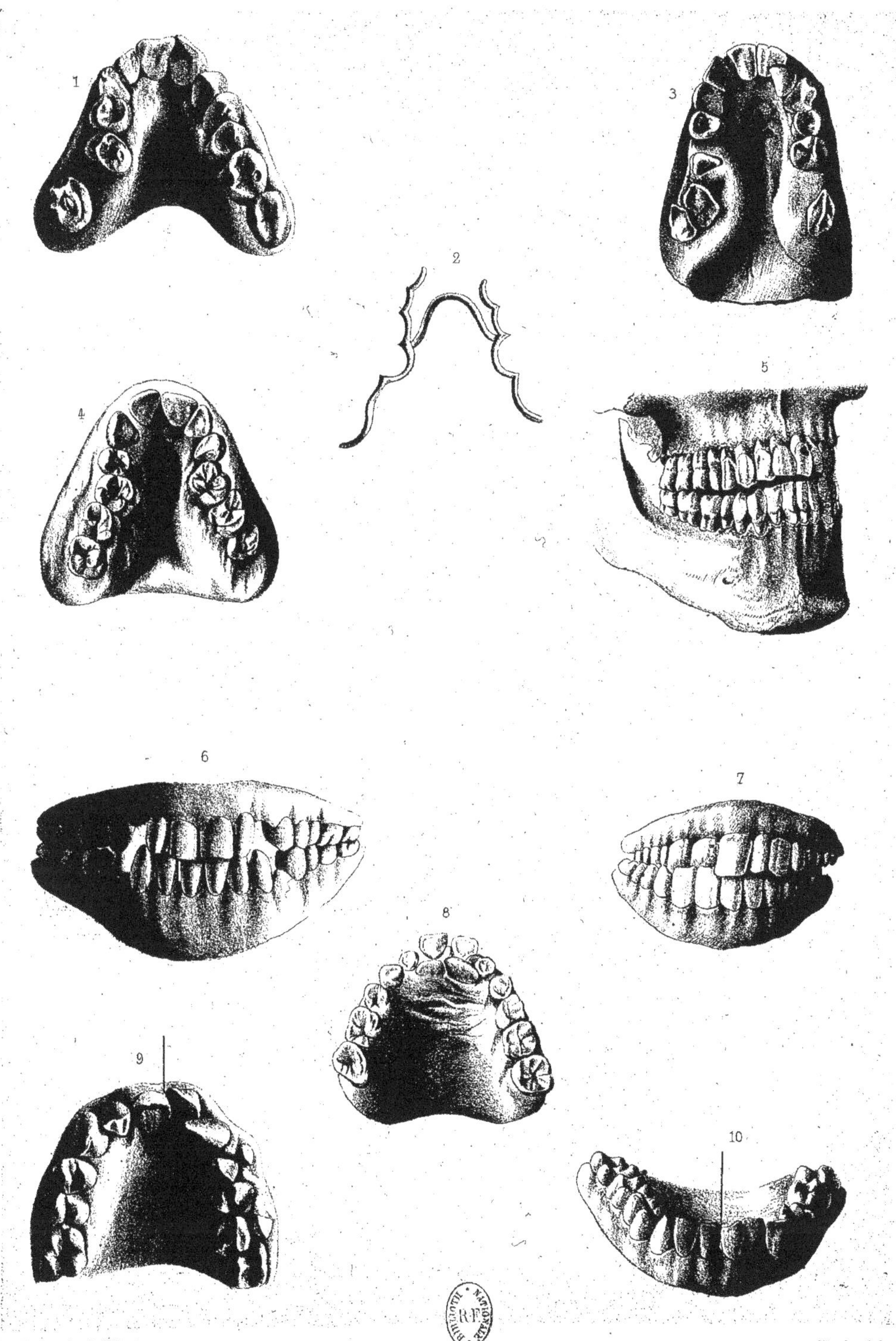

Imp. Lemercier & Cie, Paris. Nicolet del.

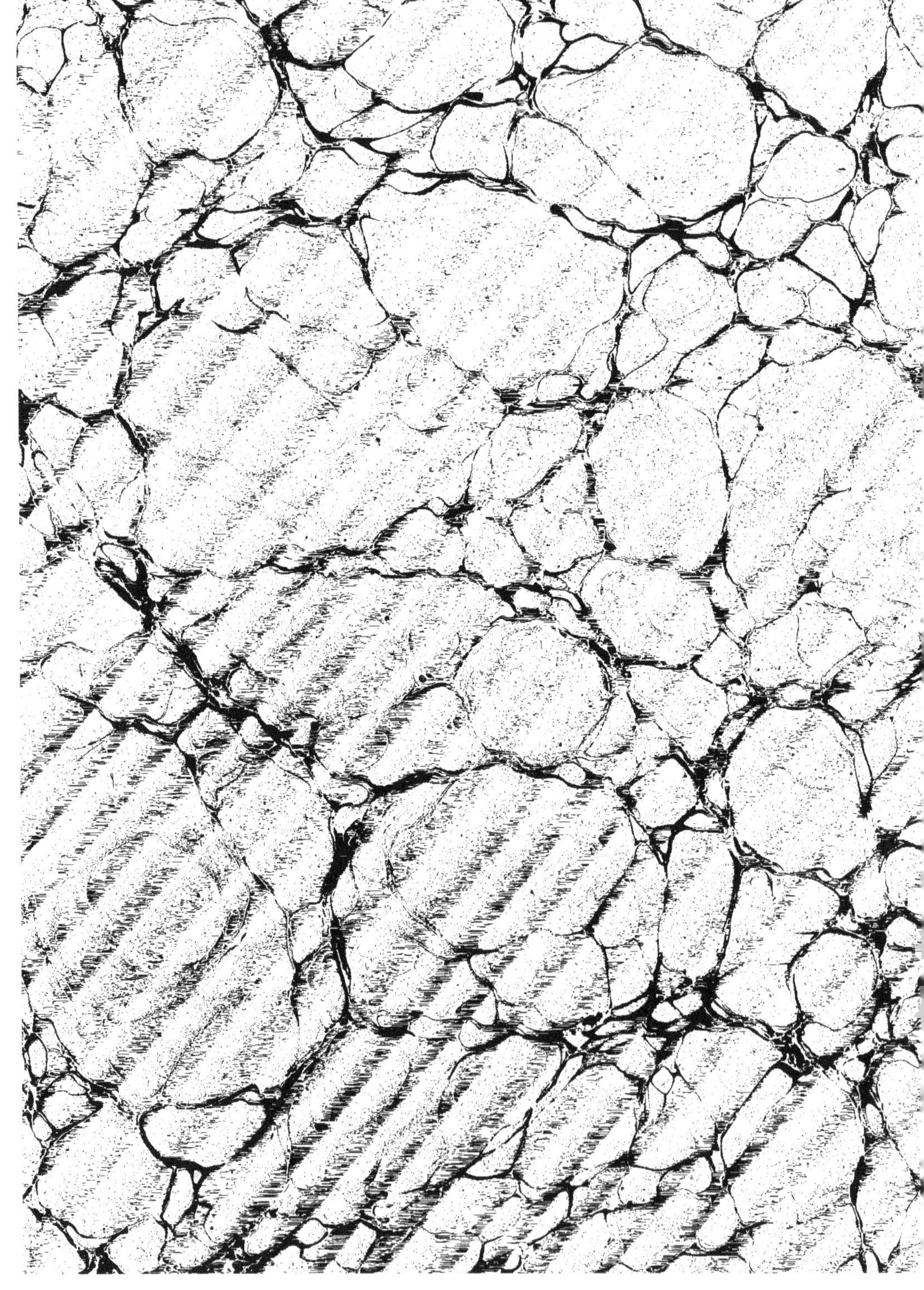

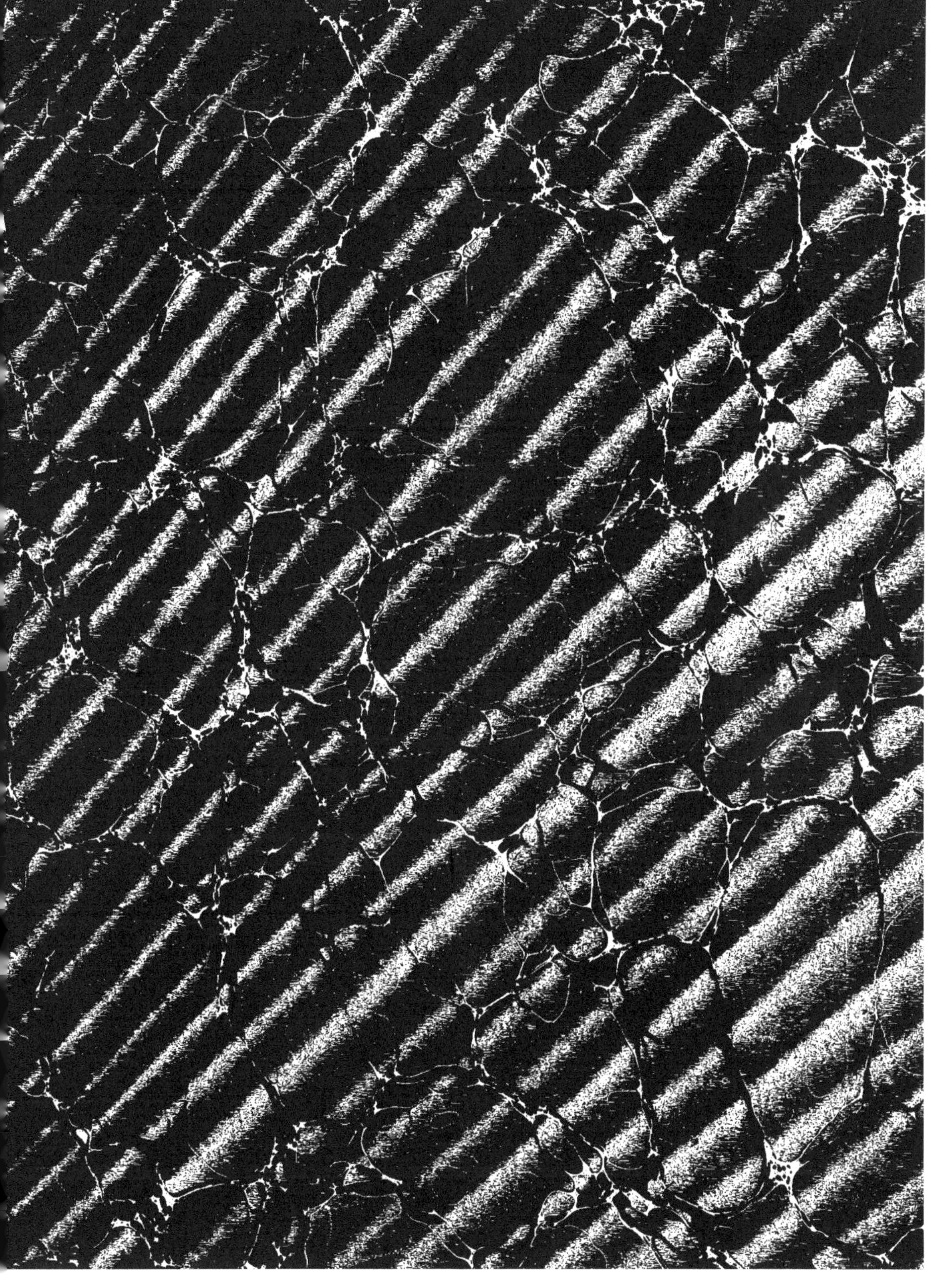

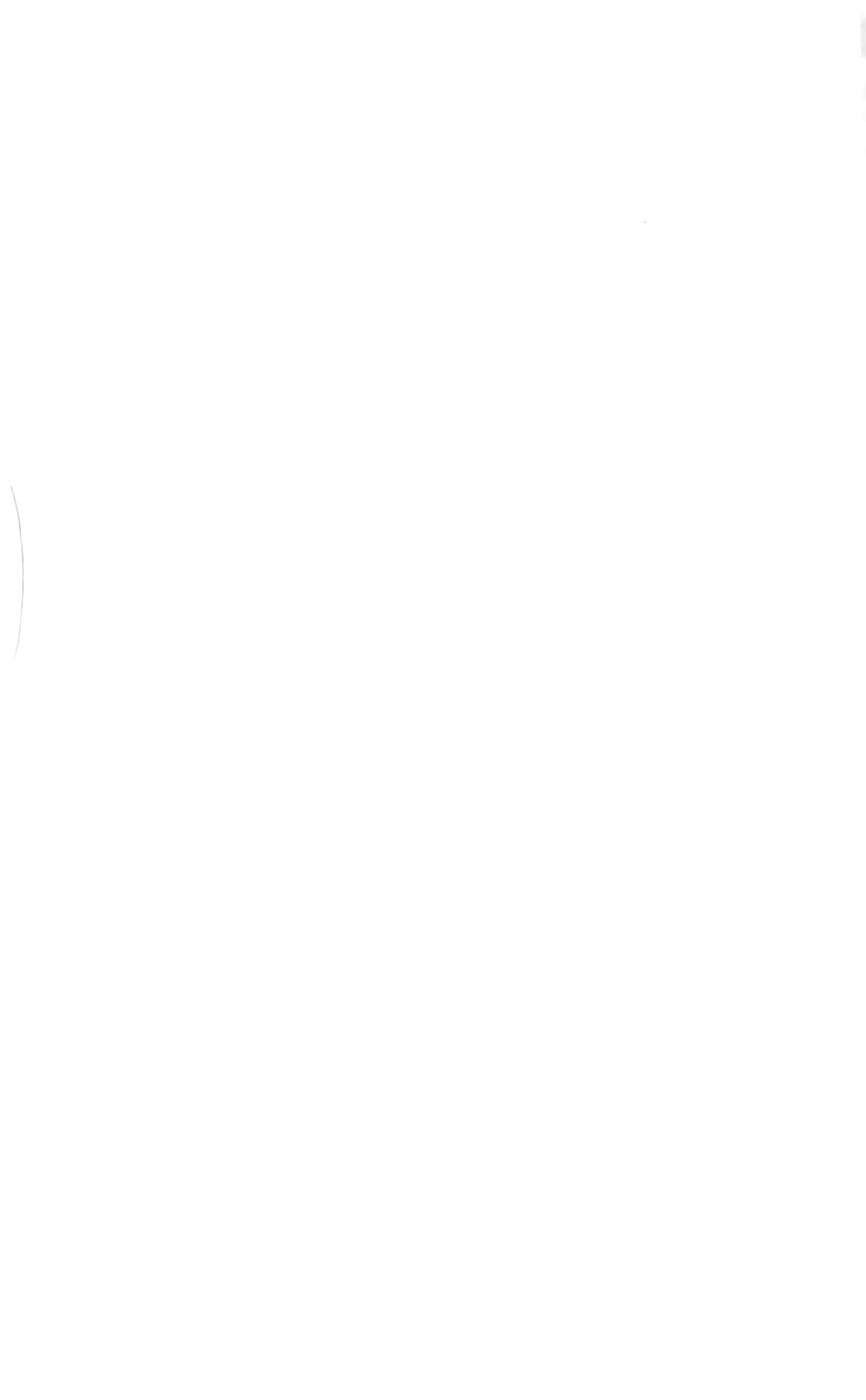

www.ingramcontent.com/pod-product-compliance
Ingram Content Group UK Ltd.
Pitfield, Milton Keynes, MK11 3LW, UK
UKHW012150240726
13966UKWH00001B/251

9 782011 750785